活得健康

Lebe die Gesundheit

Live Your Health

丁宏余
Ding HongYu

活得健康
Lebe die Gesundheit
Live Your Health

采访丁宏余教授

Interview mit Professor Ding HongYu

Interview with Professor Ding HongYu

健康长寿　重在保肾

Die Nieren schonen –

Das ist das Wichtigste für unsere Gesundheit und ein langes Leben

Protecting Your Kidneys –

This Is Most Important for Our Health and for a Long Life

老人延寿法

Qi-Übungen im Alter für ein langes Leben

Qi-Exercises in Old Age for a Long Life

生命需要运动　Das Leben braucht Bewegung　Life Needs Movement

版本说明

作者 丁宏余教授
编辑发行 Alexander Callegari

翻译
中德翻译: 宋焱 Yan Gronau
德英翻译: Heide-Marie Hönow
校对 Yan Gronau, Heide-Marie Hönow
版面设计 Alexander Callegari
照片和图样 Alexander Callegari, Gabriele Callegari, Maximilian Callegari, Sandra Callegari
Richard Geitner, 丁宏余, 唐厚汤

2016年第一版
ISBN 978-3-934785-76-2

www.panzi-gong.de

Impressum

Autor: Professor Ding HongYu
Herausgeber: Alexander Callegari

Übersetzung: Chinesisch – Deutsch Yan Gronau   Deutsch – Englisch Heide-Marie Hönow
Lektorat: Yan Gronau und Heide-Marie Hönow
Layout: Alexander Callegari
Fotos/Zeichnungen: Alexander, Gabriele, Maximilian und Sandra Callegari, Richard Geitner, Professor Ding HongYu, Tang HouTang

1. Auflage 2016
ISBN 978-3-934785-76-2

Imprint

Author: Professor Ding HongYu
Editor: Alexander Callegari

Translation: Chinese – German Yan Gronau   German – English Heide-Marie Hönow
Proof Reading: Yan Gronau and Heide-Marie Hönow
Layout: Alexander Callegari
Photos/Drawings: Alexander, Gabriele, Maximilian and Sandra Callegari, Richard Geitner, Professor Ding HongYu, Tang HouTang

1st edition 2016
ISBN 978-3-934785-76-2

www.panzi-gong.de

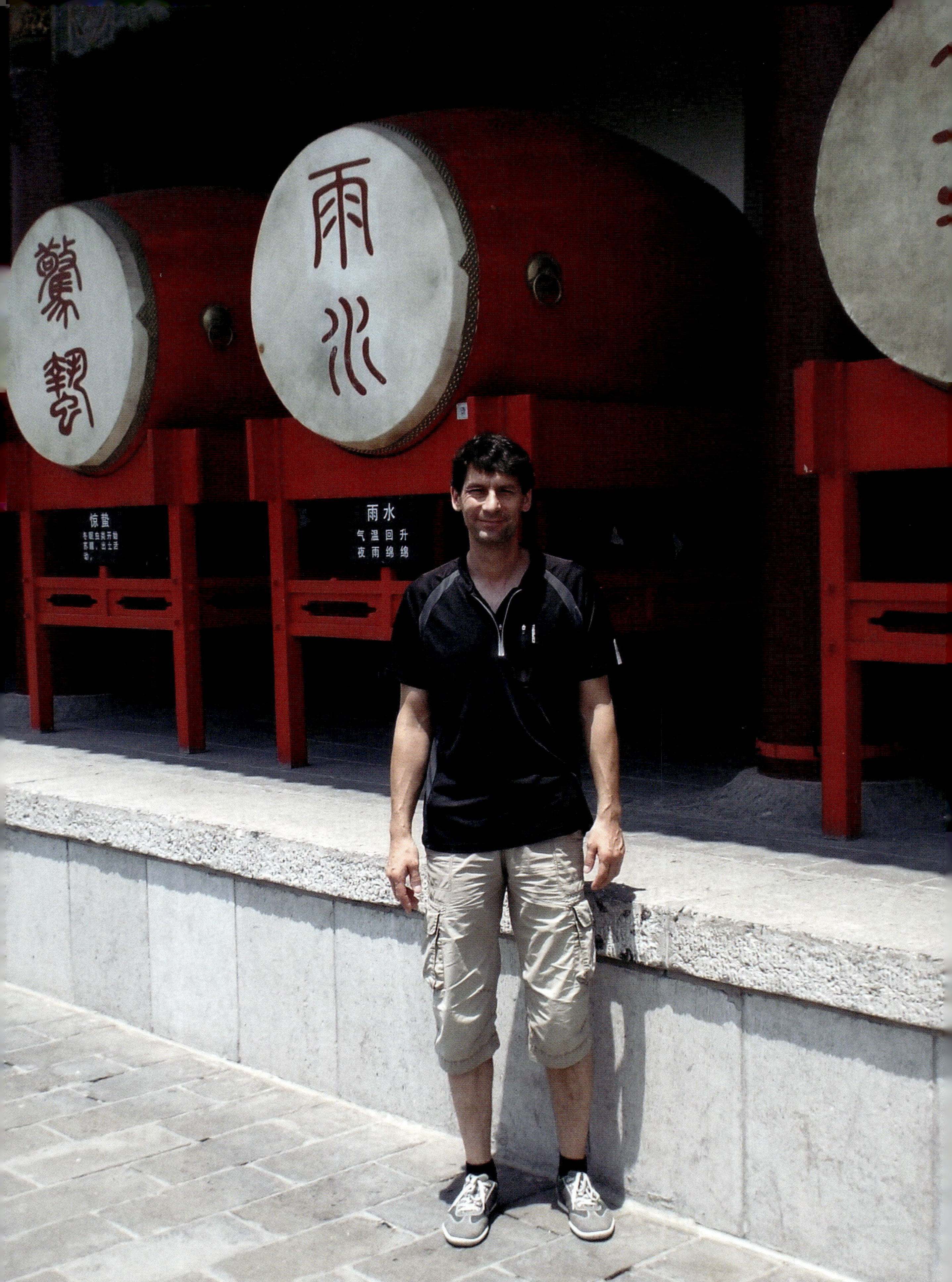

Alexander Callegari 2016年于西安鼓楼 Trommelturm XiAn Drum Tower XiAn

目录

Inhaltsverzeichnis

Table of Contents

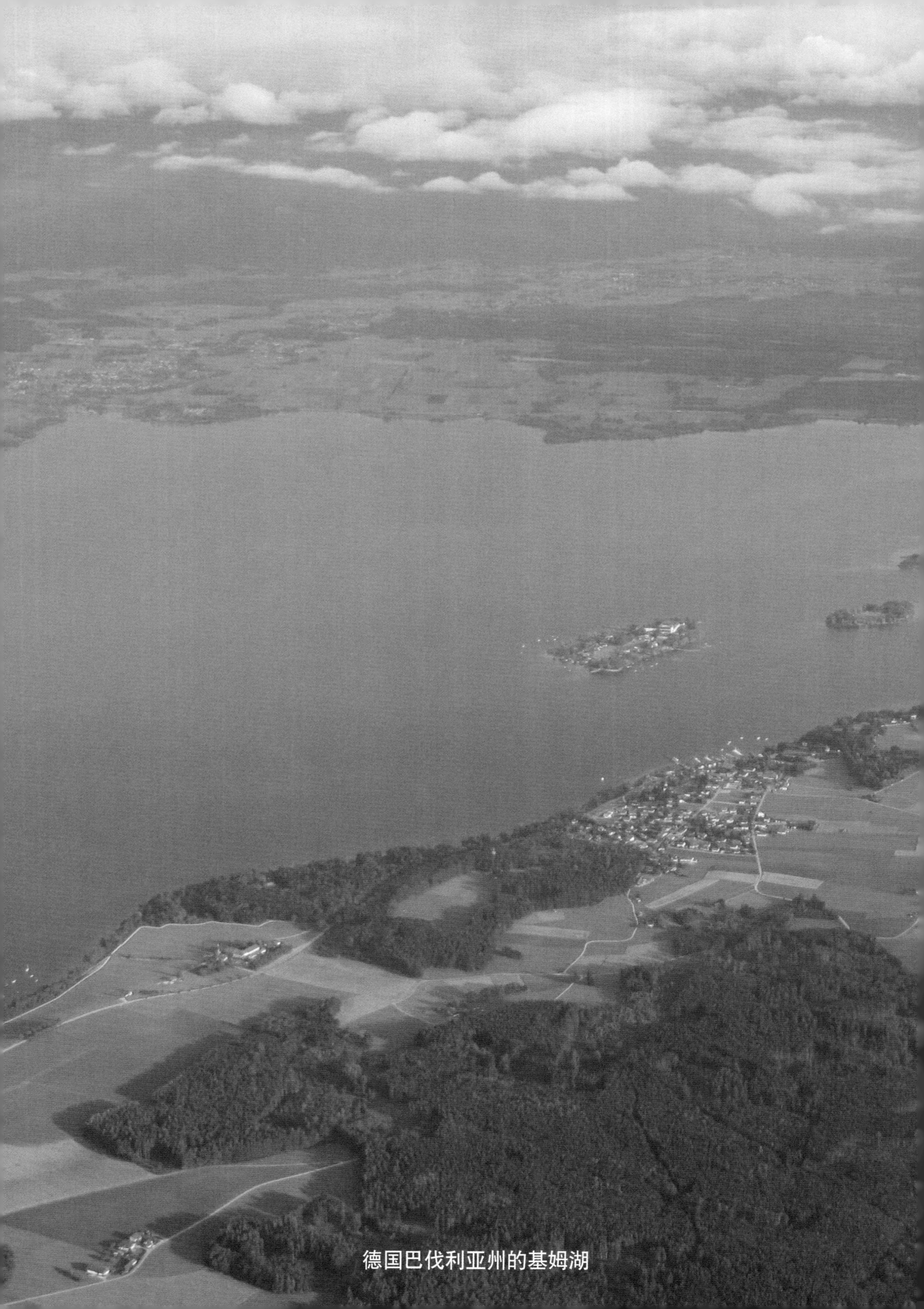

德国巴伐利亚州的基姆湖

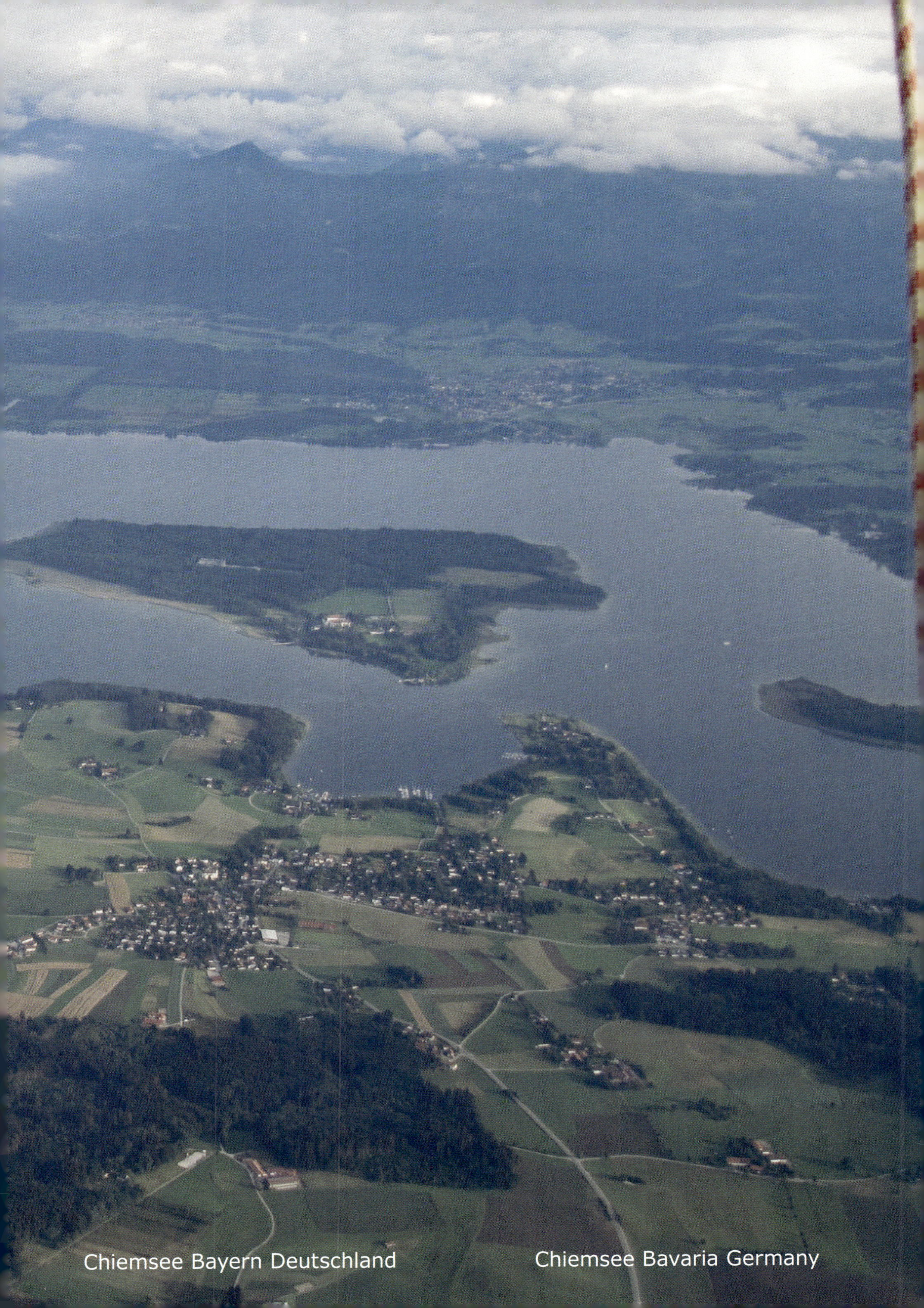

Chiemsee Bayern Deutschland

Chiemsee Bavaria Germany

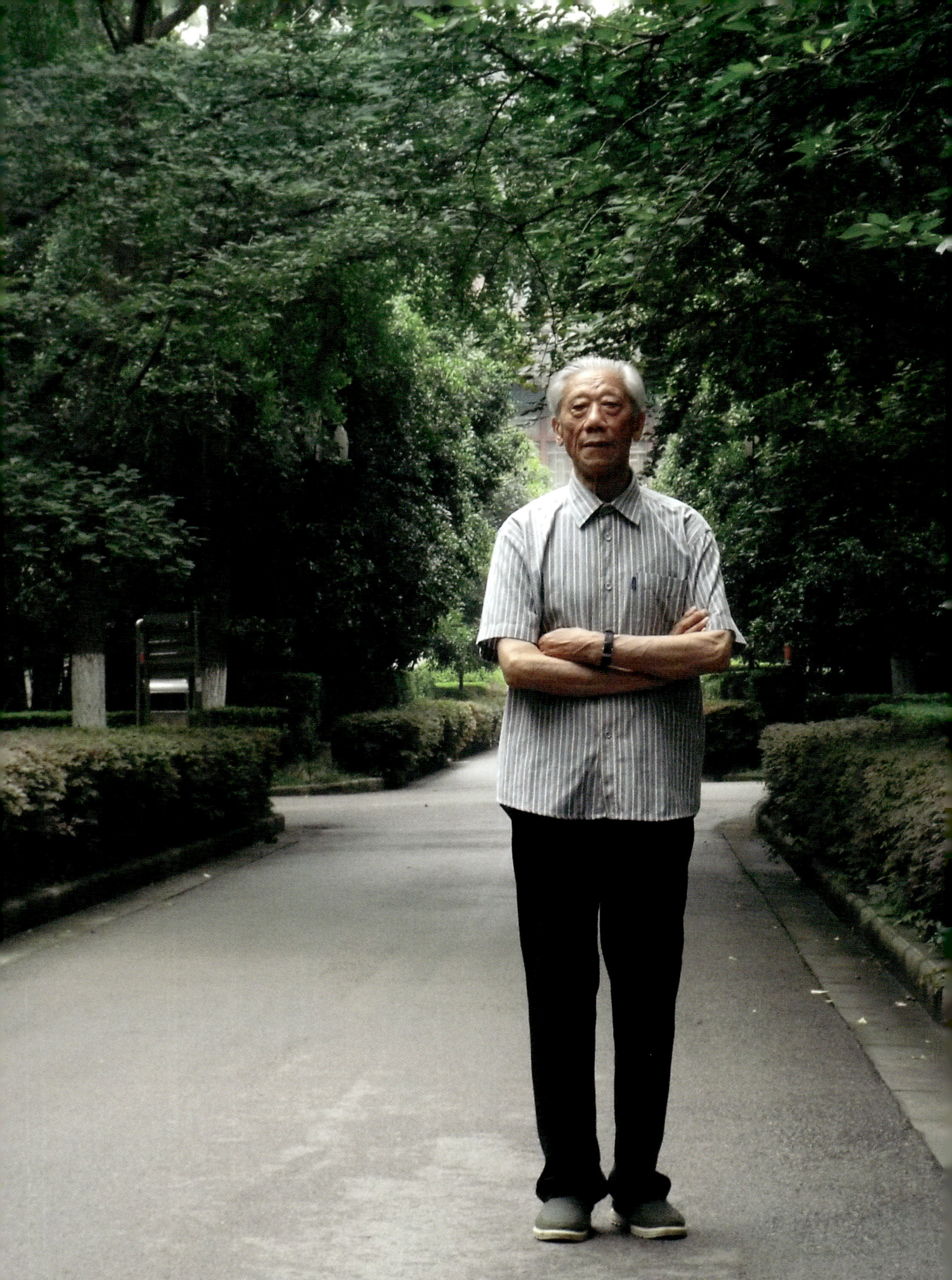

丁宏余教授2016年在南京　Professor Ding HongYu 2016 NanJing

序言

生命，给人只有一次，寿命也是有限，因此，人活着就应珍惜生命。生命离不开运动，更离不开健康，没有运动，生命就难以存在，没有健康，生命就没有质量，所以珍惜生命，应先从“运动和健康”着手。

健康是生命的基础，人要活得自由、快乐、有意义、有价值，对家庭、对社会有贡献，就得留有健康。有了这个基础，才有实现愿望的可能。

健康大道，条条道路都能通，各人有自已的健康之路，各有各的爱好和健身方法，只有适合自已的才算“最佳”。

生命需要运动

运动对每个人都重要，要活就得动，老百姓称它为活动，因为“动”能补元、生阳，元阳二气是健康的正能量（也是健康之本）。

运动因人而异

运动量（含速度、强度、力度、量度）有大中小之分，它因各个对象的任务、目标不同而有所区别，对广大民众而言，抗病、健身是任务，健康、长寿是目标；但对具体的人来说，又因年龄、性别、兴趣、工作性质、生活环境等差异而有所不一。

运动有三种情况：1、不及 2、恰好 3、过极，这都是在讲“度”。运动不及，起不了应有作用，运动过极又伤害身体，只有适合自已（恰到好处）才能有益于健康。

从“养生、健体、增寿”的角度讲，软体育比硬体育好，柔韧比刚强好，内功比外功好，耐久力比爆发力好，水上运动比陆上运动好等等。总之，动能生阳，动也耗阳，达到“生大于耗”（收入大于支出），才算理想的运动。

本书内容包括采访、保肾和老人延寿法。如朋友们从中发现有‘可取之处’，能吸收到一点“营养”，我也感到欣慰！最后祝朋友们快乐、健康！

作者　2016年05月21日

Vorwort

Leben – Bewegung – Gesundheit

Jeder Mensch lebt nur einmal. Unsere Lebensdauer ist begrenzt, deshalb sollten wir das Leben schätzen. Nicht nur die Bewegung ist ein untrennbarer Teil des Lebens, sondern die Gesundheit überhaupt ist das Fundament unseres Lebens. Ohne Bewegung könnten wir nur schwer existieren und ohne Gesundheit hätten wir keine Lebensqualität. Wollen wir das Leben schätzen, dann sind Bewegung und Gesundheit der Anfang dazu.
Gesundheit ist die Grundlage des Lebens. Die Menschen sollen frei und glücklich leben, ihrem Leben Sinn und Wert verleihen. Um ihren Beitrag zu ihrer Familie und zur Gesellschaft leisten zu können, müssen die Menschen gesund bleiben. Erst unter dieser Voraussetzung lassen sich die täglichen Bestrebungen umsetzen.
Die Möglichkeiten, eine gute Gesundheit zu erlangen und zu erhalten, sind vielfältig. Jeder hat eigene Wege, eigene Hobbys und eigene Methoden, um fit zu bleiben. Aber nur der Weg, der für den eigenen Körper und die eigene Kondition geeignet ist, ist auch der Beste.

Das Leben braucht Bewegung

Um zu leben muss man sich bewegen. Die Bewegung ist wichtig für jeden Menschen. In China heißt es im Volksmund „HuoDong", wobei „Huo" leben bedeutet und „Dong" bewegen. Bewegung kann die Lebensenergie „YuanQi"[1] ausbessern und die positive Energie „YangQi"[2] vermehren. „YuanQi" und „YangQi" sind positive Energien, die notwendig sind, um die Gesundheit zu erhalten.

Jeder Mensch muss seine eigene sportliche Aktivität finden

Die Geschwindigkeit, Intensität, Stärke und der Umfang der sportlichen Aktivität können sehr unterschiedlich sein. Jeder hat seine eigenen Vorstellungen und Ziele, die er durch körperliches Training erreichen will. Die Menschen wollen durch Bewegung Krankheiten vorbeugen und ihre Gesundheit erhalten. Ziel ist es, gesund zu bleiben und lange zu leben. Je nach Alter, Geschlecht, Interessen sowie unterschiedlichen Arbeits- und Lebenswelten variiert auch die Art und Weise, wie und wieviel man sich bewegt.
Wer seine eigenen Grenzen nicht kennt, treibt entweder zu wenig Sport und ist unterfordert oder er überfordert seine Grenzen und treibt mehr Sport als ihm gut tut. Zu wenig körperliche Anstrengung bringt für den Körper wenig, zu viel schädigt den Körper. Nur wenn man sich selbst und seine Belastungsgrenzen gut kennt und sich auf die passende Art und Weise bewegt, ist es gut für die Gesundheit.

---

[1] YuanQi ist die „ursprüngliche Energie", die schon vorgeburtlich ihre Wirkung entfaltet.

[2] YangQi ist die „positive Energie", die der Mensch durch seine Atmung und durch die Nahrung aufnimmt.

Aus der Perspektive betrachtet, gesund und fit zu sein und ein langes Leben zu haben, sind „weiche" Sportarten besser als „harte" Sportarten. „Weiche" Sportarten sind zum Beispiel Schwimmen, Laufen, Fahrrad fahren, Bergwandern, TaiJi und QiGong. Zu den „harten" Sportarten zählen unter anderem Fußball, Gewichtheben, Fechten und Boxen. Sie haben oft Wettkampfcharakter und zielen auf körperliche Höchstleistungen ab. Bei den „weichen" Sportarten stehen Ausdauer, Biegsamkeit und Entspannung im Vordergrund.
Bewegung stärkt das YangQi und verbraucht es gleichzeitig. Ideal ist, durch Sport mehr YangQi zu gewinnen als zu verbrauchen.

Im vorliegenden Buch finden Sie ein Interview, das Alexander Callegari im Jahr 2013 mit mir geführt hat. Ebenso enthält es meine wissenschaftlichen Erkenntnisse über Funktionen und Aufgaben der Nieren und die Qi-Übungen im Alter für ein langes Leben.
Ich würde mich sehr freuen, wenn diese Erkenntnisse und die Übungen Ihnen und Ihrer Gesundheit Nutzen bringen und Sie beim Trainieren Ihre Freude daran finden können.

Zum Schluß möchte ich Ihnen allen ein glückliches, gesundes und langes Leben wünschen!

Professor Ding HongYu
NanJing, 21. Mai 2016

Foreword

Life - Movement - Health

Everybody lives once only. Our lifetime is limited. This is why we should cherish life. Not only is movement an inseparable part of life, but health is the very fundament of life. Without movement we could hardly exist, and without health we would not have any quality of life. If we want to cherish life, movement and health are the beginning of our intention.

Health is the fundament of life. Everybody shall live freely and happily and give sense and value to their lives. In order to be able to contribute your share to family and society, you must keep your health. Only when taking into consideration this prerequisite, our daily efforts can be realized. The possibilities of attaining and keeping good health are manifold. Everybody has his own ways and means, hobbyhorses and methods to keep fit. But only the way suited to your own body and your own condition is the best way.

Life Needs Movement

In order to live you must move. Movement is important for everybody. In Chinese vernacular they say "HuoDong", "Huo" meaning to live and "Dong" meaning to move.

Movement can improve your energy of life "YuanQi"[1] and enhance your positive energy "Yang Qi"[2]. "YuanQi" and "YangQi" are positive energies that are necessary to keep your health.

Everybody Must Find His Own Sporting Activity

Celerity, intensity, power and scope of sporting activity can vary greatly. Everbody has his own ideas and aims that he strives to attain in training. People want to prevent illnesses and keep their health with the help of movement. It is their aim to stay healthy and live long. According to age, sex, interests as well as the different worlds in which they work and live, people´s ways and means differ in which way and how much they move.

Those who do not know their own limits either do not engage enough in sport and are not challenged sufficiently, or they overcharge their limits and engage too much in sport which is not salubrious. Too little effort does not help your body much, too big an effort harms your body. Only knowing yourself and your limits well and moving adequately improves your health.

[1] YuanQi is the "innate energy" which develops during prenatal life.

[2] YangQi is the "positive energy" which everybody absorbs when breathing and eating.

Seen from the aspect of remaining healthy and fit and living a long life, "soft" kinds of sports are better than "hard" kinds of sport. "Soft" kinds of sport are swimming, running, cycling, mountaineering, TaiJi and QiGong among others. Soccer, weight-lifting, fencing and boxing count among the "hard" kinds of sport. Mostly, competition is their objective and they aim at physical top performances. In the "soft" kinds of sport perseverance, pliability and relaxation are in the focus.
Movement invigorates YangQi and uses it up at the same time. It is ideal to win more YangQi with the help of sport than to use it up.

In this publication you find an interview which Alexander Callegari held with me in May 2013. Moreover you find my scientific results concerning the functions and tasks of the kidneys and the Qi-Exercises in Old Age for a Long Life.
I should be very happy if these results and the exercises can be advantageous to you and your health and you can take pleasure when training.

Finally I should like to wish a happy, healthy and long life to all of you.

Professor Ding HongYu
NanJing, May 21st, 2016

Alexander Callegari 先生于2013年5月29日在南京对丁宏余教授的采访

丁教授：我很高兴先生能再次访问南京，我非常欢迎！由于太极和气功的原因，使我俩相识多年，先生已成为我的气功好友，也是我的老拳友。今天我们可利用见面的机会，交流和探讨我们共同感兴趣的问题。

Alexander Callegari：我也很高兴能在南京再次见到您。我对您的体育教学生涯也很感兴趣。我的第一个问题是，您什么时候，怎样开始学习体育的?

丁教授：这使我回顾到1955年的情景。那时我是一名毕业的师范生，很快就要走上教师岗位。这时刚解放了的中国，国家需要各方面的人才。我记得，四个毕业班中，要挑选六个人去高校学习，其中有我一个，并指定我去学体育专业。为何选择我去学体育？后来我才知道，是因为我的体育成绩和体育实习总评是“5分”，这个5分却定下了我的终生。

从我进入体育领域的第一天起，我就意识到自己是“搞运动”的人，也是“搞健康”的人，让运动为健康服务，是我一生的职责。

在南大的几十年中，我在教授体育课程的同时，也开设‘健身选修课’，以运动来防病、治病。我把自己看成是“穿运动服的老师”，也看成是“穿运动衣的医生”，我在长期的学习、工作中就是围着这两个中心“转”。

Callegari：您的太极和气功老师是谁，他是怎样言教身传的?

丁教授：我的气功和太极既不是家传，也不是某位大宗师的门徒。说起来，我的老师诸多，书本、专业刊物、学习班、专业讲座等等都是我的理论老师；在各个公园练功、打拳、舞剑的人们都是我的实践老师，只要是我看中的，我回来就练，学人之长，来丰富自己，我的学生也是我的老师，他们各有所长，也有我学习的内容，还有家中的大镜面，是我的第二个老师，我练习不到位的地方，它帮助我纠正和提高。应该说，我是一个以自学为主，有悟性的学生。

Callegari：您是怎样认识太极和气功的?

丁教授：气功和太极（广义讲太极拳是其中的一部分），是中国的古文化、对祖先的遗产，我们首先是继承它，在实践中去研究它，认识和了解它的真谛所在，再结合现代的科技去证实它、丰富它、发展它，这才是今后的正确方向。

气功和太极是密不可分的，它们之间“你中有我，我中有你”。如要严格区分，各有独特一面。

Callegari: 您觉得气功最主要的特点是什么?

丁教授: 气功有动功、静功之分，它实用于各个领域，对练功者来说，“法无定法”，顺其自然就是大法，它存在较大的随意性，因此气功老师对学生不宜过于强求，要允许个性存在，允许有小自由，只要适合他(她)自己就行。

Callegari: 气功有一定的随意性，那么太极也是一样吗?

丁教授: 太极拳就不一样了，不管那种式子，都存在它严格的规范要求。就杨式太极拳而言，我归纳为六大要点，也就是六字标准:

“正、慢、松、柔、稳、圆”，每个字都有具体要求，缺一不全，如果能把六个字融合在一起，绵绵不断，行云流水，均匀流畅。这样的拳，打的是“活拳”。打活拳的效果很好，对练者和观者都是一种享受。

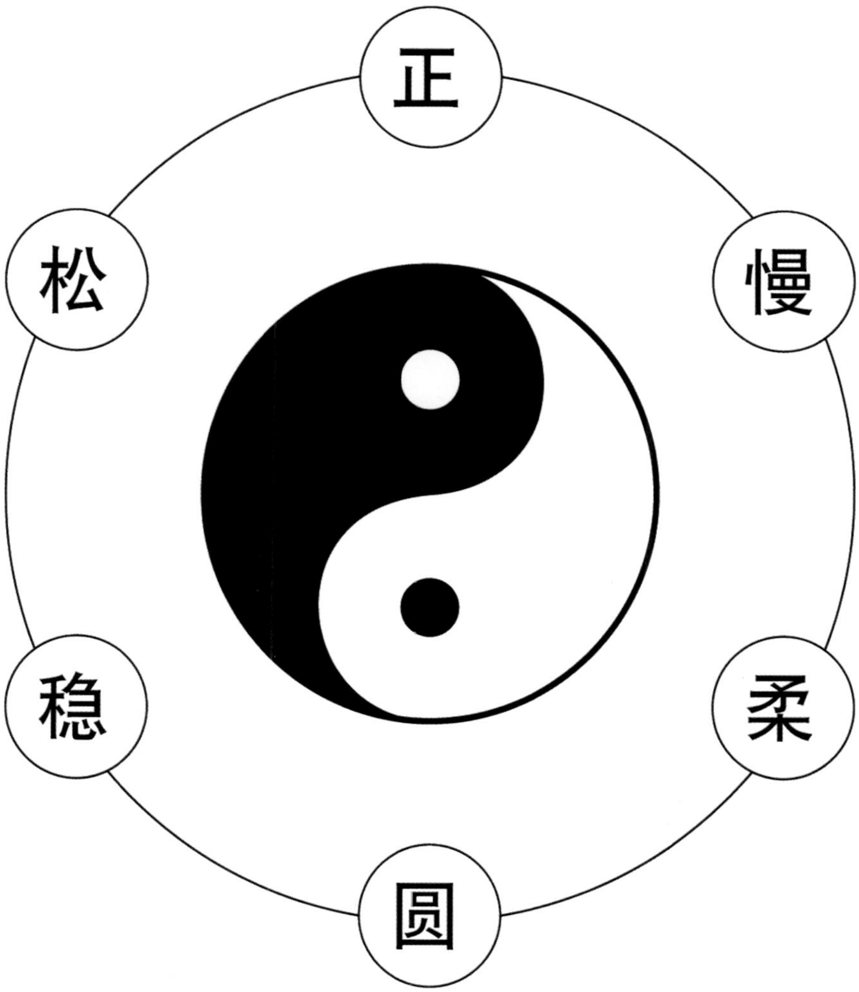

Callegari：您能向初学太极拳者推荐一种简易的方法吗?

丁教授：学太极是一门苦差事，学会容易，坚持难，要打好更难，在现实中，多数人不练就忘，无法继续下去。根据我多年的实践，太极中，有一个动作气感最强，即棚、捋、挤、按（揽雀尾），它是太极拳的基本功，左右转换和上步前进两种方式都可用，10分钟就可以学会，重复次数多，就不会忘，练习3到5分钟，效果不差于24式太极拳，大家不妨试试，待有了兴趣后，可再学套路。

Callegari：您能给我解释一下"活动"吗?

丁教授：人要活就得要动，老百姓称"活动"。我在这里谈怎么"动"法?

两句话：

1、意动身随：意在先，动在后，动跟意走。

2、腰动为先：大小动作，都由腰来带动，没有腰的动作是僵的，死的，不但是外表不美，而且证明督脉的气血不通。请大家多看中国的京剧，或看小孩子的活动（灵活动腰，气血是流畅的）就非常清楚了。

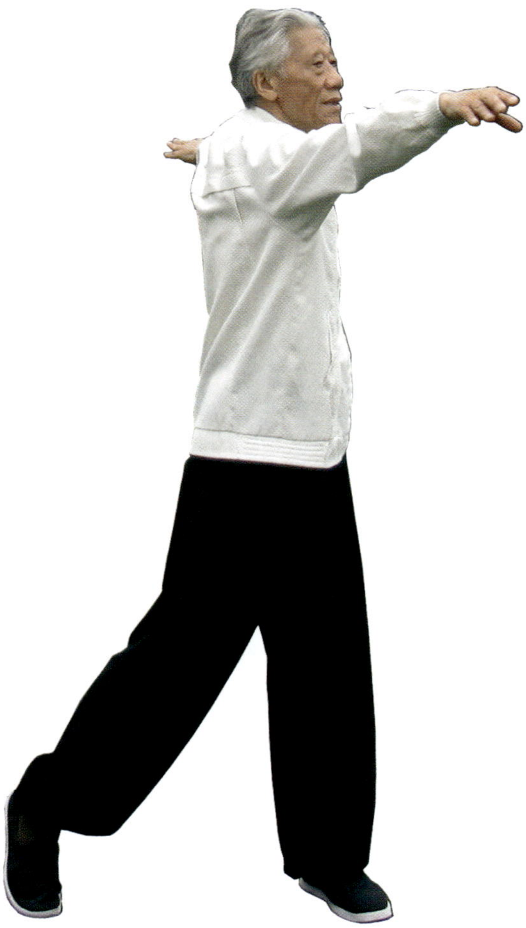

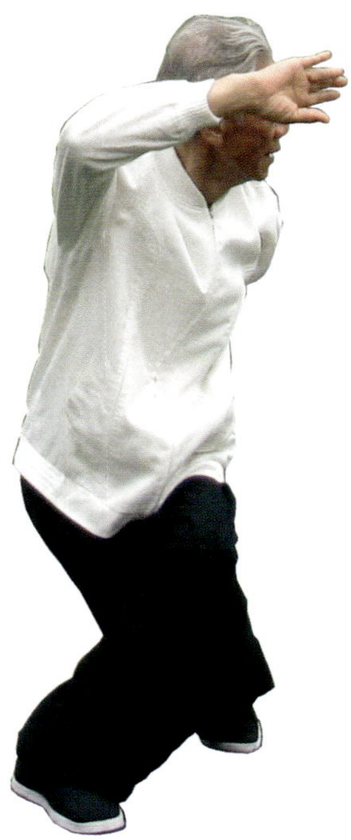

Callegari：您觉得练习太极和气功最主要注意的是什么？

丁教授：练气功和太极，只要外形正确了，内在放松就是主要的，‘没有松，一场空’，这是核心问题，放松的层次越高，说明功夫越深，也就是说，放松是长期的，是一辈子的事。

太极理论，还体现在：

练柔生刚，练慢出快，练松得力-这不是人人都能接受的，换一种说法，以柔克刚，由慢出快，以弱胜强，四两拔千斤-都是能理解的。

Callegari：咱们再回过头来谈谈健康.

丁教授：健康的核心，是五脏功能的齐全，注意不伤五脏至关重要。如中老年朋友累出气喘，上气不接下气，这就伤了肺。长寿的关键，是在于阳气的多少，食补生阳，从善生阳，运动生阳，站桩生阳，浪费阳气是不可取的。

Callegari：最后我想知道您能给自己的健康状况打几分？

丁教授：总的讲，我还是满意的。我搞运动，搞保健，首先自身收益。我今年八十有余，要测评体能，不要照顾分、奖励分，我还算强胜者。这是“五分”给予的回报。最后祝诸位为健康加分。

Callegari：非常感谢和您的谈话.

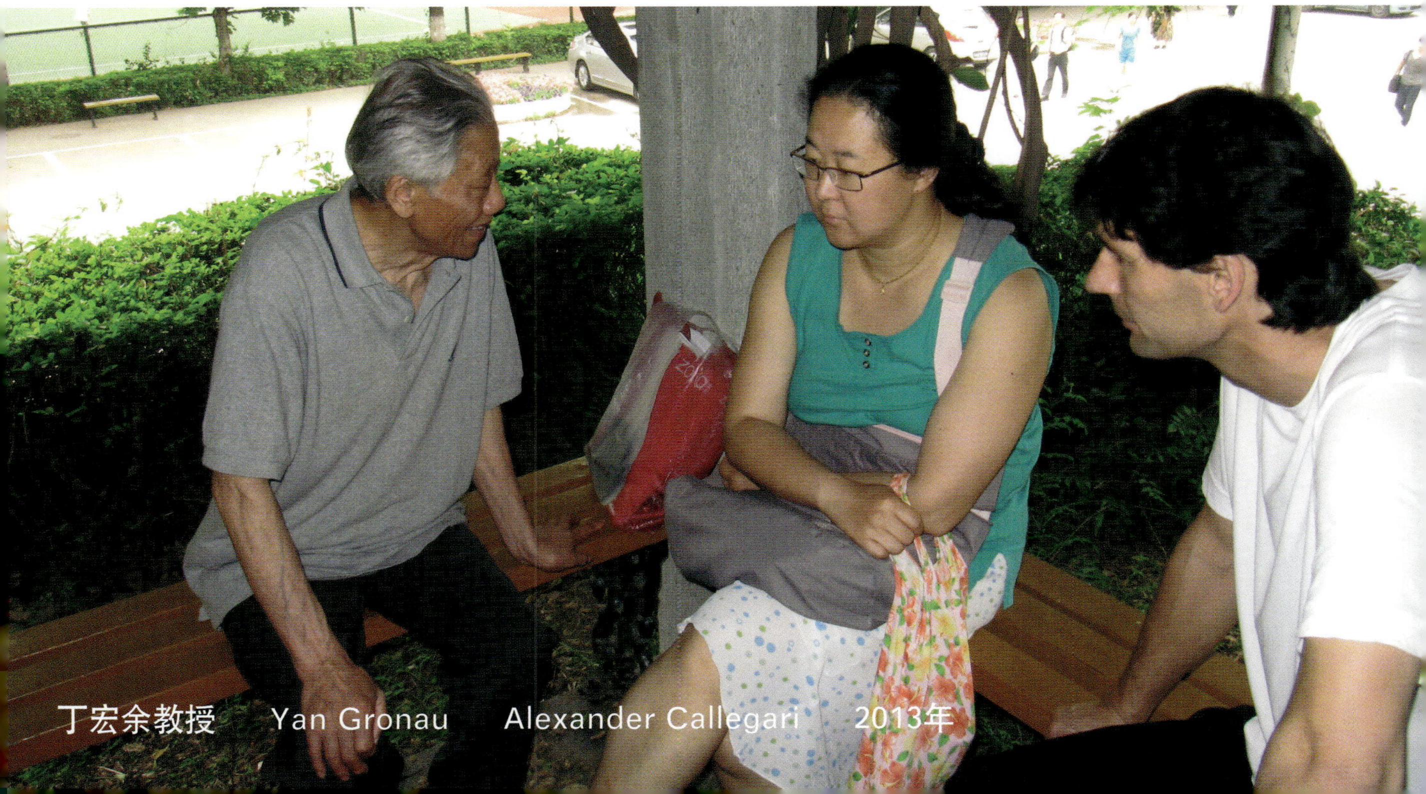

丁宏余教授　Yan Gronau　Alexander Callegari　2013年

Interview mit Professor Ding HongYu

Professor Ding: Ich freue mich sehr, dass Sie mich wieder in NanJing besuchen. Seit vielen Jahren kennen wir uns und sind miteinander befreundet. Beide lieben wir TaiJi und QiGong. Wir teilen gemeinsame Interessen und haben schon viel Zeit zusammen verbracht. Heute können wir die Gelegenheit nutzen, wieder Erfahrungen im TaiJi und QiGong auszutauschen und Fragen zu diskutieren.

Alexander Callegari: Ich freue mich auch sehr, Sie wieder hier in NanJing zu besuchen und dabei die Gelegenheit zu nutzen, Ihnen Fragen über QiGong und TaiJi zu stellen, darüber hinaus aber auch über Ihren persönlichen Werdegang. Nun zu meiner ersten Frage: Wann und wie sind Sie zum Sport gekommen?

Professor Ding: Das erinnert mich an das Jahr 1955. Ich war Student, kurz vor dem Abschluss an der akademischen Hochschule und bereitete mich auf eine Anstellung als Lehrer vor. Damals brauchte ganz China viele neue qualifizierte Lehrkräfte. Aus vier Abschlussklassen wurden sechs Personen zu einer höheren Ausbildung ausgewählt. Ich war Einer davon und durfte Sport weiterstudieren. Später erfuhr ich, warum ich zum Sportstudium ausgesucht wurde – meine Ergebnisse im Sportunterricht in meiner Hochschulzeit waren mit fünf Punkten die besten in unserem Jahrgang. Diese fünf Punkte haben mein ganzes Leben verändert.
Vom ersten Tag an, als ich in den Bereich des Sports eintrat, erkannte ich, dass ich nicht nur für den Sport geboren bin, sondern auch bereit, mich für die Erhaltung der Gesundheit zu engagieren. Sport zu machen, um die Gesundheit zu fördern, empfand ich mein Leben lang als Verantwortung. In den Jahrzehnten, in denen ich Sportunterricht an der NanJing Universität lehrte, erweiterte ich meinen Unterricht immer im gesundheitsorientierten Sinn.
Sportliche Betätigung soll Krankheiten vorbeugen und sie heilen. Ich sehe mich gerne als „Lehrer mit Sportkleidung" und auch als „Arzt mit Sportkleidung". Mein ganzes Berufs- und Privatleben dreht sich um diese zwei Bereiche.

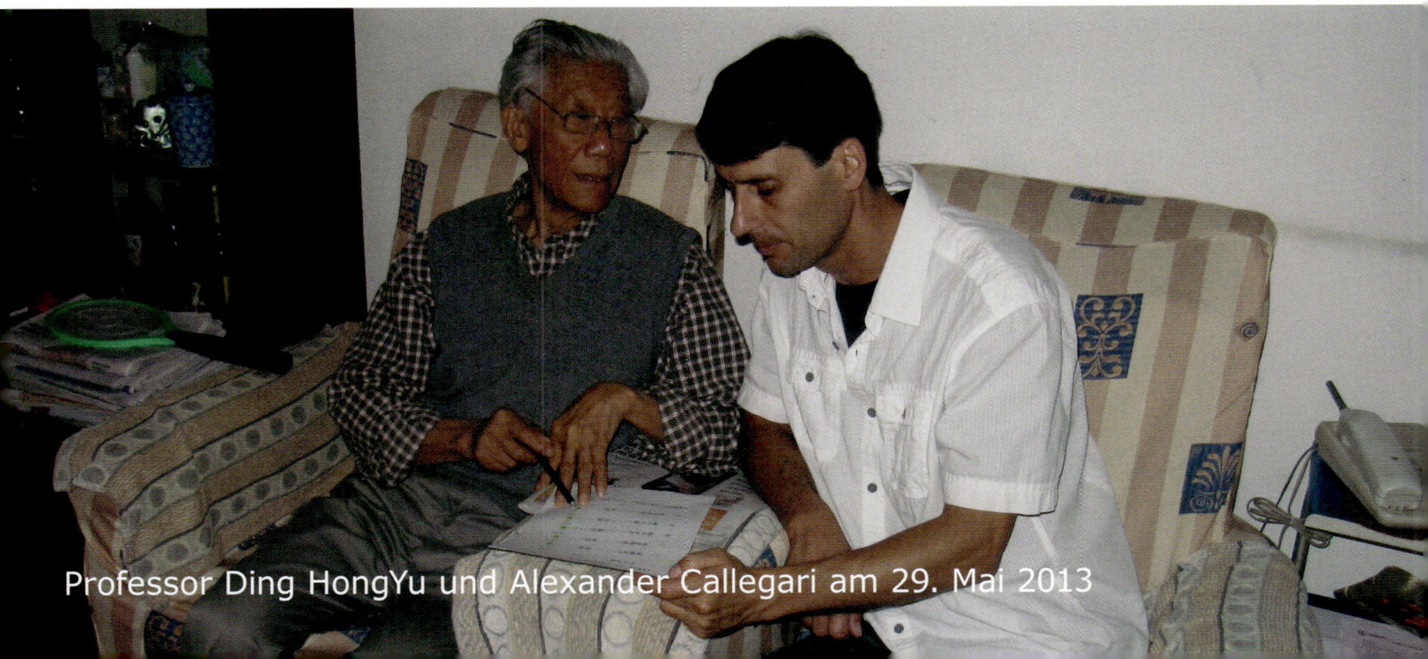
Professor Ding HongYu und Alexander Callegari am 29. Mai 2013

Callegari: Als nächstes würde mich interessieren, von wem und wie Sie gelernt haben.

Professor Ding: Meine Kenntnisse im QiGong und TaiJi kommen nicht aus einer Familientradition. Ich war auch kein Schüler eines großen Meisters. Alles in allem hatte ich viele Lehrer: Das Studium, die Fachbücher und Fachzeitschriften, die Fachseminare und so weiter waren meine Lehrer in der Theorie.
Die Menschen in den verschiedenen Parks, die morgens ihre TaiJi-, QiGong- und Schwertübungen machten, waren meine Lehrer in der Praxis. Sobald ich Übungen interessant fand, nahm ich sie auf und übte sie. Das Können der anderen Menschen half mir, meine Kenntnisse zu erweitern. Und auch meine Schüler waren gleichzeitig meine Lehrer. Jeder hatte seine eigene Stärke, aus der ich lernen konnte. Auch der große Spiegel bei mir in der Wohnung war mein Lehrer. Wenn meine Stellungen oder die Formen nicht vollkommen waren, half er mir, sie zu korrigieren und zu verbessern.
Man kann es auch so sagen: Ich habe hauptsächlich selbst gelernt und war und bin ein einfühlsamer Schüler.

Callegari: Was verstehen Sie unter TaiJi und QiGong?

Professor Ding: QiGong und TaiJi (einschließlich TaiJi Quan) sind Chinas altes Kulturerbe. Wir haben dieses Erbe zuerst gelernt, um dann in der Praxis das Wissen und das Verständnis für seine wahre Bedeutung zu erforschen. Durch wissenschaftliche Erkenntnisse können wir es belegen, weiterentwickeln und ergänzen – somit ist es ein guter Weg in die Zukunft.
QiGong und TaiJi sind untrennbar miteinander verbunden: „Du bist in mir drin, ich bin in dir drin". Will man sie streng unterscheiden, haben beide jeweils einzigartige Seiten.

Callegari: Was ist beim QiGong charakteristisch?

Professor Ding: QiGong differenziert sich in „DongGong" und „JingGong". „DongGong" sind dynamische und bewegte Übungen und „JingGong" sind ruhige und stille Übungen. Beides wird in den Übungen praktiziert. Für QiGong-Übende sind nicht bestimmte Gesetze und Methoden festgelegt – naturgemäß ist die wichtigste Methode und Regel die Übung selbst. Der QiGong-Lehrer sollte nicht zu sehr darauf bestehen, dass seine Studenten die Bewegungen zu genau und perfekt machen. Es ist eine gewisse Individualität erlaubt und das gestattet, ein wenig Freiheit zu lassen.
Wichtig ist, dass sich jeder Übende die Form aneignet und sie so ausführt, wie es ihm möglich und angenehm ist.

Callegari: Also hat man bei der Ausführung von QiGong-Formen einen gewissen Spielraum. Habe ich den im TaiJi auch?

Professor Ding: Das TaiJi ist anders. Unabhängig von der Art der Bewegung sind die Anforderungen streng geregelt. Ich fasse zum Beispiel beim TaiJi Quan des Yang-Stils folgende sechs Begriffe zusammen: gerade, langsam, sanft, rund, stabil, locker.
Dies sind auch die sechs wichtigen Kriterien für TaiJi. Jeder Begriff hat seinen speziellen Charakter und seine Anforderungen. Keine der sechs Anforderungen darf bei der Ausführung der Bewegungen fehlen. Wenn wir diese sechs Anforderungen bei der TaiJi-Übung verschmelzen können, dann gehen die Bewegungen nicht nur fließend-kontinuierlich ineinander über, wie fließendes Wasser und leichte Wolken, sondern sind auch gleichmäßig und glatt.
Solches TaiJi ist „lebendiges TaiJi". Ein „lebendiges TaiJi" erzielt in der Praxis eine sehr gute Wirkung und ist sowohl für den Übenden als auch für die Zuschauer ein Genuss.

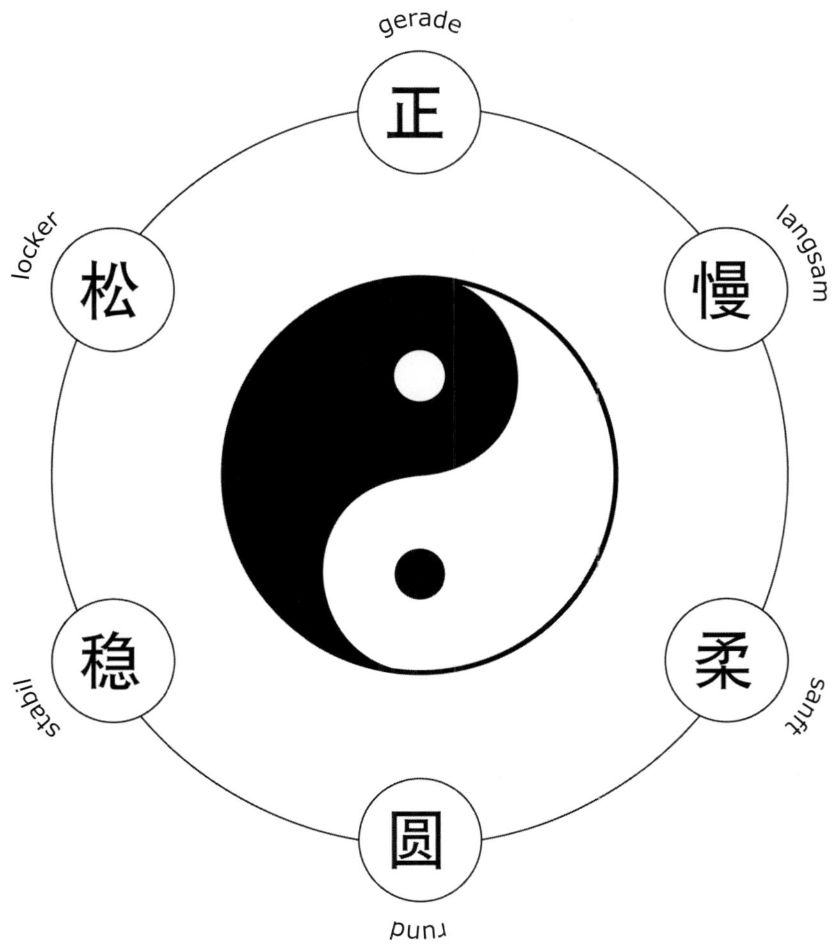

Die sechs Kriterien für TaiJi Quan des Yang-Stils

中正安舒
Zhong – Mitte
Zheng – gerade
An – sicher
Shu – bequem

缓慢均匀
HuanMan – langsam
JunYun – gleichmäßig

柔韧舒展
RouRen – sanft geschmeidig zäh
ShuZhan – Entfaltung

圆活自如
Yuan – rund
Huo – lebendig
ZiRu – frei

重心沉稳
ZhongXin – Schwerpunkt
ChenWen – stabil

轻灵松软
Qing – leicht
Ling – agil
Song – locker
Ruan – weich

Callegari: Wie können Anfänger TaiJi erlernen?

Professor Ding: TaiJi zu lernen ist einfach, aber es konsequent durchzuführen ist schwierig. Noch schwieriger ist es, TaiJi zu begreifen und wirklich gut auszuführen. Die meisten werden die Bewegungen schnell wieder vergessen, wenn sie nicht oft üben. So werden viele Menschen das Training auch nicht fortsetzen können.

Nach meinen langjährigen Erfahrungen kann ich den TaiJi-Anfängern einen einfachen Weg empfehlen: Eine der TaiJi Formen – „Den Vogel beim Schwanz fassen" (揽雀尾) – hat die stärkste Qi-Bewegung (Energie). Hier werden die wesentlichen TaiJi-Techniken geübt: Peng 棚 (Abwehren), Lü 捋(Zurückrollen), Ji 挤 (Drücken) und An 按 (Stoßen).

Diese Techniken gelten als die grundlegenden Fähigkeiten des TaiJi Quan. Zuerst nach links, ein Schritt vorwärts, dann wechseln nach rechts – man kann beide Seiten probieren. Man braucht nur zehn Minuten, um es zu lernen. Wenn es mehrmals wiederholt wird, wird man es auch nicht vergessen. Die Wirkung ist nicht schlechter als die der 24er Form[3] des TaiJi Quan, wenn man jeden Tag drei bis fünf Minuten übt. Ich schlage den Anfängern vor, dass sie es zuerst damit versuchen, bis das Interesse entwickelt ist. Erst dann sollten sie mit den Formen anfangen.

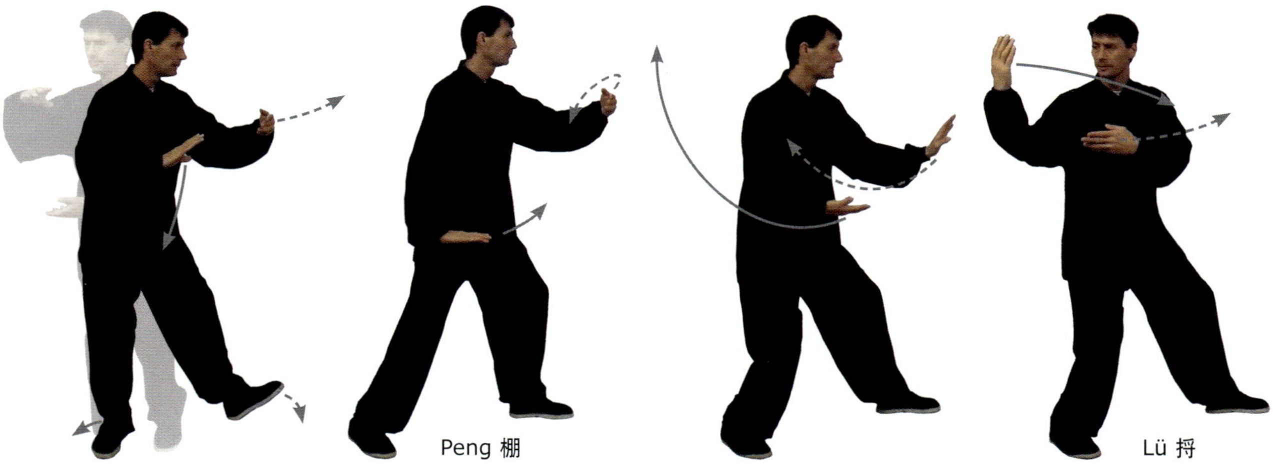

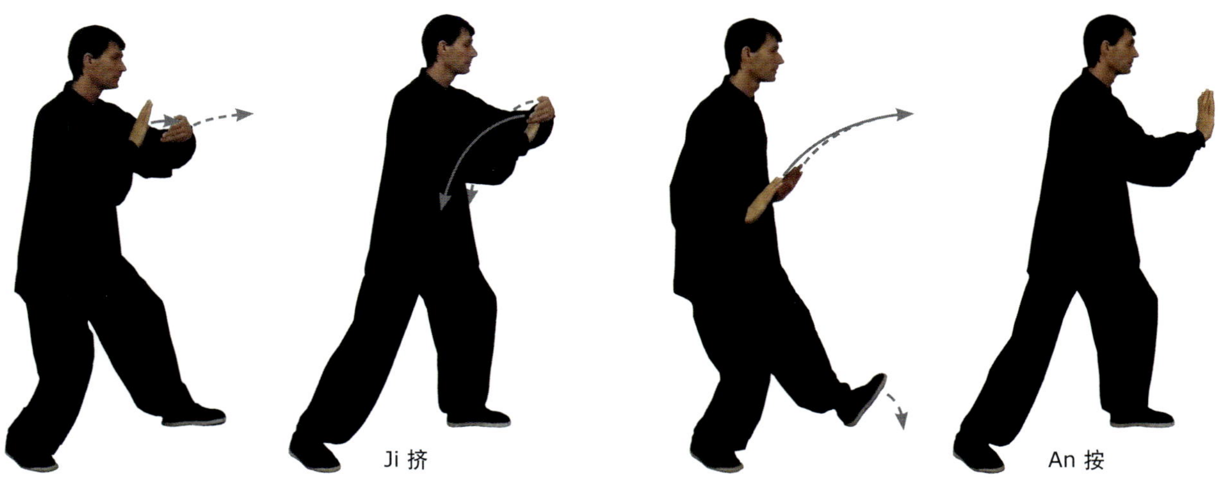

Callegari: Können Sie mir erklären, wie Bewegungen im Allgemeinen funktionieren?

Professor Ding: Im Volksmund in China sagt man „HuoDong" (Huo – leben, Dong – bewegen). Wenn man leben will, muss man sich bewegen.
Ich kann Ihnen in zwei Sätzen zusammenfassen, wie man sich „bewegt":
1. „Yi" (Vorstellungskraft) bewegt und der Körper folgt: Yi-Bewegung zuerst, dann die Körperbewegung.
2. Die Taille bewegt sich zuerst: Ob es die großen oder die kleinen Bewegungen sind, sie müssen alle von der Taille aus gelenkt werden. Bewegungen ohne die Taille zu bewegen sind steif und nicht lebendig. Die Bewegungen sind nicht schön anzusehen. Die Energie (Qi) im Du Mai-Meridian[4] und das Blut sind nicht fließend. Schauen Sie eine chinesische Oper an oder beobachten Sie genau, wie die kleinen Kinder sich bewegen. Dann werden Sie mich besser verstehen. Die Schauspieler und Kinder bewegen sich agil und gelenkig mit ihrer Taille, Qi und Blut sind dadurch fließend.

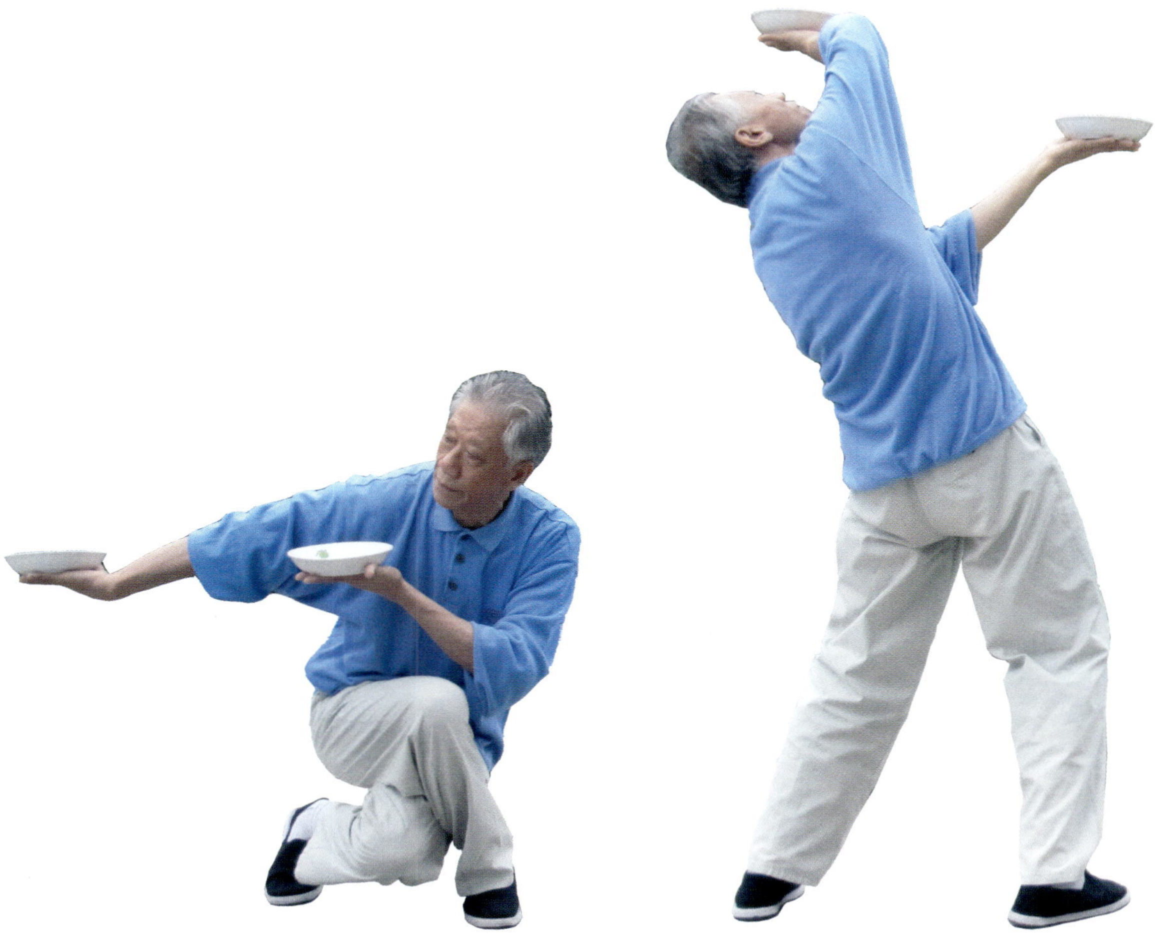

[3] Die 24er Form des TaiJi ist auch unter dem Namen „Die Form von Peking" oder „Pekingform" bekannt.

[4] DuMai ist die chinesische Bezeichnung für diesen Meridian, die deutsche Bezeichnung ist „Lenkergefäß".

Callegari: Was ist das Wesentliche beim QiGong und TaiJi?

Professor Ding: Das Wichtigste beim QiGong und TaiJi ist die innere Entspannung, solange die Formen richtig gemacht werden. „Wenn es nicht locker ist, ist alles umsonst." Das heißt, Entspannung ist etwas Langfristiges. Es ist eine Sache für das ganze Leben. Für das TaiJi bedeutet das, je höher der Grad der Entspannung, desto höher ist die Kampfkunst.
Die Theorien im TaiJi spiegeln sich auch in folgenden Aussagen: Aus sanften und weichen Übungen entsteht Härte; aus langsamen Übungen entsteht Schnelligkeit; aus Entspannung entsteht Kraft. Das kann nicht jeder so akzeptieren. Mit anderen Worten: Sanft zähmt hart; aus langsam entsteht schnell; mit Schwäche das Stärkere überwältigen. Mit der Kraft von 200 Gramm 500 kg rücken.

Callegari: Welche Faktoren sind wichtig für die Gesundheit?

Professor Ding: Das Wichtigste für die Gesundheit ist, dass die inneren fünf Organe (Leber, Herz, Milz, Lunge und Niere) perfekt funktionieren. Die lebenswichtigen inneren Organe dürfen nicht beeinträchtigt werden etwa durch Rauchen, Alkohol und so weiter. Wenn beispielsweise bei Älteren durch Anstrengung Asthma verursacht wurde und zur Atemlosigkeit führte, dann wurde die Lunge verletzt.
Schlüssel für ein langes Leben ist, wie viel Yang-Energie da ist. Das hängt von vielen Faktoren ab: Durch gesundes Essen, Gütigkeit und Sport entsteht Yang-Qi. Auch die Übung der Stehenden Säule (ZhanZhuang) erzeugt viel Yang-Qi. Man darf Yang-Qi nicht vergeuden.

Callegari: Zum Schluss unseres Gespräches würde mich noch interessieren, wie es mit Ihrer Gesundheit aussieht?

Professor Ding: Insgesamt bin ich sehr zufrieden mit meiner eigenen Gesundheit. Ich habe mein Leben lang Sport gelernt und unterrichtet und bin engagiert bei der Gesundheitsvorsorge und bei der Gesundheitserhaltung. Vor allem bin ich selber der Nutznießer. Ich bin nun über achtzig. Wenn ich jetzt meine eigene Gesundheit bewerte, dann zähle ich zu den Gewinnern.

Zum Schluss wünsche ich allen Lesern alles Gute für ihre Gesundheit.

Callegari: Herzlichen Dank für das Gespräch.

Das Interview führte Alexander Callegari mit Professor Ding HongYu am 29. Mai 2013 bei seinem Besuch in NanJing. Yan Gronau hat das Interview gedolmetscht.

Interview with Professor Ding HongYu

Professor Ding: I am very glad that you have come to see me again in NanJing. We have known each other for many years and are friends. Both of us love TaiJi and QiGong. We share common interests and have spent a lot of time together. Today we have the opportunity to exchange our experiences in TaiJi and QiGong once again and to discuss questions.

Alexander Callegari: I am also very happy to see you again here in NanJing and to have the opportunity to put questions to you concerning QiGong and TaiJi. Moreover, I would like to question you about your personal development. Here is my first question: When and how did you come to sports?

Professor Ding: This reminds me of the year 1955. I was a student, a short time before his final examination at an academic high school and was preparing myself for an appointment as a teacher. At that time all of China needed many new qualified teachers. From four final classes, six persons were chosen for a more specialized training. I was one of them and had permission to go on studying sports. Later on I learned why I had been chosen for the study of sport – my results of five points in sports instruction during my high school time were the best in our year´s class. These five points have changed my whole life.
From the very first day when I entered into the field of sport, I realized that I am not only born for sport, but also eager to engage in the preservation of health. All my life I have felt the responsibility to make sport in order to further health. In the decades in which I taught sports instruction at NanJing University, I constantly extended my teaching in a sense tending towards health-preservation.
Sporting activities are meant to prevent diseases and cure them. I like to see myself as a "teacher in sportswear" and also as a "medical man in sportswear". My entire professional and private life revolves round these two fields.

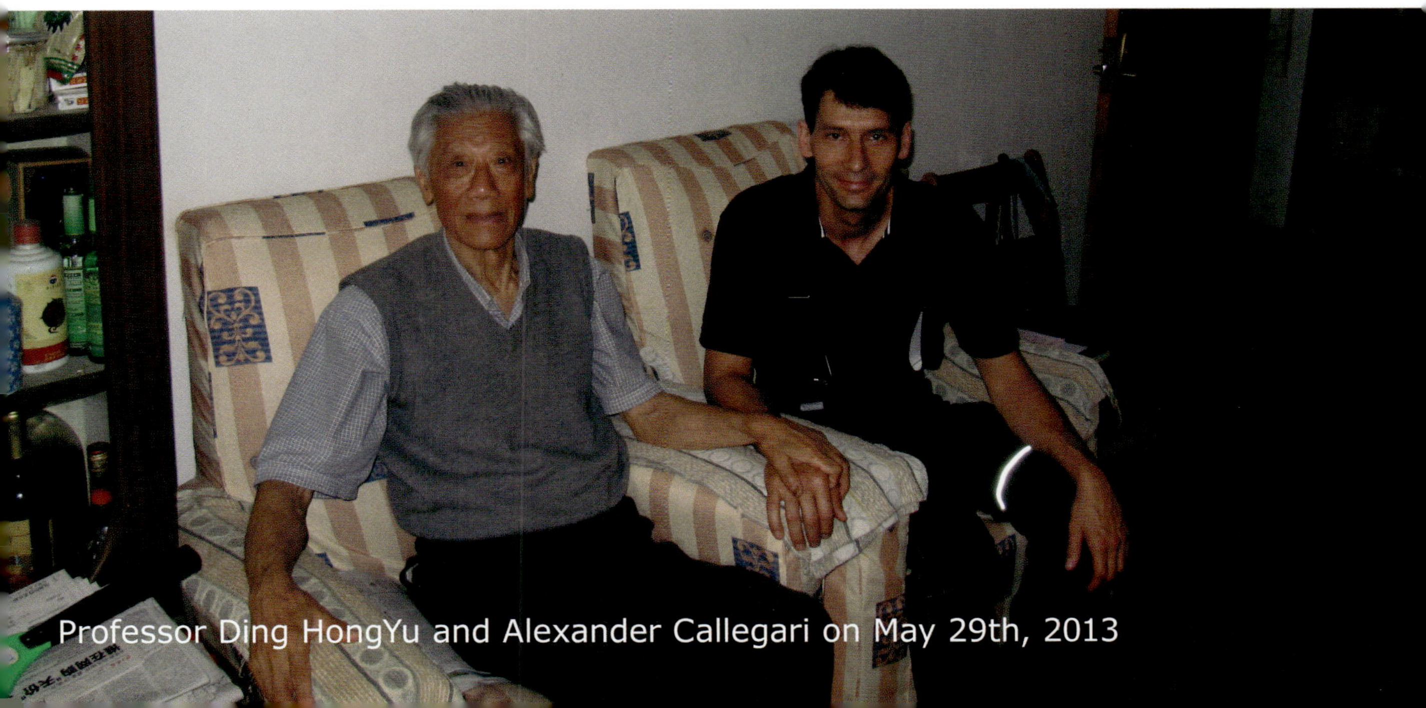
Professor Ding HongYu and Alexander Callegari on May 29th, 2013

Callegari: My next point of interest is of whom and how you have learnt.

Professor Ding: My knowledge of QiGong and TaiJi does not come from a family tradition. I was not the pupil of a great master, either. All in all I had many teachers: My university education, special books on the subject matter and scientific periodicals, special seminars etc. were my teachers in theory.
The people in the various parks who did their TaiJi-, QiGong- and sword-exercises in the morning were my teachers in practice. As soon as I considered exercises interesting, I absorbed them and practised them. The faculty of the other people helped me to widen my knowlegde. And my pupils were my teachers at the same time. Each single one of them had his own forte from which I was able to learn. Besides, the big mirror in my flat was my teacher, too. If my position or forms were not perfect, it helped me to correct and improve them.
You might also put it this way: Above all I have learned continually and I have been and still am an empathic pupil.

Callegari: What do you understand by TaiJi and QiGong?

Professor Ding: QiGong and TaiJi (including TaiJi Quan) are China´s old cultural heritage. We first have learnt this heritage in order then to explore in practice the knowledge and understanding of its true significance. By means of scientific results we can furnish proof of it, develop it further and complete it – thus it is a good way into the future.
QiGong and TaiJi are connected inseparably to each other: "You are inside of me, I am inside of you". If you want to differentiate them strictly, each of them has unique characteristics.

Callegari: What is characteristic of QiGong?

Professor Ding: QiGong can be differentiated into "DongGong" and "JingGong". "DongGong" exercises are dynamic and lively, "JingGong" exercises are calm and still. They are both practised in the exercises. For people exercising QiGong, no definite laws and methods are established – quite naturally the most important method and rule is the exercise itself. The QiGong teacher should not insist on his students´ carrying out the movements too exactly and perfectly. A certain degree of individuality and freedom is allowed.
It is important that each person exercising assimilates the form and carries it out in a way which is possible for and agreeable to him.

Callegari: So this means that you have a certain amount of free play in carrying out the QiGong-forms. Is this also true for TaiJi?

Professor Ding: TaiJi is different. Independent of the kind of movement, the requirements are strictly regulated. As an example I recapitulate the following six principles of TaiJi Quan of the Yang-style: straight, slow, gentle, round, stable, relaxed.
These are the six most important principles of TaiJi. Each of them has its special character and its requirements. None of these requirements must be missing in carrying out the movements. If we can blend these six requirements during the TaiJi-exercise, the movements do not only merge into each other in a flowing and continual way like flowing water and light clouds, but they are also regular and smooth. This kind of TaiJi is "living TaiJi". A "living TaiJi" achieves a very good result in practice and is a pleasure for the person exercising as well as for the audience.

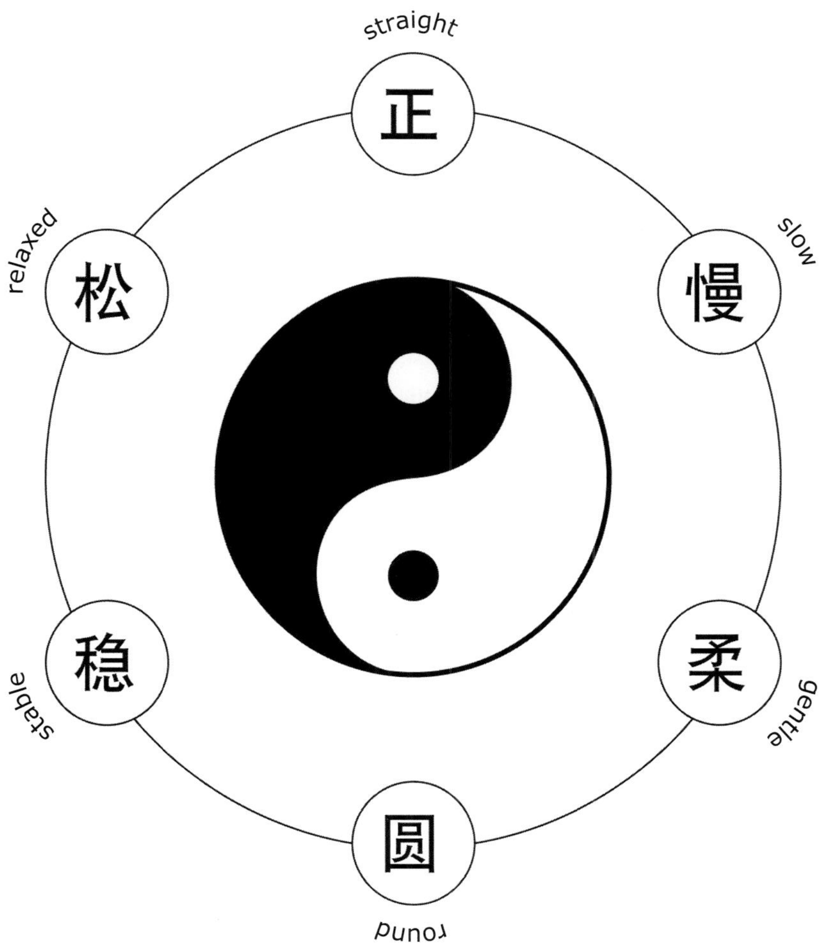

The six principles of TaiJi Quan of the Yang-style

中正安舒
Zhong – middle
Zheng – straight
An – safe
Shu – convenient

缓慢均匀
HuanMan – slow
JunYun – even

柔韧舒展
RouRen – gentle
supple tough
ShuZhan – unfolding

圆活自如
Yuan – round
Huo – vivid
ZiRu – free

重心沉稳
ZhongXin – main
emphasis
ChenWen – stable

轻灵松软
Qing – light
Ling – agile
Song – relaxed
Ruan – soft

Callegari: In which way can beginners learn TaiJi?

Professor Ding: It is easy to learn TaiJi, but it is difficult to carry it out consequently. It is even more difficult to understand TaiJi and carry it out really well. Most people will tend to forget the movements quickly, if they do not practise often. So many people will not be able to continue their training.

In accordance with my long experience I can recommend a simple way to the TaiJi-beginner: One of the TaiJi-forms – "To Seize the Bird by Its Tail" (揽雀尾) – has the strongest Qi-movement (energy). Here the essential TaiJi-techniques are practised: Peng 棚 (warding off) Lu 捋(rolling back), Ji 挤 (pressing) and An 按 (pushing). See the pictures on page 26.

These techniques are considered as the fundamental capacities of TaiJi Quan. First to the left, advancing one step, then change to the right – you can try both sides. To learn it, you need ten minutes only. If it is repeated several times, you will not forget it. Its result is not less than that of the 24 pictures-form[3] of TaiJi Quan, if you train three to five minutes each day. I suggest to the beginners that they try this first until their interest has developed. Only then should they start with the forms.

Callegari: Can you explain to me in which way movements function in general?

Professor Ding: In the vernacular of China we say "HuoDong" (Huo – live, Dong – move). If you want to live, you have to move.

I can sum up for you in two sentences how you "move":

1. "Yi" (power of imagination) moves and the body follows: First the Yi-movement, then the body-movement.

2. The waist moves first: No matter if the movements are big or small, they must be directed from the waist. Movements without moving your waist are stiff and not living. These movements are not nice to look at. The energy (Qi) in the DuMai-Meridian[4] and the blood are not flowing. Watch a Chinese opera or observe closely how small children move. Then you will understand me better. The actors and children move in an agile and supple way with their waist, this is why Qi and blood are flowing. See the picture on page 27.

[3] The 24 pictures-form of TaiJi Quan is also known as "The Form of Peking" or "Peking-Form".

[4] DuMai is the Chinese name for this meridian, meaning "Governing Vessel".

Callegari: What is essential in QiGong and TaiJi?

Professor Ding: Most essential in QiGong and TaiJi is the easing of tension as long as the forms are carried out correctly. "If it is not relaxed, everything is in vain". This means that relaxation is a matter of a long span of time. It is a matter for all your life. For TaiJi this means that the higher the degree of relaxation is, the higher is the art of war.
The theories in TaiJi are also reflected in the following statements: Hardness results from gentle and soft exercises; swiftness originates from slow exercises; power grows out of relaxation. Not everybody can accept this. In other words: Gentle overcomes hard; from slow results swift; you overcome the more powerful by giving way to it. With the power of 200 grams you can push 500 kilograms.

Callegari: Which factors are important for health?

Professor Ding: It is most important for health that your five inner organs (liver, heart, spleen, lungs and kidney) function perfectly. The vital inner organs must not be impaired for example by smoking, alcohol, etc. As an example: If older people have caught asthma by exertion, and they have become breathless, their lungs have been injured.
The key for a long life is the amount of Yang-energy which is existing. This depends on many factors: With the help of wholesome food, kindness and sport, Yang-Qi is created. The exercise of the Standing Column (ZhanZhuang) creates a great deal of Yang-Qi. You must not waste Yang-Qi.

Callegari: At the end of our conversation I should be interested to hear what your health looks like.

Professor Ding: On the whole I am very content with my own health. All my life I have learnt and taught sport, and I have been engaged in the preservation of health and in health care. Above all I am a beneficiary myself. I am over eigthy years old now. If I assess my own health at present, I count myself among the winners.

Finally I wish all the readers the very best for their health.

Callegari: Thank you very much for the interview.

The interview was held by Alexander Callegari on May 29th, 2013 when paying his visit to Professor Ding HongYu in NanJing. Yan Gronau translated the interview.

健康长寿　重在保肾

丁宏余

古人云：人有三宝——“精、气、神”，三宝是人体的物质基础，也是健康之本。精者肾中之水，神者心中之神，气者心肾之中气也。三者之中，精能化气生神，故精是气、神产生的基础。肾为精舍，保精先保肾，肾为“先天之本”，也是“三宝”之根。

精——是生命的物质基础，分先天之精和后天之精。前者是父母给的“生殖之精”，后者由饮食所化生的“水谷之精”。两精充足则生命力强，能适应外界环境的变化，因而不易生病。

气——是人体内存有的元气、阳气、精气、水谷之气、脏腑之气、经脉之气等等。这些有用之气，统称它为“正气”。黄帝内经中有“正气内存，邪不可干”之言，健康的人就因为“正能压邪”，而病不生也。

神——是指人的精神、神态。一个人的“宗气足”、“精神好”、“眼有神”等，这都是“神”的表现，也是“精足气旺”的结果。

一、重温肾功能很有必要

中医学认为，肾主骨、藏精、生髓，属水为阴，主五液、统两便，开窍于耳，为人体生长、发育、生殖之源，是生命活动之根。肾脏功能健全的人，自然腰干笔直，两腿有劲，毛发茂盛，牙齿坚固，声音洪亮······

五脏健康是身体健康的基础，“五脏”各有专用，脏与脏之间存在着相生、相克、相乘、相侮关系。(肾脏与它脏关系，见附录A、B图解读)

常见老年人的咳嗽、气喘、眩晕、眼花、心悸、食欲不振、大便稀溏或便秘、小便失禁或不畅等症，均由“肾虚、肾亏”累及了心、肺、肝、脾所引起。可见，肾脏有病，能累及它脏，肾脏健康，能在它脏中起统帅、调节作用。

肾脏在各（年龄）阶段的主要任务:

胎儿期-----主要靠父母的肾气滋养，靠父母的“先天之气”生长，父母健康，孩子先天自然好;

儿童期-----主管生长、发育;

青壮年期——主管生殖、生儿育女;

老年期——主管健康与寿命。

总体讲，肾气随着年龄的增长，由旺盛期逐渐转向衰退期，人体到了三十五岁以后，肾气开始衰退，往后肾气衰退得快慢，与人体的健康、寿命直接相关，也就是说，肾气的多寡与寿命的长短，通常是成正比的。

中医对肾气的认识:

气足则康，气亏则衰，气乱则病，气散则亡。

在没有其他疾病的干扰和意外伤害的情况下，人的寿命长短，取决于肾气衰退的快慢。

（见下图：实线为肾气正常衰退延长线；虚线为肾气过快衰退线）

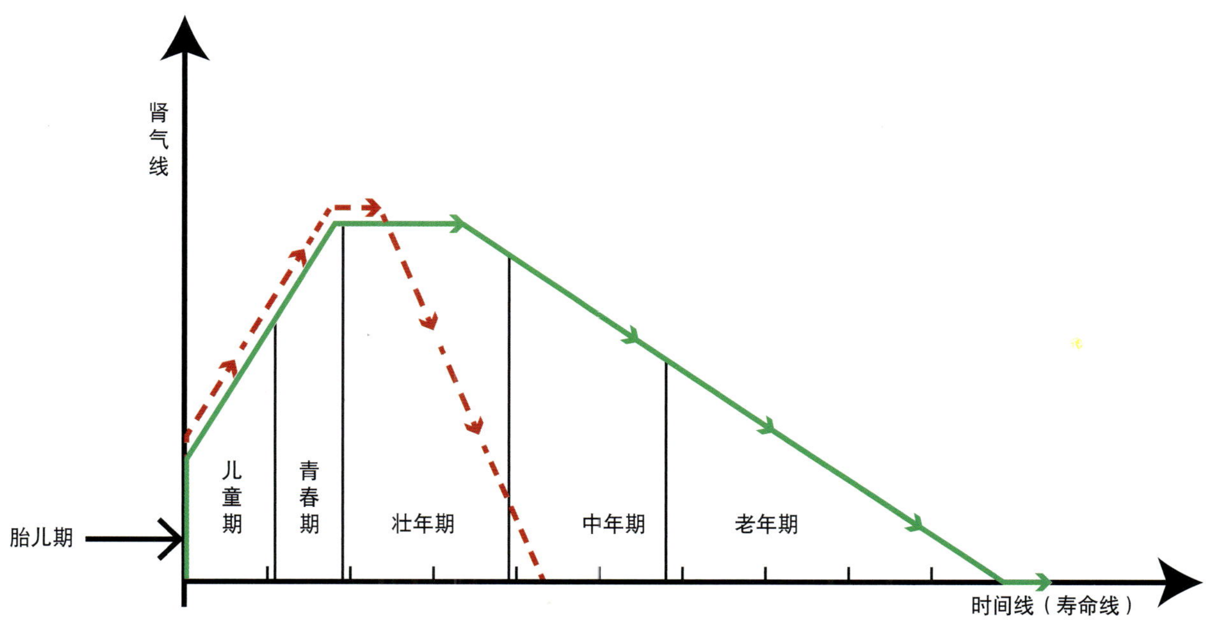

二、肾脏是重脏，也是娇脏，其娇表现在“六怕”：

1、怕亏损:
肾虚、肾亏是肾脏受伤的反应。如果房事不节，贪心纵欲，耗精过度，久之伤肾，疾病从来。

2、怕劳累:
劳力过度，运动过极，导致肾脏受损。黄帝内经中有句名言“生病起于过用”，‘过则伤’是人人皆知的道理。

3、怕寒冷:
肾脏喜暖畏寒，过寒过冷，首伤腰肾。所谓“寒从脚下起”，是指寒气从足心（涌泉穴）入进，导致腰肾受寒，所以暖腰暖脚是护肾要法。

4、怕过咸:
食盐过量，不仅是伤及心脏，易导致心脏病、高血压等，更伤害肾脏。肾病患者，更要严格控制食盐量，即使是健康的人，每天以六克为佳。夏季出汗多，体力劳动者略有增加，但不宜过多。

5、怕惊恐:
中医认为，“七情过度”，伤及五脏，其中一伤即“恐（惊）伤肾”，避恐、避惊是护肾的重法。

6、怕撞击:
肾藏于腰间，位于命门两侧，左右各一；肾脏经不起撞击，即使是有功夫的拳师，无不提防从身后来的袭击，以免腰肾受到致命伤害。

重要提醒:

肾为五脏之重，它担负着“总管家”的角色。历史经验告诉我们，肾脏一旦出了问题，就难以收拾！

肾脏是在不知不觉中受到侵害的，病情往往是在缓慢发展中恶化的（急性例外），待发现肾脏有病（包括各种肾炎）已为时过晚了，这时的肾小球损失至少过半。肾脏的功能主要是靠肾小球来体现。当大量的肾小球受到损坏，肾脏就‘尽责无能’，这时要想复活或增加‘肾小球’，是极为困难，尤其是老年患者。

患有肾病，即使通过各种有效的治疗和保养，也只能起到控制作用，让它不发展、不恶化就很理想了。换言之，肾病治疗，想要恢复到原来的肾功能，是没有可能的。（至少目前各大医院治肾病的情况即为如此）。

如果肾病经常复发，将导致肾萎缩、肾衰竭（尿毒症）。患者只能靠“透析”来排毒，靠“换肾”来救命，这两种途径是没有办法的办法。在目前中国“换肾”成功率较低，就是在国外也不理想。据说美国试行一种新技术治肾，这种“高科技”的治疗效果即使有所成效，其费用也不是普通人能承受的。所以在此奉劝诸位年老体弱者要小心保肾，青壮年人（包括所有的健康者）要当心护肾。“保护肾脏”对每个人来讲，都是同样重要的，千万不可大意。

三、如何保肾

1、藏精保肾:

肾靠精养，肾为精母，养生家认为：精宜常蓄，不宜常泄，节制房事，藏精蓄精是保肾的重要途径。古人经验证明：增精益寿，耗精影寿，尽精短寿，充分说明了藏精、养精的重要性。

精满自泄，适度泄精（正常的性生活）有益健康，这儿的“适度”标准是什么？因人体的健康水平、年龄、生活条件、工作环境不一，不宜统一标准（周期及频率）。唯一的衡量标准，就是行房后，看第二天的精神状态，以感觉良好，不疲倦、不影响工作为“适”。在当前青壮年中肾虚肾亏者占多，应以节欲保身为要，老年人应重情不重欲，以保肾为重。

2、防累护肾:

劳累过度，会耗精伤肾。人体如同机器，只顾使用，不注意维修和保养，加上超强度、超负荷的运行，将会缩短使用期。人体一旦感到疲劳（累是身体发出的防护信号），就应注意休息和调正，有劳有逸，劳逸结合是护肾的重要措施。

3、运动健肾:

中医认为，活腰壮肾。适度的运动是健身壮肾的重要手段。在运动中，重视躬身（宜通肾经）、转腰（能补肾）、旋裸（通经络）等练习，有利于壮腰补肾。在我国古代健身术中，如易筋经中的“打躬势”、“掉尾势”，八段锦中的“躬身固肾腰”，五禽戏中“鹿戏”转腰向后看的动作，都是为了壮腰强肾而编制的。中国的太极拳运动，其中重要的一条，即“一动先腰动”，是以腰带动肢体的旋动，两腿的虚实变换，也是通过腰来转换重心进行的。则起到按摩、补肾的效果。

运动健肾，并非一日之功，一则需要持之以恒，贵在坚持，二则动勿过极，重在适度。

4、好习惯助肾：（提倡和坚持良好的生活习惯）

（1）、睡前热水泡脚：泡20分钟左右，水温：50度左右，以身暖、或微微出汗即可。既去寒、排毒，又保暖、助眠。手脚同泡，加上按摩，效果更佳。

（2）、双拳揉腰肾：常揉腰肾，能暖腰护精、消除疲劳、提振精神。

（3）、手心搓脚心：（劳宫搓涌泉）能助“心肾相交，水火相济”。

（4）、大小便咬牙不讲话，少泄肾气。

（5）、不渴也要饮水：肾脏是水脏，人体内的消化、吸收、排泄、循环---都离不了水。因此，适度饮水，保持体内水液“进出”平衡，至关重要。

喝水——早上起床喝“补缺”水，上午喝“储备、消耗”水，下午喝“灌溉、现用”水，晚上喝“补充”水，睡前喝“安全”水。每天要应时、因人、小口、饮水（热开水或天然水），总饮水量应在1200—1500毫升为宜。

（6）、按时睡觉：“睡眠”是生命活动规律中的一个重要环节，良好的睡眠（尤其是深眠），对消除疲劳、恢复体力、自愈疾病等方面，均会获得最佳效果。晚上最迟十一点前也得上床，不要错过肾脏排毒的最好时间，（老人养成的午睡习惯，不要轻易改变）。

5、饮食补肾：

常食韭菜、洋葱、动物肝肾、鱼虾、藻酸（排体内多余盐分）能壮阳补肾。海带、虾皮、紫菜、木耳、豆制品能使人体达到补钙（防腰酸）、补铁（防疲劳）的作用，黑色食物也补肾：黑木耳、黑糯米、黑大米、黑芝麻、黑玉米、黑豆、香菇、海带、墨鱼等。

6、情志养肾：

养生家认为，养肾需养性，养性的核心是畅怀、戒怒、莫愁。要求人们在日常生活中，遇事不急、不慌、不怒，乐观积极、心平气和。心平气才和，气和身才安，身安能养肾。一个人要以‘正’为荣，助人为乐，大公无私，光明磊落，不做亏心事，不发不义财，清清白白做人。“心善行正、无恐无惊”是养肾的好心态。

最后祝君：养精保肾有方，健康长寿有望！

1996年10月

附录：五行“相生、相克、相乘、相侮”图

在通常情况下，五行存有相生、相克关系:
相生——火生土，土生金，金生水，水生木，木生火。
相克——火克金，金克木，木克土，土克水，水克火。

（图A）

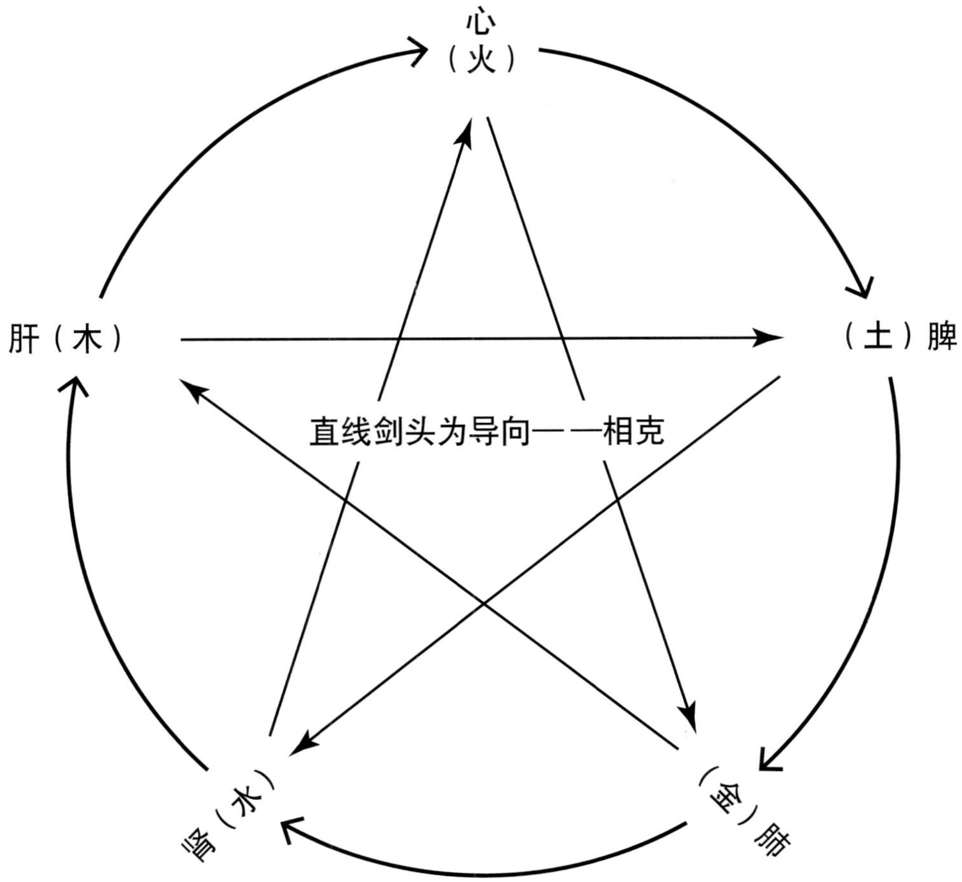

园弧剑头为导向——相生

在疾病演变上，存在“一脏有病或多脏有病”，“本脏有病传它脏，它脏有病传本脏”，“母病传子，子病及母”等相乘、相侮的关系。

相乘——水乘火（肾病传心），火乘金（心病传肺），金乘木（肺病传肝），木乘土（肝病传脾），土乘水（脾病传肾）。

相侮——水侮土（肾病传脾），土侮木（脾病传肝），木侮金（肝病传肺），金侮火（肺病传心），火侮水（心病传肾）。

园弧线剑头顺时针为——母病传子
园弧线剑头逆时针为——子病及母
虚线剑头示为——相乘
实线剑头示为——相侮

（图B）

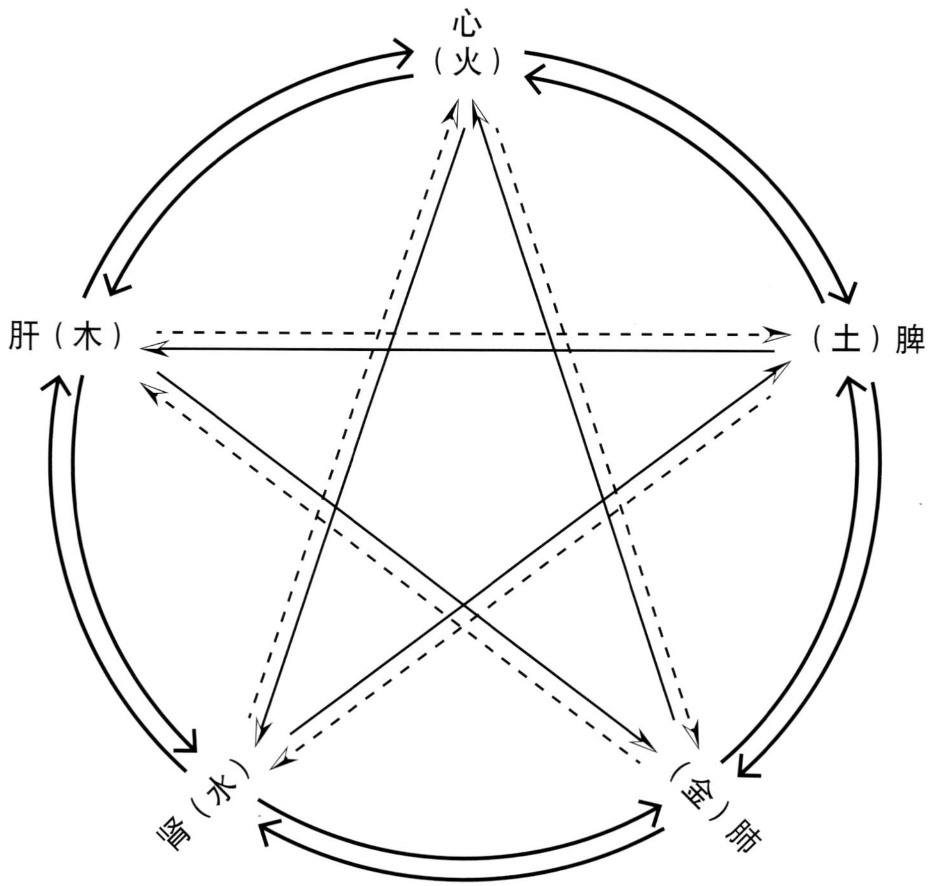

看图解读:

以肾为例:

1、何为相乘、相侮:

在正常情况下，肾可以克心（水克火）。现在肾有病，既不能克心，反而把病传给心，这称为“乘”（水乘火）。反之，心病又传给肾，肾受欺负，这称为“侮”（火侮水）。

2、肾病传它脏:

肾传肝（母病传子），肾传肺（子病及母），肾传脾（水侮土），肾传心（水乘火）。它脏之间有病互传，也能在图中找到同样的解释。如果肝脾同病，就会出现“木郁土虚”的情况。总之，在疾病变化中，不管怎么变，都可以解释得通。中医根据以上理论，在疾病治疗中，因人、因病、因时进行辨证施治，可以先治标、后治本，也可以标本同治，或重在治本等应用于临床。

Die Nieren schonen

Das ist das Wichtigste für unsere Gesundheit und ein langes Leben

Ein altes chinesisches Sprichwort sagt: Ein Mensch hat drei Schätze – „Jing" (Lebensessenz), „Qi" (Energie) und „Shen" (Geist). Diese drei Schätze sind die wichtigsten Elemente im Leben.

Jing: Die Lebensessenz „Jing" ist die Basisquelle des Lebens. Es ist der feine und seltsame Extrakt, der sowohl aus der angeborenen (von unseren Eltern mit in die Wiege gelegten) als auch aus der gewonnenen Essenz besteht (umgewandelt aus dem, was wir essen und trinken). Wenn die Essenz aus diesen beiden Quellen ausreichend ist, dann haben wir starke Lebenskraft. So können wir uns an die Änderungen der Außenwelt gut anpassen und werden nicht so leicht erkranken.

Qi: Unter „Qi" versteht man alle im menschlichen Körper existierenden Energien, zum Beispiel: YuanQi („ursprüngliche Energie", die schon vorgeburtlich ihre Wirkung entfaltet), YangQi („positive Energie", die der Mensch durch seine Atmung und durch die Nahrung aufnimmt), JingQi (Energie, die durch die Meridiane fließt) sowie Energien aus Wasser und Getreide, aus den Organen und Meridianen und so weiter. Sie alle sind positiv nutzbare Energien und werden als ZhengQi („Normales" oder „Rechtes" Qi) bezeichnet.

In dem „Kanon der Inneren Medizin" (NeiJing)[5] aus der Zeit des Gelben Kaisers (HuangDi)[6] wird es so beschrieben: Existieren im Inneren positive Energien, gibt es keine Invasion des Negativen. Die positiven Energien in einem gesunden Menschen drücken die negativen Energien nieder und der Mensch wird dann nicht krank.

Shen: In der Traditionellen Chinesischen Medizin versteht man unter „Shen" den menschlichen Geist und die Haltung. Hat ein Mensch viel ZongQi (Qi der Mitte, wird in der Brust gespeichert – Qi-Sammlung), ist er munter und energiegeladen, die Augen funkeln, und er hat volle Vitalität. Dann hat er alle Anzeichen eines guten Shen. Es gründet sich auf genügend Qi und Jing.

Diese drei Schätze sind nicht nur die materiellen Grundlagen des menschlichen Körpers, sie sind auch die Quelle und der Ursprung der Gesundheit. Jing ist die Wasser-Essenz in den Nieren; Qi ist die zentrale Energie im Herzen und in den Nieren; Shen ist der belebende Geist im Herzen.

Die Drei hängen eng zusammen: Jing kann Qi schmelzen und Shen zum Wachstum bringen. Deshalb ist Jing die Grundlage der Entstehung des Qi und Shen. Die Essenz Jing ist ein Produkt der Nieren. Die Nieren sind das Haus des Jing. Um Jing zu schützen, müssen die Nieren geschützt werden. Die Niere ist das angeborene Kapital. Sie ist die Wurzel der drei Schätze.

---

[5] Das NeiJing 内经 „Kanon der Inneren Medizin" ist ein medizinisches Fachwerk, das bis heute grundlegend und richtungweisend für die Ausbildung innerhalb der Traditionellen Chinesischen Medizin ist. Das NeiJing ist eine Sammlung von 81 Abhandlungen, die aus zwei Teilen besteht. Der erste Teil ist zur Zeit des mythischen Gelben Kaisers erschienen.

[6] HuangDi 黄帝 (2696 - 2598 v. Chr.) ist der mythische Kaiser am Anfang der chinesischen Kultur.

I. Die charakteristischen Aufgaben und Funktionen der Nieren

Die Traditionelle Chinesische Medizin ist der Auffassung, dass die Niere den Knochen stärkt, die Essenz (Jing) speichert und Knochenmark produziert. Die Niere regiert das Wasser und hat die Eigenschaft des Yin. Die Niere verwaltet und steuert die Funktionen von fünf Körperflüssigkeiten[7], ist verantwortlich für Stuhlgang und Wasserlassen. Die Nieren öffnen die Ohren. (Das Hörorgan des menschlichen Körpers und seine Funktionen hängen an der Unterstützung der Nierenessenz. Deshalb ist das Ohr der Niere zugeordnet.) Die Niere ist der Ausgangspunkt des menschlichen Wachstums, der Entwicklung und der Fortpflanzung. Sie ist die Wurzel der Lebenskraft. Jemand mit gesunden Nieren steht automatisch auf kräftigen Beinen, hat eine gerade Taille, die Gelenke wie Hüfte und Knie funktionieren einwandfrei, er hat üppigen und glänzenden Haarwuchs, stabile und feste Zähne, eine klare Stimme und so weiter.

Die Nieren gehören zu den fünf inneren Organen (Zang-Organe[8]). Diese fünf inneren Organe und die sechs Hohlorgane (Fu-Organe[9]) sind den fünf Grundelementen[10] zugeordnet. Die fünf funktionierenden inneren Organe sind die Basis für die Gesundheit. Jedes der fünf inneren Organe hat seine eigene Funktionalität und Aktivität. Gleichzeitig sind sie auch auf gegenseitige Abstimmung und Zusammenarbeit angewiesen. Sie beeinflussen sich gegenseitig. Sie bedingen und ernähren einander und gehen auseinander hervor.
Sheng-Zyklus – gebären (XiangSheng): Ein Organ gebärt ein anderes Organ. Sie stehen in Beziehung zueinander wie die Mutter zum Kind.
Ke-Zyklus – kontrollieren (XiangKe): Ein Organ entwickelt sich unter der Kontrolle und der Begrenzung des Wachstums durch seinen Vorgänger.
Chen-Zyklus – übertragen (XiangChen): Die Schädigung eines Organs durch das andere Organ, übertriebene Form von Ke.
Wu-Zyklus – drangsalieren (XiangWu): Die umkehrende Kontrolle und Schädigung des Vorgängers durch die Schwächung seines Elements.
Die Zyklen „Chen" und „Wu" stellen einen abnormen Zustand durch die Beeinflußung der Außenwelt dar, wenn der normale Zustand der Sheng- und Ke-Beziehung der „Fünf Wandlungsphasen" gestört wird, zum Beispiel durch Krankheit (siehe auch Anhang auf Seite 51).

Durch die Schwäche und die mangelnde Funktion der Niere werden auch die Funktionen von Herz, Lunge, Leber und Milz beeinträchtigt. Damit verbunden sind die häufig vorkommenden Krankheitsanzeichen der alten Leute wie Husten, Asthma, Schwindel, Sehstörung, Herzrasen, Appetitlosigkeit, Verstopfung oder weicher Stuhl, Harninkontinenz oder Probleme beim Wasserlassen.

---

[7] Diese sind Schweiß, Tränen, Schleim, Speichel und Urin.

[8] Die fünf Zang-Organe sind Leber, Herz, Milz, Lunge und Niere.

[9] Die sechs Fu-Organe sind Galle, Dünndarm, Magen, Dickdarm, Harnblase und Dreifacher Erwärmer.

[10] Die fünf Grundelemente sind Holz, Feuer, Erde, Metall und Wasser. Die Zuordnung ist wie folgt: Holz: Leber – Galle; Feuer: Herz – Dünndarm; Erde: Milz – Magen; Metall: Lunge – Dickdarm; Wasser: Niere – Harnblase.

Wenn die Nieren erkrankt sind, werden die anderen Organe mit beeinträchtigt. Eine gesunde Niere hat die Funktion des Feldherrn im Körper und kann die Funktionen anderer Organe regulieren.

Die Hauptaufgaben der Niere in allen Altersstufen (in chronologischer Reihenfolge):
In der Phase des Fetus[11]: Er wird hauptsächlich von der Essenz der Eltern versorgt. Der Embryo wächst durch das angeborene Qi der Eltern. Wenn die Eltern gesund sind, hat das Kind oft eine gute angeborene Grundlage. In der Phase der Kindheit: Die Niere ist zuständig für Wachstum und Entwicklung. In den Phasen der Adoleszenz[12]: Die Niere ist zuständig für Fortpflanzung und Fruchtbarkeit. In der Phase des Alters: Die Niere ist zuständig für Gesundheit und ein langes Leben.
Die Energie der Niere (ShenQi) nimmt im Alter allmählich ab. Normalerweise tritt eine Abschwächung des ShenQi in der Lebensphase ab circa 35 Jahren ein.
In der Traditionellen Chinesischen Medizin sieht man die Niere als das Zentrum der Gesundheit: Ein starkes Qi führt zu Gesundheit, mangelndes Qi führt zu Schwäche. Unordnung und Durcheinander von Qi führen zu Krankheit, geht das Qi aus, führt dies zum Lebensende. Abgesehen von unabsehbaren Krankheiten und Unfällen hängen also Gesundheit und Lebenserwartung mit der Geschwindigkeit der Abschwächung des ShenQi zusammen.

Durchgezogene Linie: Normaler Verlauf der Abschwächung des ShenQi
Gestrichelte Linie: Rasche Abschwächung des ShenQi

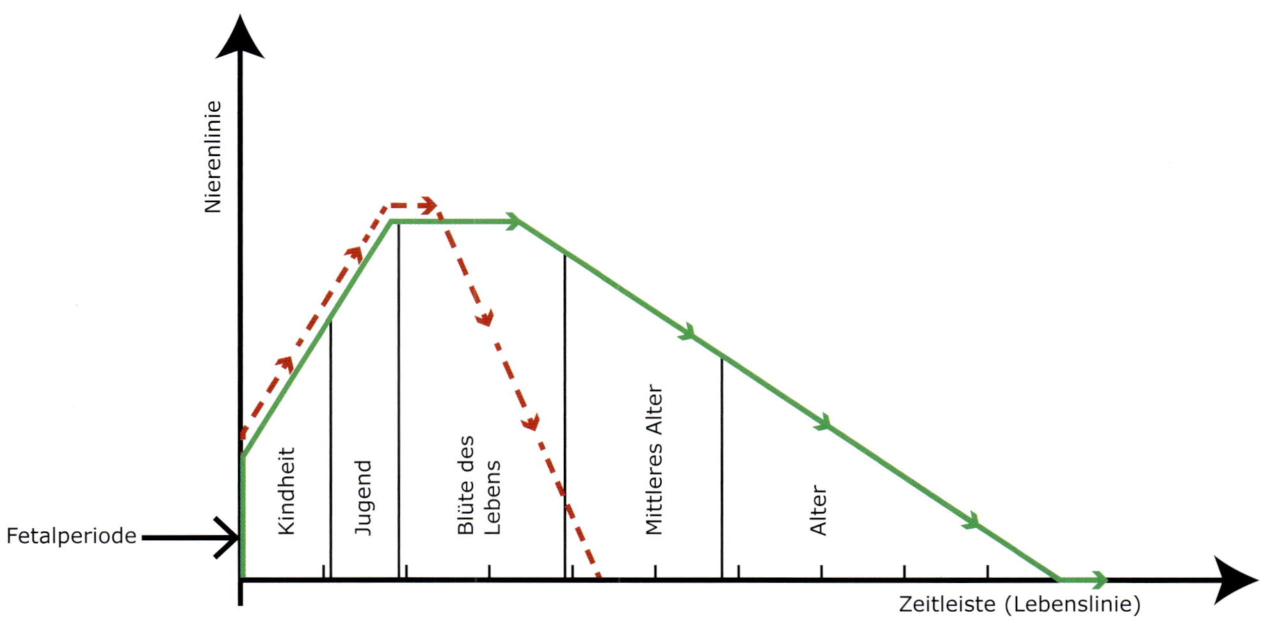

[11] Als Fetus wird die Leibesfrucht in der Gebärmutter ab dem Beginn des dritten Schwangerschaftsmonats bis zur Geburt bezeichnet. Im vorangehenden Zeitraum nennt man die Leibesfrucht Embryo. Als Fetalperiode wird der Zeitraum der Schwangerschaft bezeichnet, der den Fetus betrifft.

[12] Adoleszenz bezeichnet die Entwicklung des Menschen im Zeitraum von der späten Kindheit über die Pubertät bis hin zum vollen Erwachsensein.

II. Die Niere ist nicht nur ein wichtiges Organ, sondern auch ein anmutiges und empfindliches Organ. Sechs Punkte, auf die man achten muss:

1. Verlust und Defizit:
Schwache Nieren und Defizite an den Nieren sind Reaktionen auf eine Verletzung der Nieren. Übermäßige sexuelle Aktivitäten über längere Zeit führen zum Verlust der Lebensessenz und zur Schädigung der Nieren. Die Krankheiten kommen dann von alleine.

2. Arbeitsüberlastung und Strapazen:
Übertreibt man es mit der Arbeit und dem Sport, werden die Nieren dadurch geschädigt. Es gibt ein Sprichwort aus dem „Kanon der Inneren Medizin" (NeiJing): Krankheiten stammen von übermäßigem Verbrauch. Schaden kommt von allem Extremen – das lehrt der gesunde Menschenverstand.

3. Kälte:
Die Nieren lieben die Wärme und fürchten die Kälte. Kälte und Frost schädigen zuerst Lenden und Nieren. Viele ältere Menschen haben zum Beispiel Beschwerden am Rücken bei kaltem Wetter. Es gibt ein chinesisches Sprichwort, das heißt: „Die Kälte fängt von unten an". Das bedeutet, dass die Kälte in den Körper durch die Mitte der Fußsohlen eindringt, am YongQuan[13] Punkt des Nierenmeridians. Über die unteren Gliedmaßen entlang des Nierenmeridians gelangt die Kälte zu den Nieren. Um die Nieren zu schützen, muss man unbedingt Lenden und Füße warm halten.

4. Übermäßiger Salzkonsum:
Zu viel Salz schädigt nicht nur das Herz (Herzerkrankungen, Bluthochdruck und so weiter), sondern auch die Nieren. Wenn man an den Nieren erkrankt ist, muss man besonders auf die Salzmenge achten, die man verbraucht. Ein gesunder Mensch sollte nicht mehr als sechs Gramm Salz täglich zu sich nehmen. Eine Ausnahme besteht im Sommer. Wenn bei körperlicher Arbeit viel geschwitzt wird, darf man die Salzmenge leicht erhöhen.

5. Angst und Panik:
Die Sieben Emotionen[14] im Übermaß werden in der Traditionellen Chinesischen Medizin als Ursachen für Verletzungen an den fünf inneren Organen gesehen. Lang anhaltende Angst und Schrecken schädigen die Nieren. Um die Nieren zu schützen, muss man die Gefühle von Angst, Panik und Schrecken vermeiden und sich davon befreien.

[13] Der Punkt YongQuan liegt auf dem Nierenmeridian und befindet sich im vorderen Drittel der Fußsohle.

[14] Die Sieben Emotionen sind Ärger, Freude, Schwermut, Traurigkeit, Kummer, Angst und Furcht.

6. Stöße:
Neben dem Akupunkturpunkt MingMen[15] liegen links und rechts die Nieren. Stöße und Schläge schädigen die Nieren. In der Kampfkunst sind somit immer Angriffe von hinten zu vermeiden, damit man nicht durch einen Schlag an Lenden und Nieren schwer oder tödlich verletzt wird.

Die Niere ist das Wichtigste der fünf inneren Organe. Sie hat die Rolle des „Hauptverwalters". Die Erfahrung lehrt uns, dass der Körper sehr gefährdet ist, wenn Beschwerden an den Nieren auftreten (einschließlich akute und chronische Nierenentzündung). Außer bei akuten Fällen kommen die meisten Nierenerkrankungen schleichend. Wenn Nierenerkrankungen eintreten, werden Nierenkörperchen vernichtet. Die Nierenfunktionen sind unmittelbar abhängig von der Funktion der Nierenkörperchen. Diese können nicht erneuert oder regeneriert werden. Wenn die Anzahl der Nierenkörperchen abnimmt, wird die Belastung für die restlichen Nierenkörperchen zu hoch. Durch eine Vielzahl von wirksamen Behandlungen werden zwar die Krankheitssymptome für die Nierenpatienten kontrolliert und gemildert, aber die Patienten werden nicht wirklich geheilt. Schlimmstenfalls muss man durch Dialyse und Nierentransplantation das Leben erhalten. Daher ist es besonders wichtig – nicht nur für ältere Menschen, sondern auch für jüngere und gesunde Menschen – die Nieren gut zu schützen und diese pfleglich zu behandeln.

[15] Der Punkt MingMen liegt im Bereich des unteren Rückens auf dem Lenkergefäß, zwischen dem zweiten und dritten Lendenwirbel. Die chinesische Bezeichnung für diesen Meridian ist DuMai.

III. Wie werden die Nieren optimal geschützt?

1. Essenz (Jing) speichern, um die Nieren zu schützen:
Die Nieren werden von der Essenz gepflegt. Die Niere ist die Mutter der Essenz. Nach der Gesundheitspflege der Traditionellen Chinesischen Medizin soll die Essenz oft gespeichert werden und deren Verlust verhindert werden. Deshalb ist eine mäßige sexuelle Aktivität (um die Essenz zu speichern und zu sammeln) für die Nierenpflege ein wichtiger Aspekt. Nach dem Gesichtspunkt der Alten Chinesischen Medizin: Vermehrte Essenz begünstigt ein langes Leben, der Verbrauch von Essenz beeinträchtigt die Lebensdauer, das Ausschöpfen der Essenz verkürzt das Leben. Zuviel Essenz entleert sich von alleine. Eine mäßige Entleerung der Essenz (normales Sexualleben) ist nützlich für die Gesundheit. Die Kriterien für diese „Mäßigkeit" werden je nach Gesundheitszustand, Alter, Lebensbedingungen und Arbeitsumgebung unterschiedlich sein. Wie oft und wieviele Sexualaktivitäten angemessen sind, das muss nach der körperlichen Kondition am nächsten Tag beurteilt werden. Fühle ich mich noch wohl? Bin ich am nächsten Tag zu müde? Kann ich nach dem Sex noch ganz normal arbeiten? Viele Menschen im besten Lebensalter haben schon eine Nierenabschwächung. Für sie ist Enthaltsamkeit sehr wichtig. Die älteren Menschen sollen mehr auf die emotionale als auf die körperliche Nähe achten.

2. Müdigkeit und Überanstrengung vermeiden, um die Nieren zu schützen:
Übertreibt man es mit der Arbeit und den körperlichen Aktivitäten, wird Essenz aufgebraucht und man schadet somit den Nieren. Ein menschlicher Körper funktioniert ähnlich wie eine Maschine – wenn die Maschine immer in Betrieb ist, ohne Pflege und Wartung, wird die Maschine überlastet und das führt zur Verkürzung der Nutzungsdauer. Sobald man sich müde fühlt (Müdigkeit ist ein Schutzsignal des Körpers), soll man sich ausruhen und Ausgleich finden (Arbeit muss mit Muße belohnt werden). Die Kombination von Arbeit und Erholung ist eine wichtige Maßnahme zur Pflege der Nieren.

3. Sport kräftigt die Nieren:
Nach der Traditionellen Chinesischen Medizin stärkt moderate und mäßige Bewegung die Nieren. Vor allem Bewegungen wie das Beugen des Oberkörpers (öffnet die Nieren-Leitbahn), die Drehung an der Taille (verbessert die Nierenfunktionen) und am Fußgelenk (lässt das Qi in die Leitbahnen fließen) kräftigen die Nieren. Besonders in den alten QiGong-Formen findet man viele Übungen zur Stärkung der Nieren. So gibt es zum Beispiel im YiJinJing (Muskel-Sehnen-Transformation) eine Übung mit Beugen und Drehen des Oberkörpers nach hinten, im BaDuanJin[16] (Acht Brokate) eine Übung, in der der Oberkörper bei gestreckten Beinen möglichst weit nach vorne gebeugt wird und beim WuQinXi (Spiel der fünf Tiere) die Übungen des Hirsches, die alle zur Stärkung der Niere entwickelt wurden.

---

[16] BaDuanJin gehört zu den ältesten QiGong Formen Chinas. Professor Ding hat 1996 die „Neuen Acht Brokate" konzipiert. Zu dieser Form ist 2015 ein Übungsbuch in drei Sprachen (Chinesisch, Deutsch, Englisch) unter dem Titel „Liebe die Gesundheit – Schätze das Leben" erschienen. (LILIOM Verlag Waging am See – ISBN 978-3-934785-75-5)

Ebenso stärken die Übungen des TaiJi die Funktionen der Nieren. Wichtig dabei ist allerdings, dass man darauf achtet, dass die Taille immer zuerst bewegt werden soll. Die Drehungen der Körpergliedmaßen sollen von der Taille aus vollzogen werden. Der Wechsel von vollen und leeren Schritten wird durch die Verlagerung des Schwerpunktes in der Taille vorgenommen. Die Bewegungen massieren die Nieren und verbessern somit die Nierenfunktionen.
Mit Sport die Nieren zu stärken, ist keine Aufgabe von einem Tag. Man muss erstens Durchhaltevermögen haben und zweitens darf man den Körper nicht zu extrem beanspruchen. Wichtig ist die Mäßigkeit.

4. Die guten Lebensgewohnheiten fördern und darauf beharren:
4.1. Vor dem Schlafengehen mit warmem Wasser ein Fußbad machen: circa 20 Minuten, Wassertemperatur 50°C, man soll dabei leicht schwitzen. Es ist gut gegen die Kälte, es entgiftet, hält die Wärme und fördert einen guten Schlaf. Man kann auch die Füße und die Hände zusammen baden, indem die Füße mit den Händen massiert werden. So werden die Leitbahnen aktiviert und gelockert. Der Effekt kann dadurch optimiert werden. (Die Wassertemperatur von 50°C entspricht chinesischen Gepflogenheiten. Empfindet man diese Temperatur als zu heiß, passt man sie den eigenen Bedürfnissen an.)
4.2. Mit beiden Händen eine lockere Faust machen und den Lendenbereich und die Nieren massieren. So können die Taille gewärmt und die Essenz geschützt, die Müdigkeit beseitigt und die Lebensgeister gesteigert werden.
4.3. Mit den Handflächen an den Fußsohlen reiben (LaoGong reibt YongQuan[17]). Das fördert die gegenseitige Harmonisierung und die Verbundenheit von Herz und Nieren (Feuer und Wasser).
4.4. Nicht sprechen beim Stuhlgang und Wasserlassen, so wird weniger Nierenessenz herausgelassen.
4.5. Trinken ohne durstig zu sein: Die Nieren sind ein Wasserorgan sowie ein Organ zur Entgiftung. Das Wasser erfüllt viele Funktionen im menschlichen Körper: Verdauung, Absorption, Ausscheidung, Kreislauf, Stoffwechsel und so weiter.
Deshalb ist es sehr wichtig, bewußt immer wieder Wasser zu trinken, um das Aufnehmen und Ausscheiden der Flüssigkeit im Gleichgewicht zu halten. Gleich nach dem Aufstehen Wasser trinken, um den Flüssigkeitsverlust der Nacht auszugleichen. Vormittags Wasser trinken, um das Wasser zu speichern und zu verbrauchen, nachmittags Wasser trinken, um zu bewässern und aufzubrauchen. Am Abend Wasser trinken, um den Wasserhaushalt zu ergänzen und vor dem Schlafengehen Wasser trinken, um einen Vorrat zu haben. Je nach Zeit und Person soll man immer wieder einen kleinen Schluck natürliches Wasser, warm oder kalt, trinken. Die gesamte Wasserzufuhr sollte zwischen 1,2 bis 1,5 Litern liegen.

[17] LaoGong und YongQuan sind Akupunkturpunkte. Der Punkt LaoGong befindet sich in der Mitte der Handfläche, der Punkt YongQuan befindet sich im vorderen Drittel der Fußsohle.

4.6. Rechtzeitig ins Bett gehen: Genügend Schlaf ist unverzichtbar für die Entwicklung und die Gesundheit. Das Immunsystem wird gestärkt, der Stoffwechsel wird im Schlaf reguliert. Man erholt sich geistig und körperlich im Tiefschlaf am besten. Die beste Entgiftungszeit für die Nieren ist vor 23 Uhr. Deshalb sollte man vor dieser Zeit ins Bett gehen. Für ältere Menschen ist es besonders wichtig, jeden Tag einen Mittagsschlaf zu machen – er sollte eine Gewohnheit sein.

5. Die Nieren pflegen durch Lebensmittel:
Lauch, Schnittknoblauch, Zwiebeln, Innereien, Fisch, Meeresfrüchte, Algen, Seetang entziehen dem Körper übermäßiges Salz – diese Lebensmittel können YangQi stärken und die Nieren pflegen. Getrockneter Seetang, Seegras, Nori, Krabben, chinesische Morcheln und Soja-Produkte können den Kalziumgehalt im Körper ergänzen und helfen gegen Rückenschmerzen.
Außerdem haben viele Lebensmittel mit schwarzer Farbe gute Wirkungen auf die Funktionen der Nieren: Chinesische Morcheln, schwarzer Klebreis, schwarzer Reis, schwarzer Sesam, schwarzer Mais, schwarze Bohnen, Schiitake, Seetang und Tintenfisch.

6. Positive Emotionen und positives Denken pflegen die Nieren:
Schlechte Emotionen und negative Gedanken verursachen nach der Traditionellen Chinesischen Medizin unkontrollierbare Abweichungen beim Qi- und beim Blutfluss sowie Blockaden in den Leitbahnen.
Um seine Nieren zu pflegen muss man seinen Charakter pflegen. Man soll ein ausgeglichenes und zufriedenes Leben führen, nicht wütend werden und sich nicht sorgen. Im Alltag keine Eile und Panik haben, sich nicht ärgern, sondern optimistisch bleiben. Wichtig ist auch eine ausgewogene Mischung aus Ruhe und Aktivität, um emotionale Stabilität zu erreichen. Innere Ruhe und innerer Frieden führen zur inneren Sicherheit. Innere Sicherheit und Ausgeglichenheit führen zur Sicherheit der Nieren. Ein Mensch sollte ehrlich, aufrichtig und hilfsbereit sein. Er sollte selbstlos, gerecht, uneigennützig, offen und unverhohlen sein. Ein zufriedenes, gütiges und angstfreies Leben ist das Beste für die Nieren.

Professor Ding HongYu   NanJing, Oktober 1996

Diese Abhandlung von Professor Ding wurde für diese Veröffentlichung von ihm neu überarbeitet.

Anhang

Das Modell der „Fünf Wandlungsphasen" ermöglicht die Beschreibung der Wechselwirkungen zwischen den einzelnen Organen. Das bedeutet, dass die Beziehungen zwischen den Fünf Elementen und den fünf inneren Organen der Beziehung zwischen Mutter und Kind gleichgesetzt werden können.

Bei normalem und gesundem Zustand

XiangSheng (sich gegenseitig erzeugen)

Das Holz lässt das Feuer brennen. Das Holz nährt das Feuer und wird zur Asche. Die Asche (Feuer) wiederum reichert die Erde mit Nährstoffen an. Die Asche wird dann zu Erde. Die Erde enthält Erze, diese bringen das Metall hervor. Diese Spurenelemente (Metall) beleben das Wasser. Wasser nährt wiederum Bäume und Pflanzen, so kann das Holz wachsen.

XiangKe (sich gegenseitig kontrollieren)

Das Holz kontrolliert die Erde. Die Wurzeln der Bäume und anderer Pflanzen entziehen der Erde Nährstoffe und geben ihr Halt. Die Erde wiederum kontrolliert das Wasser, sie dämmt das Wasser ein. Das Wasser kontrolliert das Feuer, es löscht und grenzt das Feuer ein. Das Feuer kontrolliert das Metall, es schmilzt das Metall. Das Metall kontrolliert das Holz, es spaltet und schneidet das Holz.

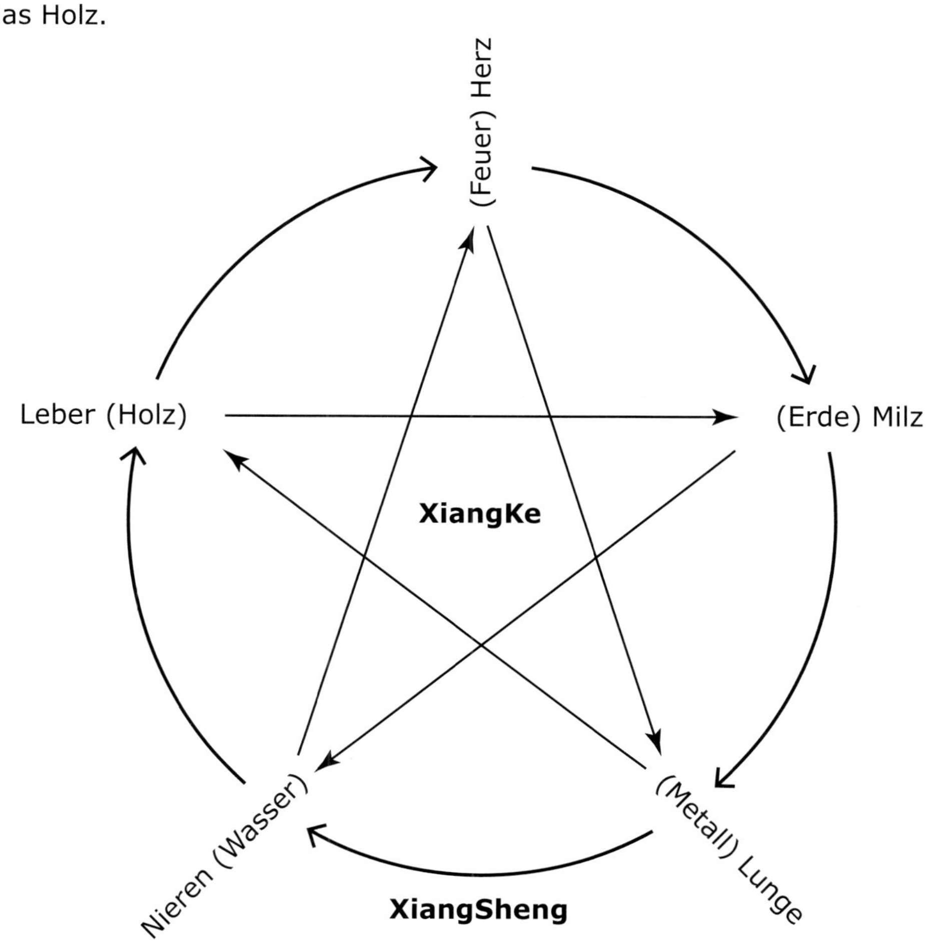

Bei Krankheit mit gegenseitiger Infizierung

(Krankheitsübertragung)

XiangChen (weiterleiten, sich gegenseitg übertragen, sich gegenseitig schädigen)
Das Wasser schädigt das Feuer – die Krankheit der Niere überträgt sich aufs Herz. Das Feuer schädigt das Metall – die Krankheit des Herzens überträgt sich auf die Lunge. Das Metall schädigt das Holz – die Krankheit der Lunge überträgt sich auf die Leber. Das Holz schädigt die Erde – die Krankheit der Leber überträgt sich auf die Milz. Die Erde schädigt das Wasser – die Krankheit der Milz überträgt sich auf die Niere. (Gestrichelte Linie: XiangChen)

XiangWu (umkehrte Schädigung und Kontrolle)
Das Wasser kontrolliert die Erde – die Krankheit der Niere überträgt sich auf die Milz. Die Erde kontrolliert das Holz – die Krankheit der Milz überträgt sich auf die Leber. Das Holz kontrolliert das Metall – die Krankheit der Leber überträgt sich auf die Lunge. Das Metall kontrolliert das Feuer – die Krankheit der Lunge überträgt sich auf das Herz. Das Feuer kontrolliert das Wasser – die Krankheit des Herzens überträgt sich auf die Niere. (Durchgezogene Linie: XiangWu)

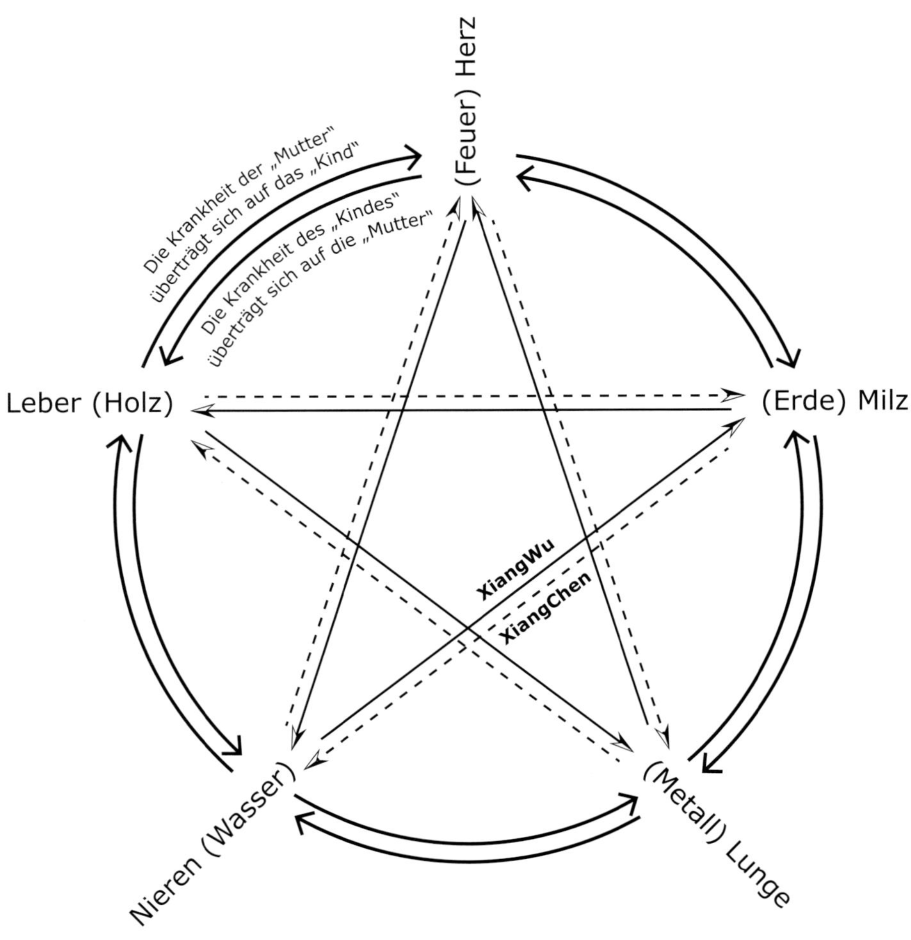

Erläuterungen am Beispiel der Nieren:

Bei einem normalen und gesunden Zustand können die Nieren das Herz kontrollieren – das Wasser kontrolliert das Feuer. Wenn die Nieren erkrankt sind, können die Nieren das Herz nicht mehr kontrollieren. Die Krankheit der Nieren infiziert das Herz. Diesen Vorgang nennt man in der Traditionellen Chinesischen Medizin „Chen" – übertragen (in diesem Fall überträgt das Wasser an das Feuer). Umgekehrt wird die Krankheit vom Herzen durch die Schwächung der Nieren an die Nieren weitergegeben. Diesen Vorgang nennt man in der Traditionellen Chinesischen Medizin „Wu" – drangsalieren (in diesem Fall drangsaliert Feuer das Wasser).

Die Krankheiten der Nieren übertragen sich auf andere Organe:
Die Krankheit der Niere überträgt sich auf die Leber – die Krankheit der „Mutter" überträgt sich somit auf das „Kind". Die Krankheit der Niere überträgt sich auf die Lunge – die Krankheit des „Kindes" überträgt sich somit auf die „Mutter".
Die Krankheit der Niere überträgt sich auf die Milz (XiangWu – Wasser schädigt Erde), die Krankheit der Niere überträgt sich auf das Herz (XiangChen – Wasser schädigt Feuer). Diese gegenseitigen Einflüsse der Krankheiten finden Sie auch in der Darstellung auf der Seite 52.

Wenn die Leber (Holz) und die Milz (Erde) die gleichen Krankheiten haben, dann liegt die Vorstellung von „zu viel Holz mit schwacher Erde" vor. Ein Mangel oder ein Überfluß eines Elementes beeinträchtigt die nachfolgenden Prozesse oder Funktionskreise.
Basierend auf den oben genannten Theorien des Modells der „Fünf Wandlungsphasen", kann die Traditionelle Chinesische Medizin je nach Patient und Krankheit entweder zuerst ein Element, dann das nachfolgende Element oder beide Elemente gleichzeitig behandeln. Wichtig ist, die Gesamtheit und Entstehungsdynamik der Beschwerden zu verstehen und diese zu behandeln.

Protecting the Kidneys

This Is Most Important for Our Health and for a Long Life

An old Chinese proverb says: A human being has three treasures – "Jing" (essence of life), "Qi" (energy) and "Shen" (spirit). These three treasures are the most important elements in life.

Jing: The essence of life "Jing" is the fundamental spring of life. It is the fine and singular extract that does not only consist of inborn essence (handed down by our parents), but also consists of essence which has been acquired (transmitted from what we eat and drink). If the essence from these two springs is sufficient, we have a strong power of life. So we can adjust well to the changes of our environment and are not taken ill easily.

Qi: "Qi" means all the energies existing in the human body, for example: YuanQi "original energy" that unfolds its power before birth, YangQi "positive energy" which you take in by breathing and nourishment, JingQi which is the energy flowing through your meridians as well as the energies from water and cereals, from organs and meridians etc. All these are positively effective energies characterized as ZhengQi ("normal" or "right" Qi).

The "Canon of Internal Medicine" (NeiJing)[5] from the time of the Yellow Emperor (HuangDi)[6] explains this in the following way: If there are positive energies existing in the interior, there is no invasion of anything negative. The positive energies in a healthy human being keep down the negative energies, and thus the person does not fall ill.

Shen: In Traditional Chinese Medicine "Shen" signifies the human spirit and deportment. If a person has a lot of ZongQi (Qi of the Middle which is stored in the chest), he is lively and vigorous, his eyes sparkle and he has complete vitality. Then he has all signs of a good Shen. It is based on sufficient Qi and Jing.

These three treasures are not only the material basis of the human body, but also the fountain and origin of health. Jing is the water essence in the kidneys; Qi is the central energy in the heart and in the kidneys; Shen is the invigorating spirit in the heart.

The three treasures are closely connected: Jing can melt Qi and make Shen grow. This is why Jing is the basis of the formation of Qi and Shen. The essence Jing is a product of the kidneys. The kidneys are the house of Jing. To protect Jing, the kidneys must be protected. The kidneys are the innate capital, they are the root of the three treasures.

---

[5] The NeiJing 内经 "Canon of Internal Medicine" is a medical compendium which is fundamental and leading in the study of Traditional Chinese Medicine up to this very day. NeiJing is a collection of 81 treatises, consisting of two parts. The first part was published at the time of HuangDi, the mythical Yellow Emperor.

[6] HuangDi 黄帝 (2696 - 2598 B. C.) is the mythical emperor at the beginning of Chinese culture.

I. Characteristic Tasks and Functions of the Kidneys

The conception of Traditional Chinese Medicine is that the kidneys invigorate the bones, store the essence (Jing), and produce marrow. The kidneys reign the water and have the quality of Yin. The kidneys administer and steer the functions of five fluids[7] of the body, are responsible for the movement of the bowels and for urinating. The kidneys open the ears. (The organ of hearing and its functions depend on the support of the essence of the kidneys. This is why the kidneys are associated with the ears.) The kidneys are the starting point of human growth, development and reproduction. They are the root of vital energy. A person with sound kidneys automatically stands on robust legs, has a straight waistline, the joints like hips and knees operate faultlessly, the person has an exuberant growth of hair, solid and firm teeth, a clear voice etc.

The kidneys belong to the five inner organs (Zang-Organs[8]). These five inner organs and the six hollow organs (Fu-Organs[9]) are associated with the five basic elements[10]. The five inner organs are the basis of health as long as they are functioning well. Each of the five inner organs has its own functionality and activity. At the same time, they also depend on mutual harmonizing and co-operation. They depend on each other. They cause each other, nourish each other, and result from each other.
Sheng-Cycle – giving birth (XiangSheng): An organ gives birth to another organ. They are related like mother and child.
Ke-Cycle – controlling (XiangKe): An organ develops under the control and limitation of growth by its predecessor.
Chen-Cycle – spreading (XiangChen): One organ is damaged by another organ which is an exaggerated form of Ke.
Wu-Cycle – harassing (XiangWu): An organ exerts subverting control and damage over its predecessor by weakening its element.
The cycles "Chen" and "Wu" represent an anomalous condition caused by the influence of the enviroment, if the normal condition of the Cheng- and Ke-relation of the "Five Phases of Change" is disturbed, for example by illness (see appendix page 63).
Together with the weakness and deficient function of the kidneys, the functions of heart, lungs, liver and spleen are affected as well. Connected to this are the repeatedly occuring signs of illness of the elderly like cough, asthma, dizziness, defect of vision, rapid heart-beat, lack of appetite, constipation or soft faeces, incontinence or problems when urinating.

---

[7] The five fluids of the body are sweat, tears, phlegm, saliva and urine.

[8] The five Zang-Organs are liver, heart, spleen, lungs and kidney.

[9] The six Fu-Organs are colon, small intestine, stomach, bladder, gall bladder and "SanJiao".

[10] The five basic elements are wood, fire, earth, metal and water. The association is as follows: Wood: liver – gall bladder; Fire: heart – small intestine; Earth: spleen – stomach; Metal: lungs – colon; Water: kidneys – bladder.

If the kidneys are ill, the other organs will be impaired as well. Sound kidneys have the function of commander-in-chief of the body and can regulate the functions of other organs.

The main tasks of the kidneys at all age levels (in chronological order):
In the phase of the fetus[11]: It is mainly provided for by the essences of the parents. The embryo grows by way of the inborn Qi of the parents. If the parents are healthy, the child mostly has a good innate foundation. In the phase of childhood: Now the kidneys are responsible for growth and development. In the phase of adolescence[12]: The kidneys are responsible for reproduction and fertility. In the phase of old age: Now they are responsible for health and a long life.
The energy of the kidneys (ShenQi) gradually decreases with age. Normally, weakening of ShenQi sets in at the age of about 35.
In Traditional Chinese Medicine the kidneys are seen as the centre of health: Strong Qi leads to health, deficient Qi leads to weakness; disorder and confusion of Qi lead to illness; if Qi comes to an end, this leads to the end of life. Apart from unforeseeable illnesses and accidents, your health and expectation of life thus depend on the speed of the weakening of ShenQi.

Unbroken line: Normal course of the weakening of ShenQi
Broken line: Rapid weakening of ShenQi

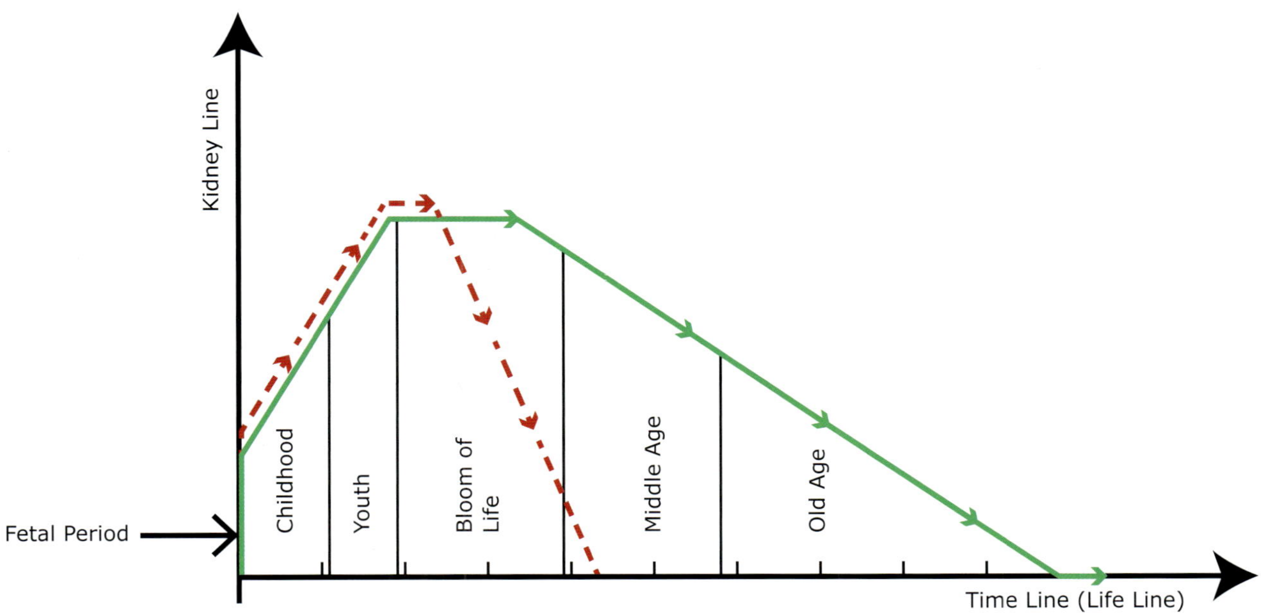

[11] The fetus means the child developing in the uterus from the beginning of the third month of pregnancy until birth. In the predecessing period it is called embryo. As fetal period you denote the span of time during pregnancy which is related to the fetus.

[12] Adolescence signifies the development of the human being in the time span from late childhood via puberty to being fully grown up.

II. The kidneys are not only an important organ, but also a graceful and sensitive organ. You should pay attention to the following six points:

1. Loss and deficit:
Weak kidneys and deficits in your kidneys are reactions to an injury of the kidneys. Excessive sexual activities over a longer span of time lead to the loss of the essence of life and to a damage of the kidneys. Then, illnesses will appear automatically.

2. Overburdening in work and exertion:
If work and sport are exaggerated, your kidneys will be impaired by it. There is a proverb from the "Cannon of Internal Medicine" (NeiJing): Illnesses originate from excessive use. Everything extreme causes damage – which common sense teaches you.

3. Cold:
Your kidneys love warmth and shun cold. Cold and frost damage your loins and kidneys first of all. Many older people for example feel ailments in their backs during cold weather. There is the Chinese proverb which says: "Cold originates from down under". This means that cold enters the body through the middle of the soles of your feet, at YongQuan[13] Point of the meridian of your kidneys. Along the nether limbs, following the meridian of the kidneys, the cold reaches your kidneys. To protect your kidneys, you must keep your loins and feet warm without fail.

4. Excessive use of salt:
Too much salt does not only damage your heart (ailments of the heart, high blood pressure etc.), but also your kidneys. If your kidneys are ill, you must especially watch the amount of salt which you use. A healthy person should not eat more than six grams of salt per day. In summer, there may be an exception: If you sweat a lot during bodily work, you may augment the quantity of salt slightly.

5. Fear and panic:
The seven emotions[14] felt excessively are seen as the causes of injuries of the five inner organs in Traditional Chinese Medicine. Long-lasting fear and fright damage your kidneys. In order to protect your kidneys you must avoid the feelings of fear, panic and fright and free yourself of them.

---

[13] YongQuan Point is situated on the meridian of the kidneys in the front third of the sole of your foot.

[14] The seven emotions are anger, joy, melancholy, sadness, worries, fear and fright.

6. Blows:
The kidneys are situated to the left and right of the acupuncture Point MingMen[15]. Shocks and blows damage your kidneys. In Martial Arts this is why you have to avoid attacks from behind, so that you are not gravely or fatally injured by a blow to your loins and kidneys.

The kidneys are the most important one of the five inner organs. They have the role of "main administrator". Experience teaches us that the body is highly endangered if there are infirmities of your kidneys (acute and chronic inflammation of the kidneys inclusively). Except for acute illnesses of the kidneys, most kidney infirmities appear gradually. When kidney infirmities originate, corpuscules of the kidneys are destroyed. The functions of the kidneys are directly dependent on the function of the kidney corpuscules. The number of kidney corpuscules cannot be renewed or regenerated. If the number of kidney corpuscules decreases, the stress for the remaining corpuscules becomes too much. With the help of a multiplicity of effective treatments, the symptoms of illness of kidney patients are controlled and moderated, but the patients are not really healed. In the worst case you must keep up life by way of dialysis and transplantation of the kidneys. Therefore it is important - not only for older people, but also for younger and healthy people - to protect their kidneys well and treat them with great care.

[15] MingMen Point is situated in the region of your lower back on the Leader Vessel, between the second and third lumbar vertebra. The Chinese name of this meridian is DuMai.

III. How do you best take care of your kidneys?

1. Store essence (Jing) to protect your kidneys:
Your kidneys are taken care of by the essence. The kidneys are the mother of the essence. According to the health-care of Traditional Chinese Medicine, the essence should often be stored and its loss prevented. This is why moderate sexual activity is an important aspect in taking care of the kidneys (in order to store and gather essence). Following the argument of Old Chinese Medicine: Increasing essence furthers long life, using up essence impairs the span of life, depleting essence shortens life. Too much essence empties out all by itself. A moderate depletion of essence (normal sexual life) is adventageous for your health. The criterion for this "moderation" should vary according to your state of health, age, living conditions, environment of work, respectively. How frequent and how many sexual activties are adequate, must be judged by your bodily condition on the following day. Do I still feel well? Am I too tired the next day? Can I work quite normally after sex? Many people in their bloom of life already have a weakening of their kidneys. Abstinence is very important for them. Older people should rather pay attention to emotional than to bodily proximity.

2. Avoid exhaustion and over-exertion to protect your kidneys:
If you exaggerate working and bodily activities, essence is used up and thus the kidneys are damaged. A human body functions in a similar way as a machine – if the machine is constantly in operation without care and maintenance, the machine is overstrained. This leads to a shortening of its useful life. As soon as you feel tired (fatigue is a protective signal of the body), you should rest and find balance (work must be compensated by leisure). The combination of work and leisure is an important measure to take care of your kidneys.

3. Sport invigorates the kidneys:
According to Traditional Chinese Medicine, moderate and reasonable movement invigorates the kidneys. Special movements like bowing the upper part of your body (opens your kidney channel), turning of the waistline (improves the function of your kidneys) and turning your ankle (makes Qi flow into the Leader Channels) invigorate your kidneys. Especially in the old QiGong-forms you find many exercises to strengthen your kidneys. As an example, there is an exercise in YiJinJing (Muscle-Sinew-Transformation) with bowing and turning the upper part of your body to the back; in BaDuanJin[16] (Eight Brocades) there is an exercise in which the upper part of your body is bowed to the front as far as possible, while your legs are kept straight; and in WuQinXi (Game of the Five Animals) there are the Exercises of the Stag which have all been developed to strengthen your kidneys.

[16] BaDuanJin belongs to the oldest QiGong-forms of China. In 1996 Professor Ding has conceived the "New Eight Brocades". Illustrating this form there appeared an exercise book in three languages (Chinese, German, English) in 2015 with the title "Love Your Health – Cherish Your Life". (LILIOM Verlag Waging am See – ISBN 978-3-934785-75-5)

Likewise the exercises of TaiJi strengthen the functions of the kidneys. However, in this case it is important that you pay attention to moving your waistline first all the time. The turnings of your limbs should be executed from your waistline. The change of full and empty steps is carried out by shifting your centre of gravity in your waistline. The movements massage your kidneys and in this way improve your kidney functions.
It is no matter of just a day to strengthen your kidneys with sport. First of all you must have endurance, and second you must not stress your body too extremely. Moderation is important here.

4. Encourage your lifelong good habits and be steadfast in keeping them:
4.1. Prepare a bath with warm water for you feet before going to sleep: About 20 minutes, at a water temperature of 50°C, you should sweat lightly during this bath. It is good against the cold outside, it detoxicates, keeps warmth and promotes sound sleep. You can also bathe your feet and hands together by massaging your feet with your hands. Thus the Leader Channels are activated and relaxed. In this way the effect can be improved. (The water temperature of 50°C is in accordance with Chinese habits. If you think the temperature too hot, you suit it to your own requirements.)
4.2. Form loose fists with both your hands and massage the area of your loins and kidneys. In this way your waistline can be warmed and essence saved, fatigue eliminated and your spirits of life enhanced.
4.3. Rub the soles of your feet with your palms (LaoGong rubs at YongQuan[17]). This promotes mutual harmonizing and the connexion of heart and kidneys (fire and water).
4.4. Do not talk while you are evacuating your bowels and when urinating in order to let out less essence of the kidneys.
4.5. Drink without being thirsty: The kidneys are a water organ as well as an organ for detoxication. Water has many functions in the human body: Digestion, absorption, secretion, circulation, metabolism etc.
This is why it is very important to drink water now and again deliberately, to keep taking in and secreting liquid in balance. Drink water at once after getting up to compensate for the loss of liquid during the night. Drink water in the morning to store the water and use it, drink water in the afternoon to moisten and use it up. Drink water in the evening to have a store of it. Depending on the time and the person, you should drink a small sip of natural water, warm or cold, now and again. The complete supply of water should amount to 1,2 to 1,5 litres.

[17] LaoGong and YongQuan are acupuncture points. LaoGong Point is in the middle of your palm, YongQuan Point is in the front third of the sole of your foot.

4.6. Go to bed in time: Sufficient sleep is unconditional for development and health. Your immune system is strengthened, metabolism is regulated during sleep. You recover best mentally and bodily while you are in deepest sleep. The best time for detoxicating your kidneys is before 11 p.m. This is why you should go to bed before this time. For older people it is especially important to hold a nap at noon – it should become habitual.

5. Take care of your kidneys with the help of food:
Leek, Chinese chives, onions, bowels, fish, seafood, sea-weed, and kelp extract excessive salt from the body – these victuals can strengthen YangQi and take care of the kidneys. Dried kelp, grass-weed, Nori, shrimps, Chinese morels and soya-products can supplement the amount of calcium in your body and help against pains in your back.
Moreover, many victuals with black colour have good effects on the functions of the kidneys: Chinese morels, black sticky rice, black rice, black sesame, black maize, black beans, Schiitake, kelp and octupus.

6. Positive emotions and positive thinking take care of your kidneys:
Following Traditional Chinese Medicine, negative thoughts cause uncontrollable deviations in the flow of Qi and blood as well as blockades in your leading channels.
You must take care of your character in order to take care of your kidneys. You should lead a balanced and contented life, not become furious and not worry. You should have no hurry and panic in daily life, you should not be angry, but remain optimistic. Moreover, a balanced mixture of quiet and activity is important to reach emotional stability. Calm and inner peace lead towards inner safety. Inner safety and harmony lead to safety in your kidneys. A person should be honest, sincere and helpful. A person should be unselfish, just, altruistic, open and frank. Leading a contented, benevolent life free of fear is best for your kidneys.

Professor Ding HongYu NanJing, October 1996

This essay by Professor Ding was revised by him for this publication.

Appendix
The Model of the "Five Changing Phases" allows the description of the interdependance of the single organs. This means that the relations between the Five Elements and the five inner organs may be likened to the relationship of mother and child.

In Normal and Sound Condition

XiangSheng (creating each other)
Wood makes fire burn. The wood nourishes fire and becomes ashes. The ashes (fire) in return enrich the soil with nutrients. The ashes become soil. The soil contains ores, these generate metal. These trace elements (metal) vivify the water. Water nourishes trees, so wood can grow.

XiangKe (controlling each other)
Wood controls the soil. The roots of trees and other plants take nutrients from the soil and fasten it. The soil in turn controls water, restrains water. Water controls fire, it extinguishes and limits fire. Fire controls metal, melts metal. Metal controls wood, it splits and cuts wood.

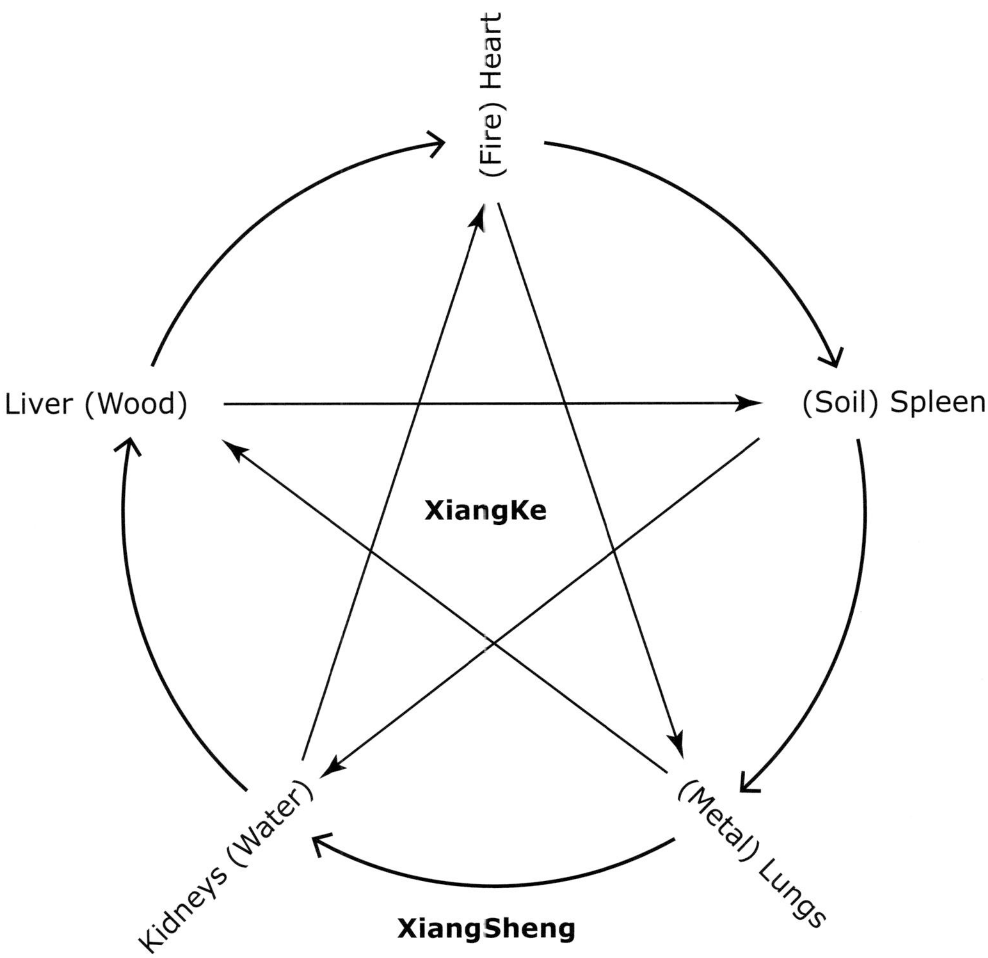

In Illness with Mutual Infection

(Infection by Illness)

XiangChen (leading on, infecting each other, damaging each other)
Water damages fire – the illness of the kidneys infects the heart. Fire damages metal – the illness of the heart infects the lungs. Metal damages wood – the illness of the lungs infects the liver. Wood damages soil – the illness of the liver infects the spleen. Soil damages water – the illness of the spleen infects the kidneys. (Broken line: XiangChen)

XiangWu (subverting damage and control)
Water controls soil – the illness of the kidneys infects the spleen. Soil controls wood – the illness of the spleen infects the liver. Wood controls metal – the illness of the liver infects the lungs. Metal controls fire – the illness of the lungs infects the heart. Fire controls water – the illness of the heart infects the kidneys. (Unbroken line: XiangWu)

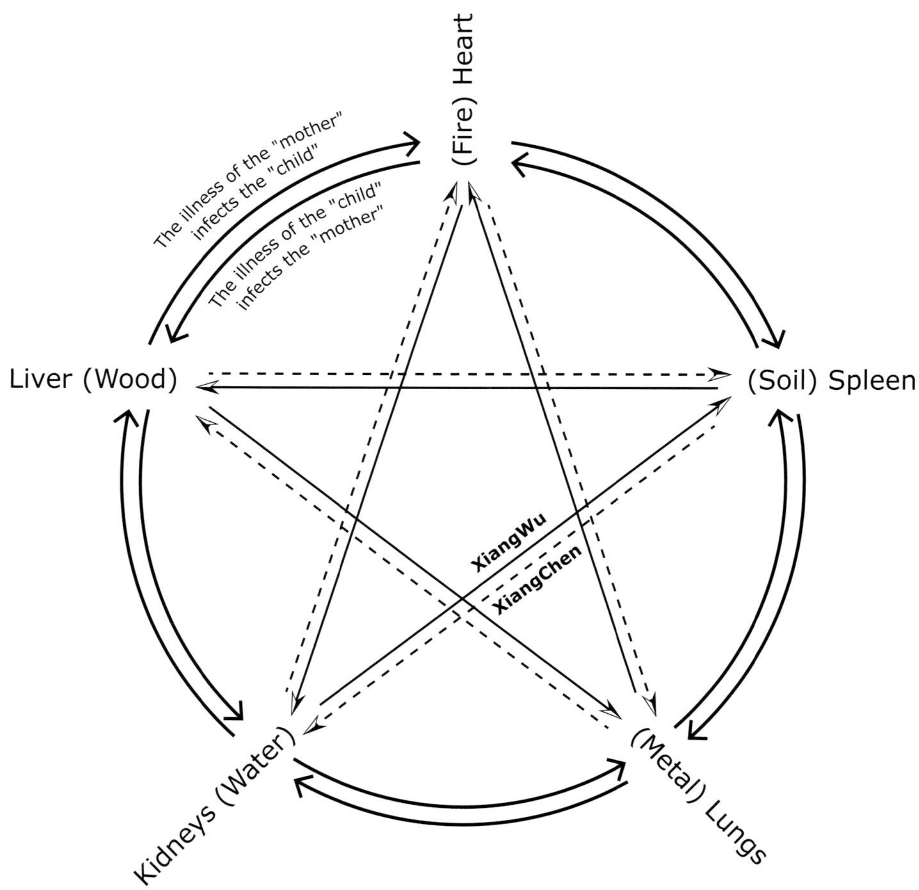

Explanations (example of the kidneys):

In normal and sound condition the kidneys can control the heart – water controls fire. If the kidneys are ill, they can no longer control the heart. The illness of the kidneys affects the heart. This process is called "Chen" – infecting (in this case water infects fire). On the other hand, the illness of the heart infects the kidneys because of the weakness of the kidneys. This process is called "Wu" in Traditional Chinese Medicine – harassing (in this case fire harasses water).

The illnesses of the kidneys spread to other organs:
The illness of the kidneys spreads to the liver – the illness of the "mother" thus infects the "child". The illness of the kidneys spreads to the lungs – the illness of the "child" thus infects the "mother". The illness of the kidneys infects the spleen (XiangWu – water damages soil), the illness of the kidneys infects the heart (XiangChen – water damages fire). You find these mutual influences in the diagram on page 64.

If the liver (wood) and the spleen (soil) have the same illnesses, there is the conception of "too much wood with weak soil". Lack or excess of an element damages the following processes and functional circles.
Being based on the theories of the Model of the Five Phases shown above, Traditional Chinese Medicine can treat one element first, then the following element or both elements at the same time. It is important to understand the entirety and dynamics of the genesis of the ailments and to treat these ailments.

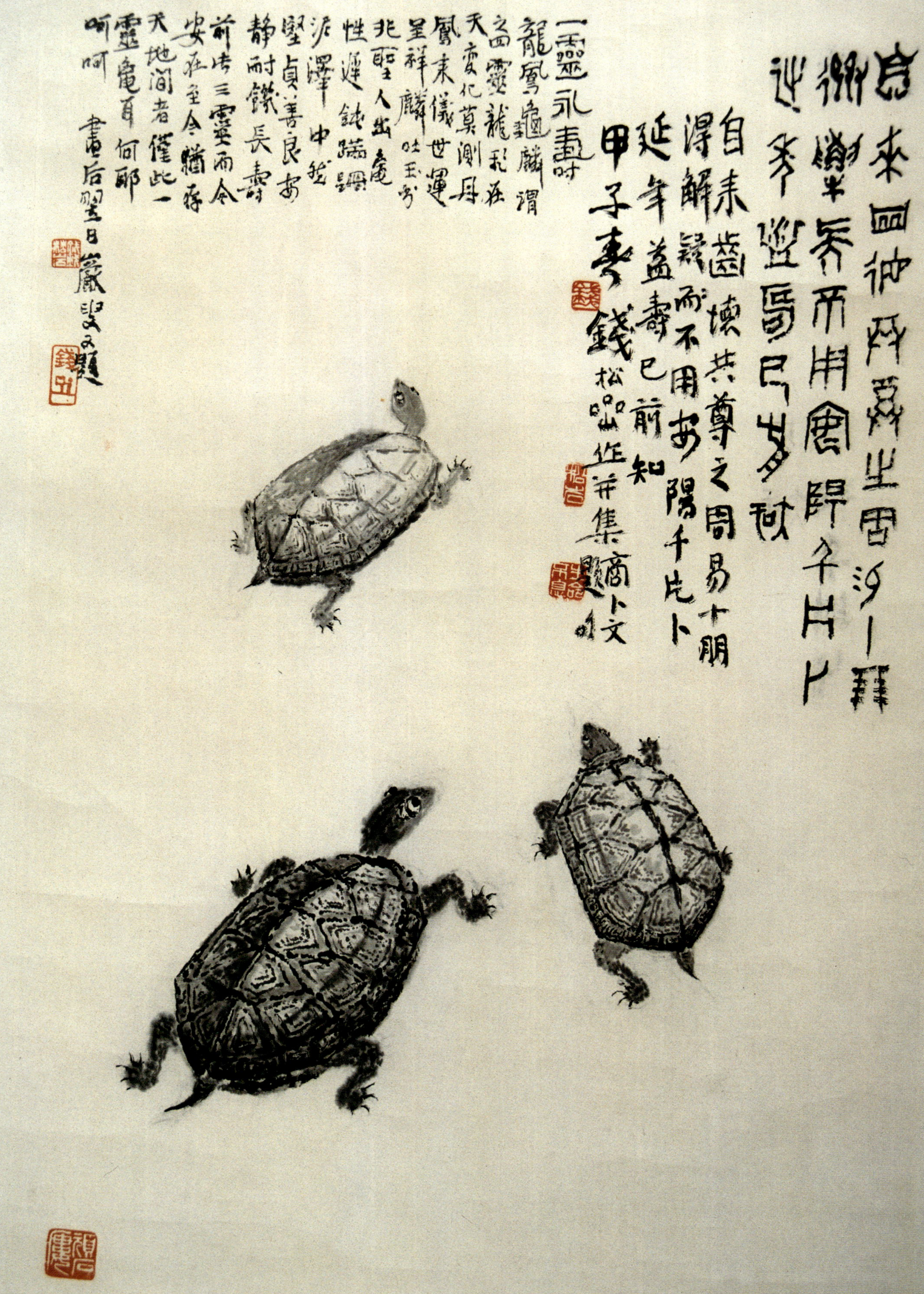

延年益壽已前知
甲子春錢
松嵒作并集題商卜文
一靈永壽
龍鳳龜麟謂之四靈龍飛在天變化莫測丹鳳來儀世運呈祥麟吐玉書兆聖人出龜性遲鈍蹣跚泥澤中然堅貞善良安靜耐饑長壽前者三靈而今安在至今猶存天地間者僅此一靈龜耳何耶呵呵
畫后翌日巖叟又題

一灵永寿

龙凤龟麟谓之四灵，龙飞在天，变化莫测，丹凤来仪，世运呈祥。麟吐玉书兆圣人出，龟性迟钝，蹒跚泥泽中，然坚贞善良，安静耐饥长寿，前此三灵而今安在？ 至今犹存天地间者，仅此一灵龟耳，何耶呵呵。画后翌日，巌叟又题。

自来齿德共尊之，周易十朋得解疑。

不用安阳千片卜，延年益寿已前知。

甲子春（1984年春）钱松岩作并集商卜文题句。

Ein heiliges Tier, das ewig lebt

Das Bild auf Seite 66 wurde im Frühling des Jahres JiaZi (1984) von Qian SongYan (1899 - 1985) gemalt. Er war im 20. Jahrhundert einer der bedeutendsten Maler Chinas und lehrte an verschiedenen Kunstakademien. Darüber hinaus war er Direktor der Akademie für chinesische Malerei in der Provinz JiangSu. Die Übersetzungen der beiden Kalligraphien des Bildes finden sich auf Seite 68.
Yan Gronau hat freundlicherweise die Erlaubnis zum Abdruck des Bildes gegeben. Yan Gronau ist die Enkelin des Malers Qian SongYan und hat die chinesischen Texte im vorliegenden Buch ins Deutsche übersetzt.

A Holy Animal Living Eternally

The painting on page 66 was realized by Qian SongYan (1899 - 1985) in the spring of the year JiaZi (1984). He was one of the most important painters in China in the 20th century and taught at various academies of art. Moreover, he was director of the Academy for Chinese Painting in the province of JiangSu. The translation of the two calligraphies in the painting can be found on page 69.
Yan Gronau kindly gave her permission for the reproduction of the painting. Yan Gronau is the granddaughter of the painter Qian SongYan and has translated the Chinese texts in this book into German.

www.yan-gronau.de

Die Kalligraphie auf der rechten Seite des Bildes von Qian SongYan beschreibt, dass die Schildkröte schon seit langer Zeit als Delikatesse geschätzt wird. Das Muster ihres Panzers wurde zur Deutung des YiJing[18] verwendet. Auch ohne die Ausgrabungen von AnYang[19] wusste man, dass die Schildkröte medizinisch wertvoll ist.

Die Kalligraphie auf der linken Seite sagt folgendes aus: Drache, Phönix, Einhorn und Schildkröte sind die vier heiligen Tiere. Der Drache (chinesisch Long) fliegt in den Himmel, aber er ist unberechenbar. Der Phönix (chinesisch FengHuang) verheißt Glück und Wohlstand. Das Einhorn (chinesisch QiLin) spuckt Jade aus und verheißt die Ankunft eines weisen Herrschers. Die Schildkröte (chinesisch Gui) aber gilt als langsam und kriecht im Schlamm. Ihr Charakter ist anständig, freundlich und unvergänglich. Sie hält Hunger aus. Vor allem aber überdauert ihr langes Leben das der anderen drei Tiere. Sie lebt noch immer zwischen Himmel und Erde und existiert als einziges Fabeltier heute noch.

[18] YiJing (I Ging) – Das Buch der Wandlungen. Es zählt zur ältesten chinesischen Literatur. Zunächst beschäftigte sich das YiJing mit Orakeln. Später hatte es Einfluss auf die chinesische Philosophie, Religion, Medizin, Astronomie, Mathematik, Literatur, Musik, Kunst, auf das Militär und die Kampfkunst.

[19] Die Stadt AnYang liegt in der chinesischen Provinz Henan. Im Jahr 1899 wurden dort die ersten beschrifteten Orakelknochen (Knochenpanzer) gefunden. Auf Schildkrötenpanzern, Schulterblättern von Rindern und anderen Haustieren wurden Schriftzeichen eingeritzt. Diese Schriftzeichen sind circa 4000 Jahre alt.

The calligraphy at the right hand side of the painting by Qian SongYan describes that the turtle has been cherished as a delicacy for a long time. The pattern of its armour was used to interprete YiJing[18]. Even before the excavations of AnYang[19] it was well known that the turtle is medicinally precious.

The calligraphy at the left hand side says that dragon, phenix, unicorn and turtle are the four holy animals. The dragon (Chinese Long) flies into heaven, but it is unfathomable. The phenix (Chinese FengHuang) promises good luck and wealth. The unicorn (Chinese QiLin) spits jade and pronounces the arrival of a wise emperor. The turtle (Chinese Gui), however, is said to be slow and is creeping in the mud. Its character is decent, friendly and everlasting. It endures hunger. But above all its long life lasts longer than that of the other three animals. The turtle is still alive between heaven and earth and remains as the only living animal of fable.

[18] YiJing (I Ging) – The Book of Changes. It counts among oldest Chinese literature. At first YiJing presented oracles. Later on YiJing had its influence on Chinese philosopy, religion, medicine, astronomy, mathematics, literature, music, art, the military and martial arts.

[19] The town of AnYang is situated in the Chinese province Henan. In the year 1899 the first oracle bones (bone armour) with inscriptions ever recorded were found there. Letters were scratched onto turtle armours, shoulder blades of cattle and other domestic animals. These letters are about 4000 years old.

老人延寿法

丁宏余

人人都会老，家家有老人，应为老人晚年（超前）着想。到了走路不稳或站立困难时，怎么在安全的情况下，来保持机体和各关节的正常活动，延长生活自理的时间呢？本文为此提供理论认识和活动方式。

认识到位

一、老人防摔倒、跌跤是大事。

跌跤是老年人的一大杀手，轻则致残，重则丧命；老人自己和家属都应高度重视。

二、老人应提倡慢生活、低消耗。

老人机能衰退，阳气不足，能量减少，因此有力气要“省”着用，只有耐下心来，速度放慢、动作放缓，才能既保安全又减少消耗。

三、老人活动要力求平稳、舒适。

活动时重心越低越好，支撑面越大（或支撑点多）越稳，不“过力”就舒适，舒服是养生的核心。

四、老人活动有“四求”：

活动求安全，心情求愉快，感觉求舒服，坚持求效果。

五、有了认识，重在实施。

如: 最好的运动是走路
　　最安全的运动是爬行
　　最好的医生是自己
　　最好的表情是微笑
　　最好的修复是深眠（睡眠）

······只有认识它、去研究、探讨它，才能理解其真谛所在。

六、关于对待疾病

1、病从寒中来，寒从脚下起。

2、无病先防，有病早治，重病防变。

3、防在前治在后，防重于治。

4、急病、救命看西医，慢性病、疑难病看中医，小毛小病靠自己（理）。

5、许多疾病不是治好的，而是养好的，治中也有养。

6、运动可以代替部分药物，而所有的药物都不能代替运动。

7、药不在贵贱，能治好病的就是好药。

8、医生不在“名气”大小，能看好病的就是“明医”。

9、慈颜常笑获健康，乐观心情得长寿。

10、肢体衰老是规律，心态不老在自己。

11、在现有的条件下，活不到90岁，是自己的过错。

12、科学家预言，到2030左右，人类的平均寿命可达100岁······

活动内容和方法

1、走路与爬行

2、坐势16式

A）准备部分：16

B）练习部分：16

3、卧势18法

A）练习部分：18

B）叩齿提肛

C）按摩穴位：18

练习内容和图示从第84 页起

提示:

1、练习以上两式（坐势16式和卧势18式），能达到锻炼肌肉、活动筋骨、运转关节，促使全身血液循环加快。

2、按摩穴位能启动气机、通经络、行气血，“气行则血行”，“气能推血走”，是中医的气血理论。因此，运动与按摩并用，既起到互补作用。又达到气血运行最佳效果。

3、按摩穴位，在此大多数是选用:

（1）、要穴——是指重要穴位，如百会、内关、足三里、命门、涌泉等。

（2）、输（原）穴——是五脏六腑之穴位名称，阴经无原穴，以输‘原’，阳经有原穴，共十二个原穴，故称‘十二原’。‘原穴’是元气经过和留止的部位；按摩原穴，能疏通经脉、调理气血，起到‘升元气、平阴阳、除疾痛’之功效。

所以皇帝内经中有：“五脏有疾，当取十二原”。

十二原穴是:

阴经　输(原)穴:	阳经　原穴:
肺之原穴——太渊	大肠之原穴——合谷
肾之原穴——太溪	膀胱之原穴——京骨
肝之原穴——太冲	胆之原穴——丘墟
心之原穴——神门	小肠之原穴——腕骨
心包之原穴——大陵	三焦之原穴——阳池
脾之原穴——太白	胃之原穴——冲阳

（3）、起、终点穴位:

人体十二条经络都有第一个穴位（起点）到最后一个（终点），如肾经起点穴位是‘涌泉’，至终点‘俞府’。像公交路线一样，起、终点站启动了，也意味着全程的运行就开始。按摩起、终点穴位，也是同样的道理。

4、老人的活动，（在力度、速度、次数等方面）以适合‘个体’为佳，因此，不求统一，不求完美；多做少做，前后颠倒，都无所谓。本文中的练习内容和方式，仅是提供练习者选用和参考。（更欢迎老人自己编一套！）

5、老人的健身活动，可根据自己的体力、智力来独立完成（看图做动作），有困难者，在家属、或护理人员的陪同、帮助下完成，只要因人而异，贵在坚持，就能达到应有的效果。

祝老年朋友：安康长寿　晚年幸福

2014年10月

阴经　输(原)穴
YuanXue Yin Meridiane
YuanXue Yin Meridians

1、太渊 TaiYuan
Tiefes Wasser
Great Abyss

2、大陵 DaLing
Großer Hügel
Great Hill

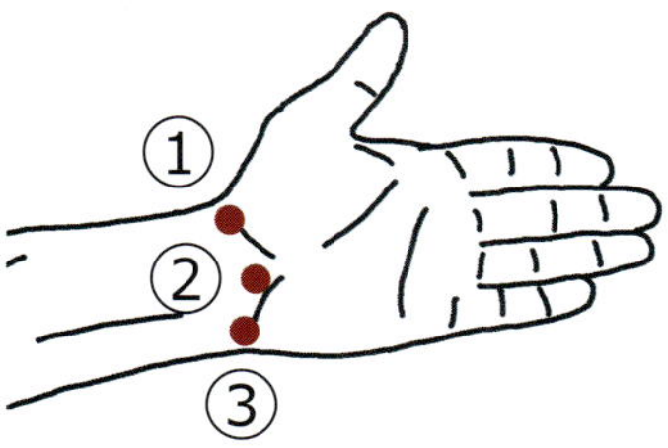

3、神门 ShenMen
Tor des Geistes
Spirit Gate

4、太溪 TaiXi
Großer Bach
Great Stream

5、太冲 TaiChong
Großer Impuls
Great Surge

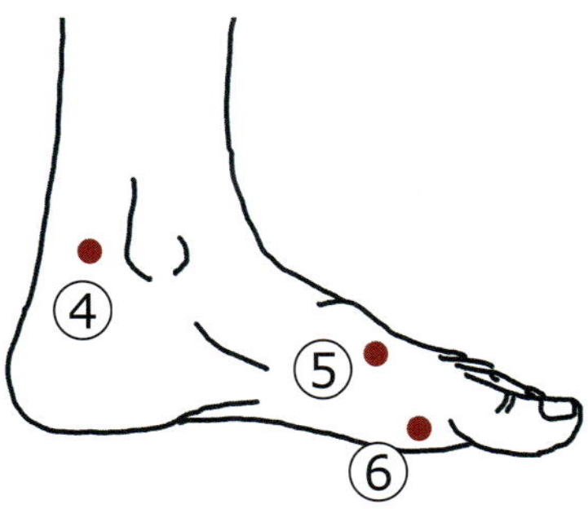

6、太白 TaiBai
Höchstes Weiß
Supreme White

阳经　原穴
YuanXue Yang Meridiane
YuanXue Yang Meridians

7、合谷 HeGu
Geschlossenes Tal
Joining Valley

8、阳池 YangChi
Yang-Teich
Yang-Pool

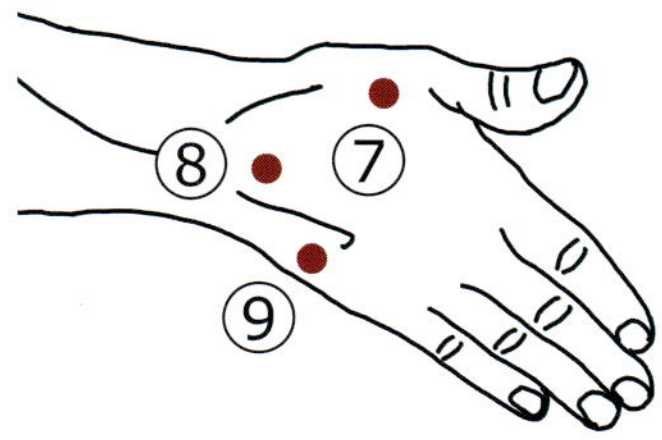

9、腕骨 WanGu
Handgelenkknochen
Wrist Bone

10、丘墟 QiuXu
Großer Hügel
Hill Ruins

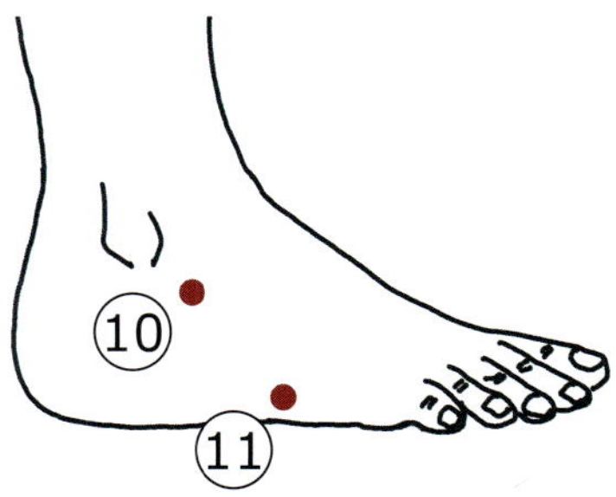

11、京骨 JingGu
Großer Knochen
Capital Bone

12、冲阳 ChongYang
Yang-Impuls
Rushing Yang

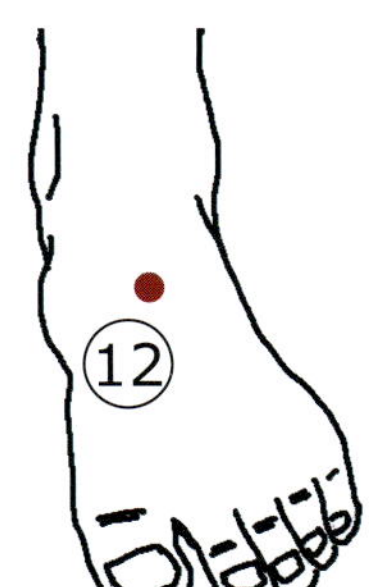

Qi-Übungen im Alter für ein langes Leben

Die Lebenserwartung in der heutigen Zeit ist höher als früher. In Familie und Gesellschaft nimmt somit die Zahl der älteren Menschen zu. Der Alterungsprozess des Körpers beeinträchtigt immer mehr die Stabilität. Die Schwierigkeiten beim Stehen und Gehen nehmen zu und führen somit auch zum Verlust der Selbstständigkeit.
Die Frage ist, wie man die Funktionalität der Körperbewegung und der Gelenke aufrechterhalten kann. Wie können wir die Dauer unserer Selbstständigkeit im täglichen Leben verlängern?
Die vorliegenden Qi-Übungen im Alter für ein langes Leben (LaoRen YanShou Fa) zielen darauf ab, theoretische Kenntnisse und praktische Übungen zu geben, um die Stabilität des Körpers so lange wie möglich zu erhalten oder wieder zu erlangen, zum Beispiel nach einem Schlaganfall.

Mögliche Gefahren erkennen und ihnen vorbeugen

1. Auf die zunehmende Sturzgefahr achten
Ein Sturz kann zu schweren Verletzungen, Behinderungen oder manchmal sogar zum Tod führen. Die älteren Menschen und ihr direktes Umfeld (zum Beispiel in der Familie) sollten sich dieser Gefahr bewusst sein.

2. Durch Langsamkeit Energie sparen
Man soll den Tagesablauf bewusst langsam angehen, um dadurch weniger Energie zu verbrauchen. Die körperliche Funktionalität geht im Alter zurück. Dem Körper mangelt es an positiver Energie (YangQi) und die eigene Lebensenergie (YuanQi) ist abgeschwächt. Deshalb ist es wichtig, möglichst sparsam mit der eigenen Lebenskraft umzugehen. Man sollte geduldig sein im Alltag, das eigene Tempo und die Bewegungen bewusst verlangsamen. Somit erhöht man die eigene Sicherheit und der Energieverbrauch des Körpers wird reduziert.

3. Die Bewegungen sollten sicher und stabil, angenehm und bequem sein
Bei sportlicher Betätigung und bei der Bewegung im Allgemeinen sollte der Schwerpunkt so niedrig wie möglich sein. Die Stütz- und Auflagepunkte sollten zahlreich sein, um dadurch eine größtmögliche Stabilität zu gewährleisten. Man darf nichts übertreiben. Der zentrale Aspekt der Gesunderhaltung ist, sich angenehm und bequem zu bewegen.

4. Vier erstrebenswerte Prinzipien bei körperlicher Aktivität
- Nach Sicherheit streben
- Nach einer fröhlichen Stimmung streben
- Nach Zufriedenheit und Behaglichkeit streben
- Nach Ausdauer und Wirkung streben

5. Erkenntnisse und Vorstellungen in die Tat umsetzen

Um die wahre Bedeutung des Gesundseins zu erkennen, muss man auf die eigene Gesundheit achten und verstehen, was zu einer gesunden Lebensweise gehört.

Zum Beispiel: Die beste körperliche Aktivität ist Gehen; die sicherste Art der Fortbewegung ist Krabbeln; der beste Arzt ist man selbst; der beste Gesichtsausdruck ist Lächeln; die beste Erholung ist ein tiefer Schlaf.

6. Verhalten bei Krankheiten

6.1. Krankheiten kommen von der Kälte, die Kälte kommt von den Füßen. Um die Kälte fernzuhalten, soll man die Füße warmhalten.

6.2. Man soll Krankheiten vorbeugen bevor man krank wird, zum Beispiel durch gesunde Ernährung, Bewegung und geeignete Bekleidung.

6.3. Bei Beginn einer Erkrankung soll man sie unverzüglich behandeln. Hat man bereits eine schwere Krankheit, muss man auf deren Verlauf und die damit verbundenen Veränderungen des Körpers achten.

6.4. Bei plötzlichem Auftreten einer schweren Krankheit kann die westliche Medizin helfen. Bei chronischen und komplizierten medizinischen Fällen kann die Traditionelle Chinesische Medizin helfen. Bei leichten Erkrankungen kann man sich selbst helfen. Verlassen Sie sich auf Ihre eigenen Heilwege.

6.5. Viele Krankheiten werden nicht durch äußerliche Maßnahmen geheilt, sondern der Körper kann sich selbst erholen. Ein Eingreifen von außen kann die Selbstheilungsprozesse mindern.

6.6. Sport und Bewegung können teilweise Medikamente ersetzen. Aber Medikamente können nicht die Bewegung oder den Sport ersetzen.

6.7. Es ist nicht wichtig, wie teuer eine Medizin ist, sondern ob die Medizin wirklich die Krankheit heilen kann.

6.8. Die besten Ärzte sind nicht unbedingt die bekanntesten Ärzte, sondern diejenigen, die Krankheiten gut behandeln und heilen.

6.9. Ein lächelndes Gesicht, eine optimistische und fröhliche Lebenseinstellung führen zu einem langen und zufriedenen Leben.

6.10. Das Altern ist physischer Natur. Wichtig im Leben ist, dass der menschliche Geist und die Lebensansichten nicht altern.

6.11. Die jetzigen Lebensbedingungen schaffen gute Voraussetzungen für ein langes Leben. Jeder ist selber dafür verantwortlich, diese Möglichkeiten zu nutzen.

6.12. Wissenschaftler haben vorausgesagt, dass im Jahr 2030 eine durchschnittliche Lebenserwartung von 100 Jahre erreicht wird.

Übungen und Methoden

1. Laufen und Krabbeln

2. Übungen im Sitzen
A) Die 16 Vorbereitungs- und Aufwärmübungen
B) Die 16 Formen im Sitzen

3. Übungen im Liegen
A) Die 18 Formen im Liegen
B) Zähne klopfen und Schließmuskel ziehen
C) Akupunkturpunkte bearbeiten: 18 Formen

Eine genaue Darstellung der Übungen und Methoden finden Sie ab Seite 85.

Vorbemerkungen

1. Durch die Formen im Sitzen und Liegen werden die Muskeln sehr effizient trainiert, die Sehnen, die Knochen und die Gelenke gestärkt und die Gelenkigkeit gefördert. Ebenso wird durch die Übungen die Zirkulation des Blutes verbessert.

2. Durch die Massage der Akupunkturpunkte werden diese gereizt. Dadurch wird die Durchblutung gefördert, die Leitbahnen werden frei und die Energie (Qi) wird freigesetzt. Die Theorie der Traditionellen Chinesischen Medizin sagt: Qi bewegt Blut und bringt Leben ins Blut. Bewegtes Qi bewegt auch das Blut. Ergänzen sich Bewegungen und Massage gegenseitig, bringt dies auch die besten Ergebnisse für den Blutkreislauf. Die Anwendung der Massage sollte nicht zu lang und zu oft sein. Wenn nur ein Punkt massiert wird, kann ausnahmsweise auch länger massiert werden.

3. Die Akupunkturpunkte in den Massageübungen beziehen sich auf die YaoXue (wichtigste Punkte), die YuanXue und ShuXue (Quell- oder Ursprungspunkte), die QiDianXue (Anfangspunkte) und die ZhongDianXue (Endpunkte).
3.1. YaoXue sind zum Beispiel BaiHui, NeiGuan, ZuSanLi, MingMen und YongQuan.
3.2. YuanXue gibt es insgesamt zwölf. Sechs dieser Punkte befinden sich auf den Yin Meridianen und sechs auf den Yang Meridianen. Diese werden auch als die „Zwölf Yuan" bezeichnet (chinesisch „ShiErYuan" 十二原). Bei den YuanXue fließt das YuanQi (ursprüngliche Energie) durch und bleibt dort stehen. Wenn die YuanXue massiert werden, können dadurch die Arterien, Venen und Meridiane geöffnet und das Qi und das Blut gepflegt werden. YuanQi wird dadurch gesteigert, Yin und Yang werden ausgeglichen, Krankheiten und Schmerzen werden gelindert.

Deshalb gibt es im HuangDi NeiJing 黄帝内经 den Satz: Wenn die fünf inneren Organe krank sind, müssen die zwölf YuanXue[20] behandelt werden. Bei den Yin Meridianen ist der Yuan und Shu Punkt identisch, deshalb bezeichnet man die YuanXue bei den Yin Meridianen auch als ShuXue. Eine Darstellung der zwölf YuanXue befindet sich auf Seite 73.

3.3. QiDianXue und ZhongDianXue

Als QiDianXue wird der erste Punkt und als ZhongDianXue der letzte Punkt eines der zwölf Meridiane des menschlichen Körpers bezeichnet. Zum Beispiel ist der erste Punkt des Nierenmeridians YongQuan (Sprudelnde Quelle) und der Endpunkt ShuFu (Transport zum Verwaltungssitz). Werden der Anfangs- und Endpunkt in Gang gesetzt, wird die ganze Leitbahn aktiviert.

4. Bei seiner körperlichen Aktivität passt der Übende sich die Geschwindigkeit, die Intensität und den Umfang der Bewegungen individuell an. Prinzipiell soll man sich während und nach einer körperlichen Aktivität wohlfühlen. Schrittweise stellt sich eine Erhöhung und Verbesserung der körperlichen Möglichkeiten ein. Auf diese Weise können die verschiedenen Übungen und Methoden dazu beitragen, die Fitness und somit die Gesundheit möglichst lange zu erhalten. Die in diesem Buch vorgestellten Übungen sind als Beispiele zur Auswahl gedacht.

5. Ältere Menschen sollen ihre Bewegungsaktivitäten entsprechend ihren körperlichen und geistigen Fähigkeiten ausüben. Diejenigen, die Schwierigkeiten bei der Ausführung haben, sollen mit Begleitung und Hilfe von Angehörigen und Pflegekräfte versuchen, den gewünschten Effekt zu erzielen. Eine dauerhafte und regelmäßige Übung bringt sicher Erfolg.

Ich wünsche Ihnen Wohlbefinden und ein langes Leben.

Professor Ding HongYu   NanJing, Oktober 2014

[20] Die zwölf YuanXue (ShuXue) befinden sich jeweils auf den Yin und Yang Meridianen wie folgt:

Yin Meridiane: Lungenmeridian – TaiYuan (Tiefes Wasser), Perikardmeridian – DaLing (Großer Hügel), Herzmeridian – ShenMen (Tor des Geistes), Nierenmeridian – TaiXi (Großer Bach), Lebermeridian – TaiChong (Großer Impuls) und Milz-Pankreas-Meridian – TaiBai (Höchstes Weiß)

Yang Meridiane: Dickdarmmeridian – HeGu (Geschlossenes Tal), SanJiao-Meridian (Drei Erwärmer-Meridian) – YangChi (Yang-Teich), Dünndarmmeridian – WanGu (Handgelenkknochen), Gallenblasenmeridian – QiuXu (Großer Hügel), Blasenmeridian – JingGu (Großer Knochen) und Magenmeridian – ChongYang (Yang-Impuls)

Qi-Exercises in Old Age for a Long Life

Expectation of life at the present time is longer than formerly. Thus the number of older people increases in families and in society. The aging process impairs stability more and more. People´s difficulties when standing and walking grow and as a consequence may lead to the loss of autonomy.

The question is in which way you can maintain the functionality of the movements of your body and joints. How can we prolong autonomy in daily life? These Qi-Exercises in Old Age for a Long Life (LaoRen YanShou Fa) aim at supplying theoretical knowledge and practical exercises to keep up the stability of the body as long as possible or to retrieve it, for example after a stroke.

Recognize and Prevent Possible Dangers

1. Pay attention to the increasing danger of falling

Falling can lead to grave injuries, handicaps or sometimes even to death. Older people and their immediate environment (for example in the family) should be conscious of this danger.

2. Save energy by slowing down

You should consciously begin your daily schedule slowly in order to use up less energy. The functionality of the body decreases in old age. The body lacks positive energy (YangQi) and your energy of life (YuanQi) is reduced. This is why it is important to deal with your own power of life as economically as possible. You should be patient in daily life and consciously reduce your own tempo and your movements. Thus you enhance your own safety and the using up of energy of your body is diminished.

3. Your movements should be safe and stable, agreeable and convenient

In sporting activity and in moving in general your centre of gravity should be as low as possible. The resting and supporting points should be frequent to guarantee utmost stability. You should never exaggerate in any way. The central aspect of keeping your health is moving agreeably and conveniently.

4. Four principles to strive for

- Aim at safety
- Aim at a cheerful frame of mind
- Aim at contentment and comfort
- Aim at perseverance and efficacy

5. Realize perceptions and ideas
To understand the true importance of being healthy, you must guard your own health and comprehend what belongs to a healthy way of life.
For example: The best bodily activity is going; the safest kind of moving forward is crawling; you are your own best doctor; the best facial expression is smiling; the best recreation is deep sleep.

6. How to behave in case of illness
6.1. Illnesses are caused by cold, cold comes up from your feet. In order to keep cold off, you should keep your feet warm.
6.2. You should prevent illnesses before you fall ill, for example with the help of healthy nutrition, movement and adequate clothing.
6.3. At the beginning of an illness you must treat it promptly. If you already have a grave illness, you should pay attention to its development and the subsequent changes of your body.
6.4. When a grave illness appears suddenly, western medicine may help. In chronical and complicated medical cases, Traditional Chinese Medicine can help. In the case of lighter illnesses you can help yourself. Rely on your own ways of healing.
6.5. Many illnesses are not cured by exterior measures, but the body may recover itself. Intervening from outside can reduce the processes of healing yourself.
6.6. Sport and movement can partly replace medicine. But medicine cannot replace movement or sport.
6.7. It is not important how costly medicine is, but if it can really cure the illness in question.
6.8. The best doctors are not necessarily the best-known ones, but those who can treat illnesses well and heal them.
6.9. A smiling face and an optimistic, cheerful attitude towards life lead to a long and contented life.
6.10. Aging is of physical nature. It is important in life that the human spirit and attitude towards life do not grow old.
6.11. Our present living conditions offer good presuppositions for long life. Everyone is responsible to cherish these possibilities.
6.12. Scientists have calculated that in 2030 an average life expectancy of 100 years will be reached.

Exercises and Methods

1. Walking and Crawling

2. Exercises in Sitting Position
A) The 16 Preparatory and Warming up Exercises
B) The 16 Forms in Sitting Position

3. Exercises in Lying Down Position
A) The 18 Forms in Lying Down Position
B) Tap Your Teeth and Strain Your Sphincter
C) Working on Your Acupuncture Points: 18 Forms

You can find a detailed presentation of exercises and methods starting on page 85.

Preliminary Remarks

1. Your muscles are trained very effectively by the forms in a sitting or lying down position, your sinews, bones and joints are strengthened and their flexibility is furthered. Likewise the blood circulation is improved by the exercises.

2. By massaging the acupuncture points they are stimulated. In this way perfusion is furthered, the leading vessels become free and energy (Qi) is set free. The theory of Traditional Chinese Medicine says: Qi moves blood and gives life to blood. Moving Qi moves blood as well. If movements and massage complete each other, the best results for circulation may be realized. The application of massage should not be too long or frequent. If only one point is massaged, it may be massaged longer by way of exception.

3. The acupuncture points in the massage exercises relate to YaoXue (most important points), YuanXue and ShuXue (source points or points of origin), QiDianXue (starting points) and Zhong DianXue (finishing points).
3.1. YaoXue are for example BaiHui, NeiGuan, ZuSanLi, MingMen and YongQuan.
3.2. There are twelve YuanXue all in all. Six of these points are situated on the Yin Meridians and six on the Yang Meridians. These are also called "Twelve Yuan" (Chinese "ShiErYuan" 十二原). YuanQi (original energy) passes the YuanXue and remains there. When the YuanXue are massaged, arteries, veins and meridians can be opened in this way and Qi and blood may be attended to. Thus YuanQi is intensified, Yin and Yang are balanced, illnesses and pains relieved.

This is why there is the sentence in HuangDi NeiJing 黄帝内经: If the five inner organs are ill, the twelve YuanXue[20] must be treated. As for the Yin Meridians, Yuan and Shu Points are identical, therefore the YuanXue of the Yin Meridians are also called ShuXue.

You can find the twelve YuanXue on page 73.

3.3. QiDianXue and ZhongDianXue

The first point and the last point of one of the twelve meridians of the human body are called QiDianXue and ZhongDianXue. So the first point of the kidney meridian is YongQuan (Bubbling Spring) and the finishing point is ShuFu (Seat of Administration). When the starting and the finishing point are set in motion, the complete Leading Vessel is activated.

4. During bodily activity the person training adjusts speed, intensity and extent of the movements to himself individually. Above all you should feel well during and after bodily activity. Step by step an enhancement and improvement of one´s bodily possibilities are brought about. In this way the various exercises and methods help to maintain your fitness and thus your health as long as possible. The exercises presented in this book are meant to be examples for your own choice.

5. Older people should practise their moving activities in relation to their bodily and spiritual faculities. Those who have difficulties when training should try to reach the effect intended with the accompaniment and help of their relatives or nursing staff. Training regularly and continually is going to be successful.

I wish you good health and a long life.

Professor Ding HongYu NanJing, October 2014

[20] The twelve YuanXue (ShuXue) are situated on the Yin and Yang Meridians respectively as follows:

Yin Meridians: Lung Meridian – TaiYuan (Great Abyss), Pericardium Meridian – DaLing (Great Hill), Heart Meridian – ShenMen (Spirit Gate), Kidney Meridian – TaiXi (Great Stream), Liver Meridian – TaiChong (Great Surge) and Spleen Meridian – TaiBai (Supreme White)

Yang Meridians: Large Intestine Meridian – HeGu (Joining Valley), SanJiao Meridian – YangChi (Yang Pool), Small Intestine Meridian – WanGu (Wrist Bone), Gall Bladder Meridian – QiuXu (Hill Ruins), Urinary Bladder Meridian – JingGu (Capital Bone) and Stomach Meridian – ChongYang (Rushing Yang)

标记注释

a）箭头指出运动方向，用左手臂和左腿做的动作用间断的线条表示，用右手臂和右腿做的动作用不间断的线条表示。用点连成的线条指出头部、腰部和身体的转动方向及双手同时进行的方向。箭头结束的地方同时也是下一个动作的开始。重复动作的开始用红色箭头标示。

b）在圆圈内的数字标示动作第几节。它和框架一样，也表示动作段落结束，既一个动作的结束和下一个动作的开始。

a）

右箭头
rechts
right

左箭头
links
left

双手、头部和腰部的方向
beide Hände, Kopf-/Hüft-/Taillen-/ Körperrichtung
both hands, head/hip/waistline/ body direction

重复
Wiederholung
repetition

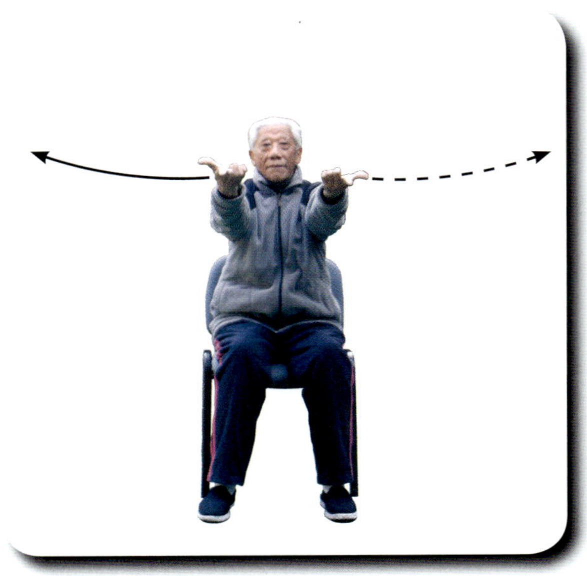

Zeichenerklärung

a) Die Pfeile geben die Bewegungsrichtungen vor. Die Bewegungen mit dem linken Arm und dem linken Bein sind mit einer gestrichelten Linie dargestellt, die Bewegungen mit rechts mit einer durchgezogenen Linie.
Die Bewegungen, die mit beiden Händen gleichzeitig in die selbe Richtung ausgeführt werden, ebenso wie die Bewegungen des Kopfes, der Hüfte, der Taille und des Körpers, sind mit einer gepunkteten Linie dargestellt. Das Ende der Pfeilspitze ist immer die Anfangsposition der darauffolgenden Bewegung. Der Anfang einer Wiederholung ist mit roten Pfeilen gekennzeichnet.
b) Die Zahl im Kreis gibt den Bewegungsabschnitt der jeweiligen Übung an. Außerdem zeigt sie, ebenso wie der Rahmen, das Ende eines Bewegungsabschnitts.

Key to the Symbols Used

a) The arrows show the directions of movement. The movements with your left arm and your left leg are symbolized by a broken line, the movements on the right hand side by means of an unbroken line.
The movements that are carried out simultaneously into the same direction as well as the movements of head, hip, waistline and body, are shown by means of a dotted line. The end of the arrow point always marks the initial position of the following movement. The beginning of a repetition is marked by red arrows.
b) The number in the circle shows the sequence of movement of the respective exercise. Apart from this the number shows – like the frame – the end of each sequence of movement.

b)

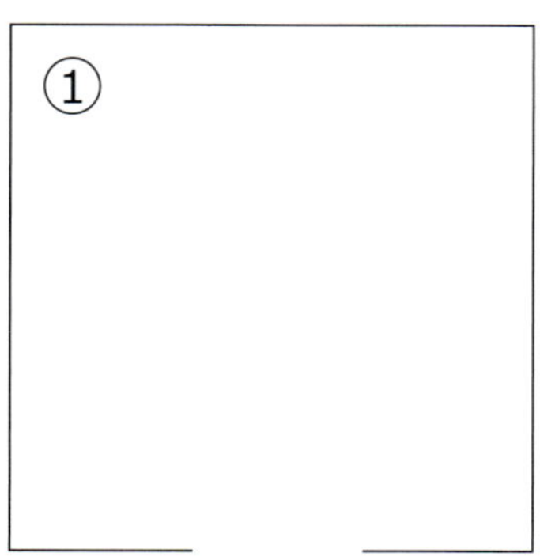

动作段落结束
Ende des Bewegungsabschnitts
end of sequence of movement

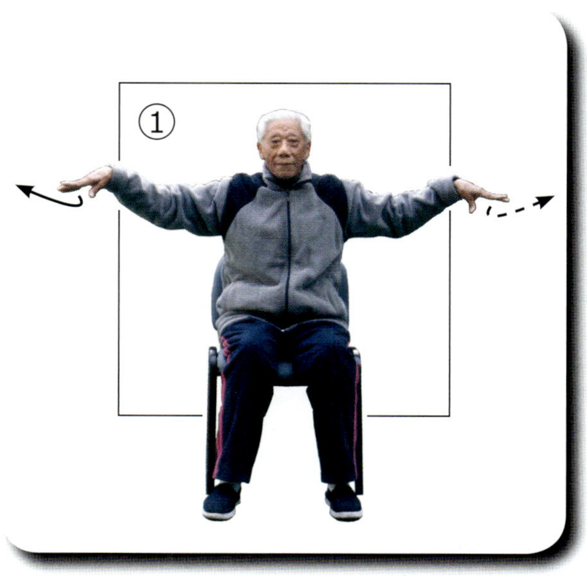

活动内容和方法

1、走路与爬行

老人两腿缺力，走路不稳，大脑衰退，平衡器官消退。练习者可根据自己的身体情况，来选择以下活动方式。

两腿老化进程:

由慢跑——> 快走——> 慢走——> 柱拐杖——> 推轮车——> 扶物走——> 爬行（高中低型）· · · · · ·见图1—6

高位
hoch
high

1

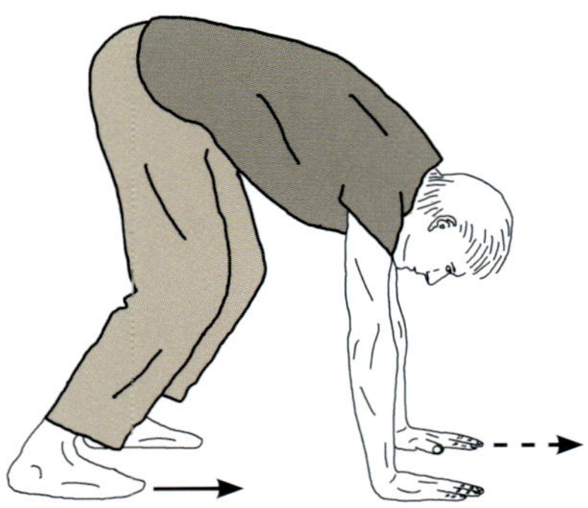

2

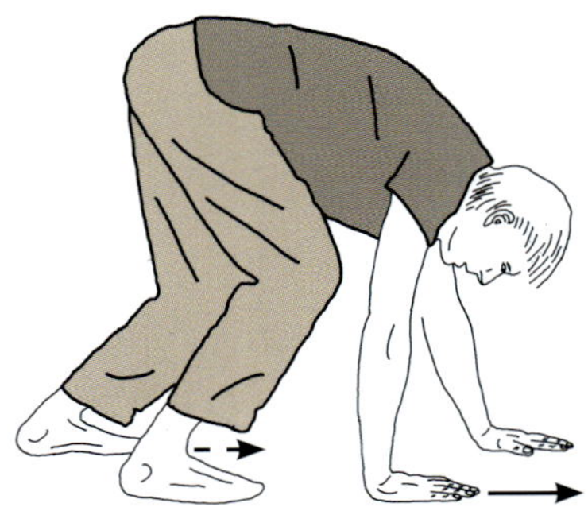

中位
mittel
middle

3

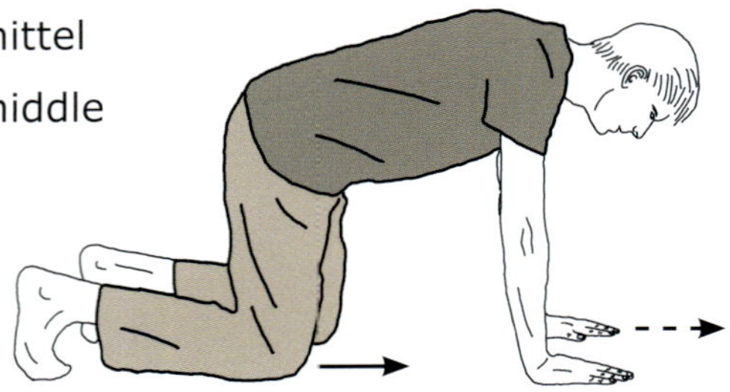

4

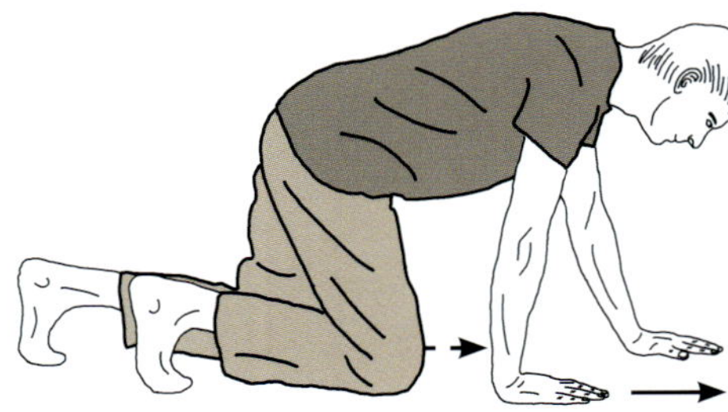

低位
niedrig
low

5

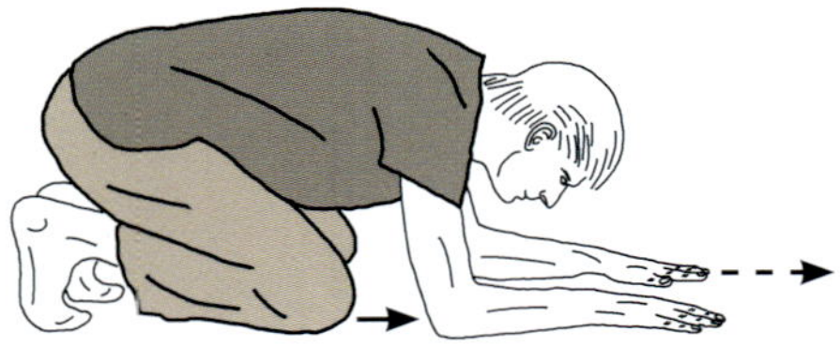

6

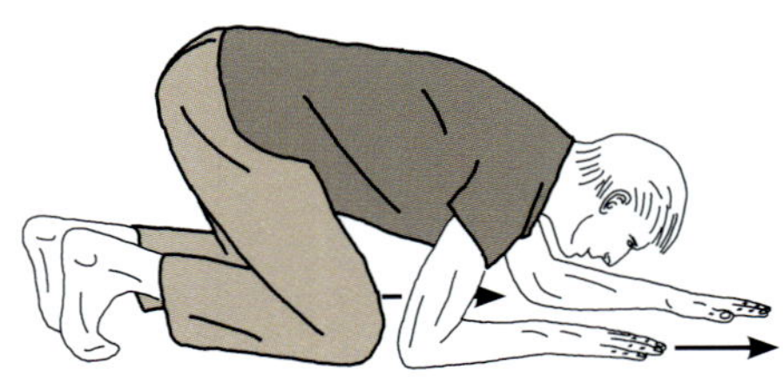

Übungen und Methoden

1. Laufen und Krabbeln

Im Alter geht die Kraft in den Beinen zurück, das Gefühl für das Gleichgewicht wird schlechter und die Leistungsfähigkeit des Gehirns läßt nach. Alle diese Faktoren können letztlich dazu führen, dass man nicht mehr sicher laufen kann. Ist zunächst noch langsames Joggen möglich, reduziert sich die Bewegungsmöglichkeit allmählich auf Gehen und letztlich auf Krabbeln.

Übungen gegen den Alterungsprozess der Beine sollten der beschriebenen Entwicklung angepasst sein, wobei jeder individuell bestimmen muss, was er macht: Langsames Joggen > Zügiges Gehen > Gehen > Gehen mit Spazierstock > Gehen mit Rollator > Krabbeln

Krabbeln (Übungen auf Seite 84)

Krabbeln hoch siehe Bilder 1 und 2
Krabbeln mittel siehe Bilder 3 und 4
Krabbeln niedrig siehe Bilder 5 und 6
Krabbeln ist eine sichere und effektive Weise, die Muskulatur, Sehnen und Knochen zu stärken.

Exercises and Methods

1. Walking and Crawling

In old age the power in your legs diminishes, your feeling for balance deteriorates and the efficiency of your brain declines. All these factors may lead to your not being able to walk safely any more. If slow jogging is still possible at first, your ability of moving gradually reduces to walking and, in the end, crawling.

Exercises against the aging process of your legs should be fitted to the development described, everybody judging his way of proceeding individually: Jogging slowly > walking briskly > walking > walking with a walking stick > walking with rollator > crawling

Crawling (see exercises on page 84)

Crawling high see illustrations 1 and 2
Crawling middle see illustrations 3 and 4
Crawling low see illustrations 5 and 6
Crawling is a safe and effective way to strengthen your muscles, sinews and bones.

2、坐势16式（可选用轮椅、木椅、板凳）

A）准备部分：16

1、搓手

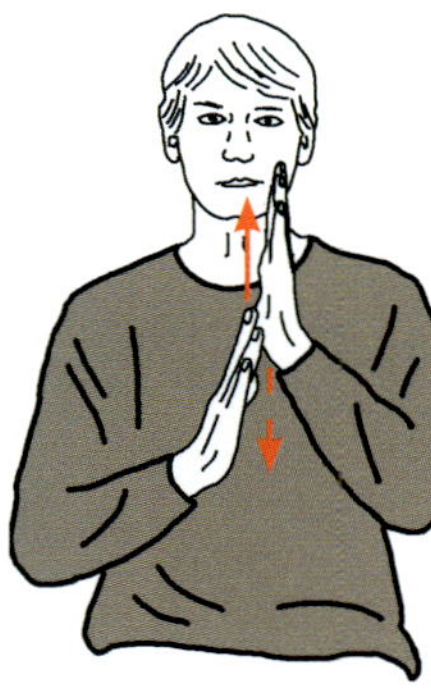

2、浴面

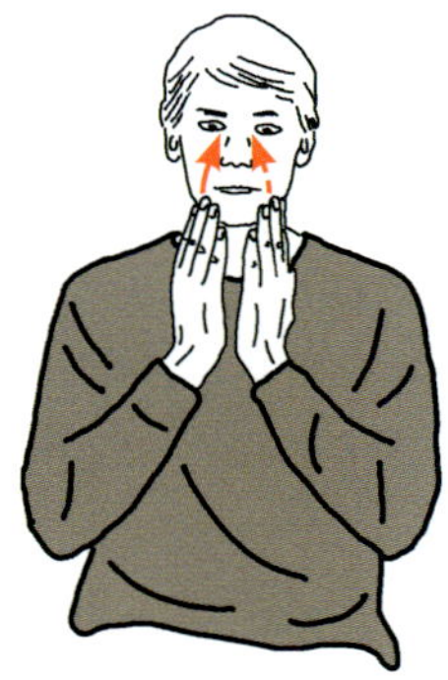

3、梳头

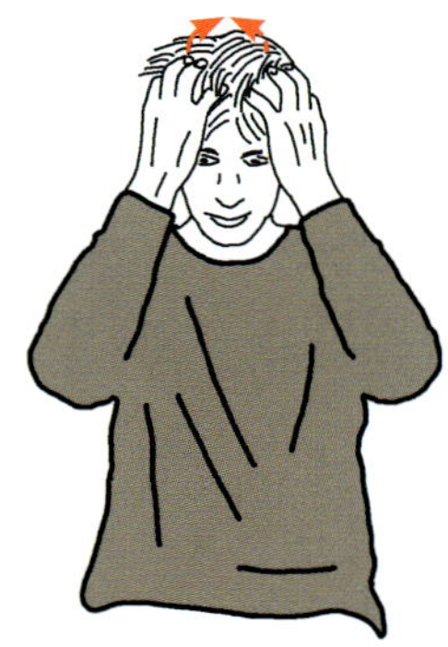

4、揉鼻

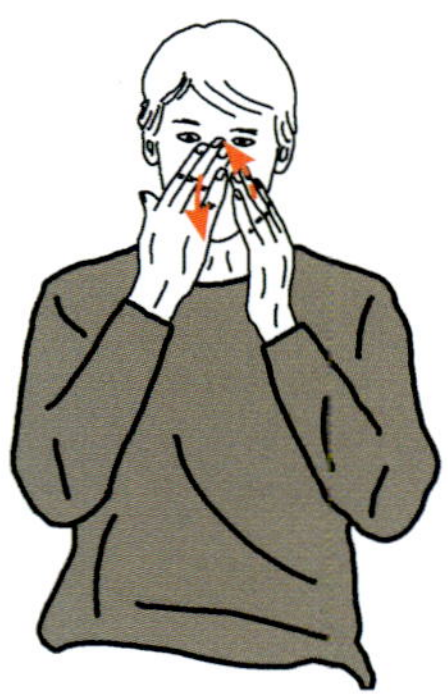

5、拉耳

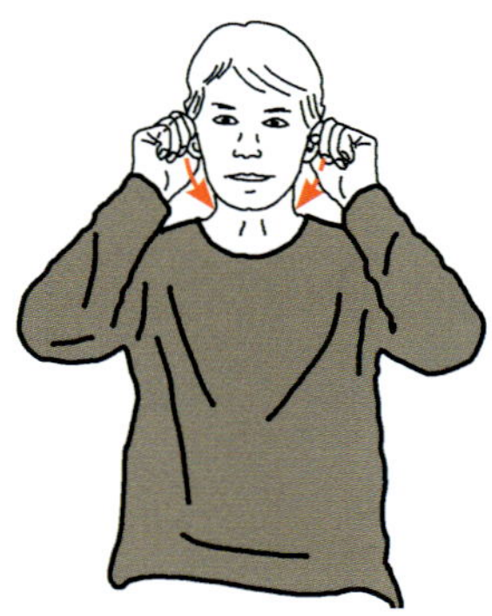

6、擦颈

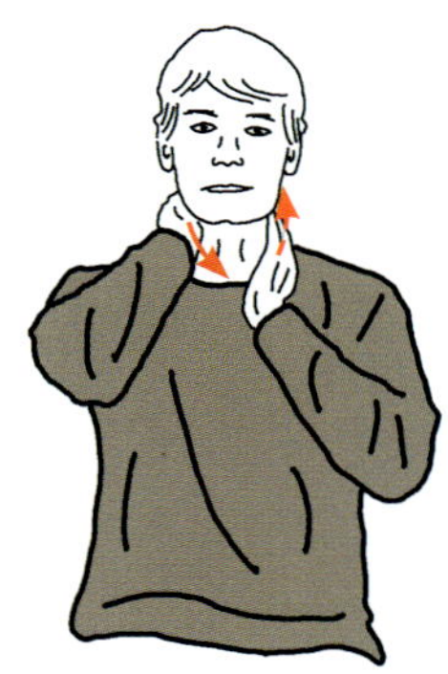

7、拍手

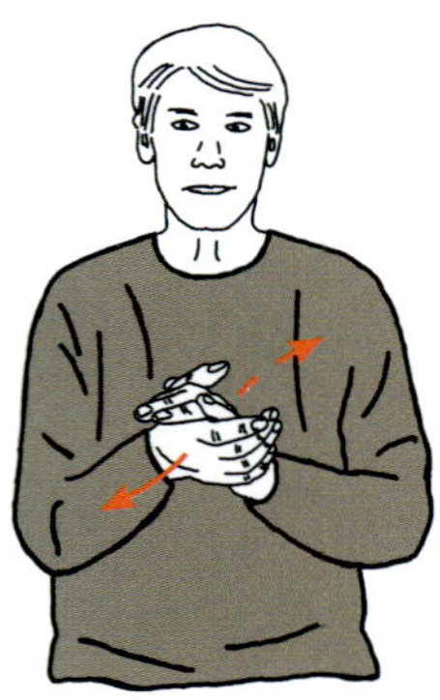

8、踏足

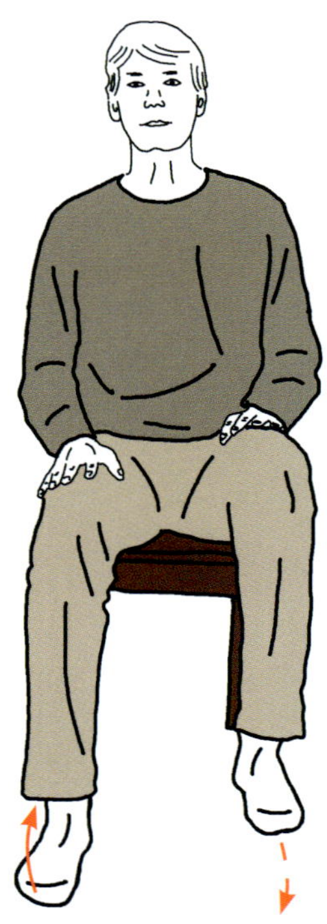

9、捏肩

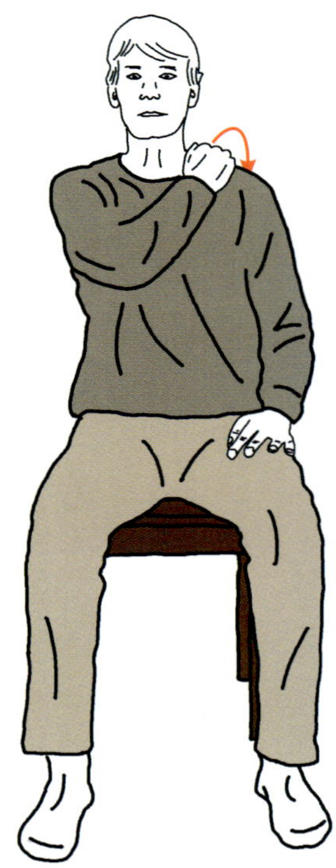

2. Übungen im Sitzen

(optional auf Rollstuhl, Stuhl oder Bank)

A) Die 16 Vorbereitungs- und Aufwärmübungen

1. Die Handflächen reiben
2. Das Gesicht massieren (von unten nach oben)
3. Den Kopf massieren (mit den Fingerspitzen von vorne nach hinten)
4. Die Nasenflügel reiben (mit den Fingerspitzen links und rechts)
5. Die Ohren ziehen (mit Daumen und Zeigefinger von oben nach unten)
6. Den Hals reiben (von vorne nach hinten)
7. In die Hände klatschen
8. Mit den Füßen abwechselnd auf der Stelle treten
9. Mit den Fingern die Schultern kneten, links und rechts

2. Exercises in Sitting Position

(in a wheel chair, on a chair or bench, optionally)

A) The 16 Preparatory and Warming up Exercises

1. Rub your palms
2. Massage your face (from downwards upwards)
3. Massage your head (with your fingertips from front to back)
4. Rub the wings of your nose (with your fingertips left and right)
5. Draw your ears (with your thumb and index finger from up above downwards)
6. Rub your neck (from front to back)
7. Clap your hands
8. Step your feet in the same place alternately
9. Knead your shoulders with your fingers, left and right

10、扩胸

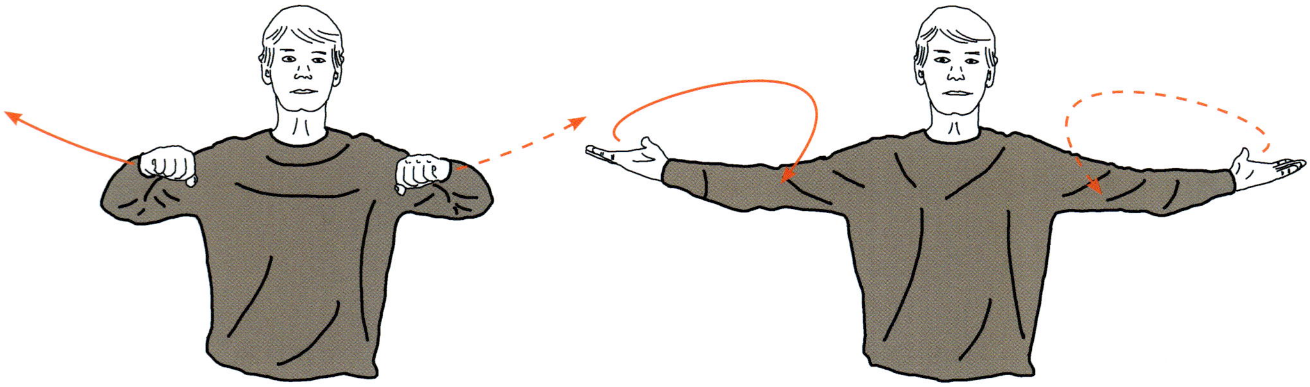

11、揉腹

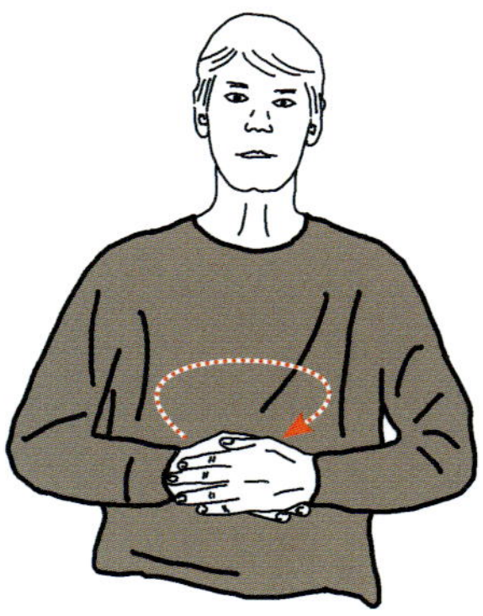

12、拍膝

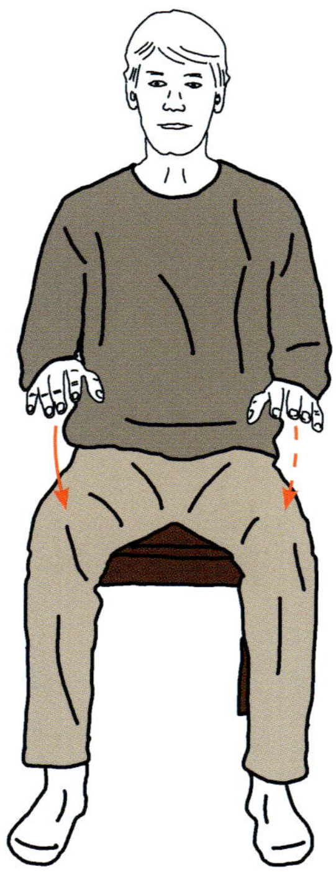

13、摇头

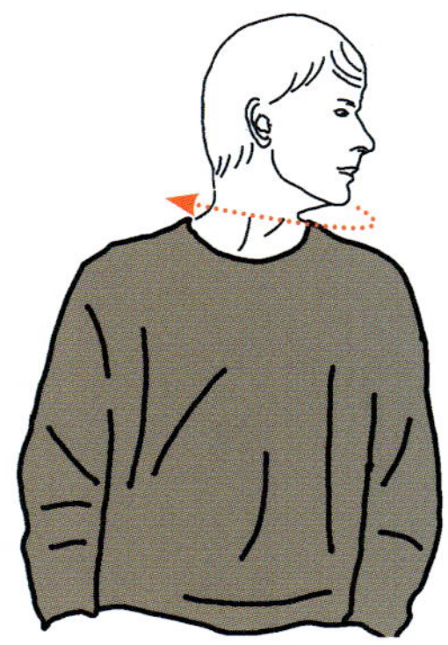

14、甩手

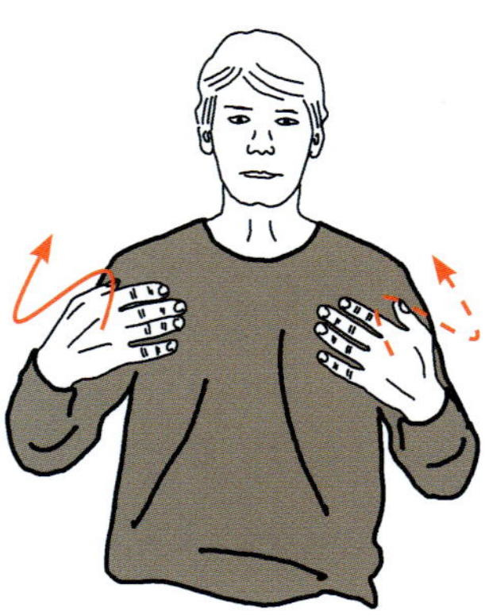

15、拍臂

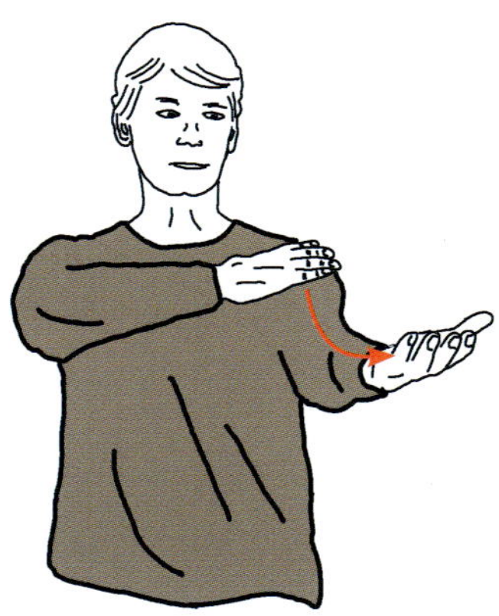

16、转腕

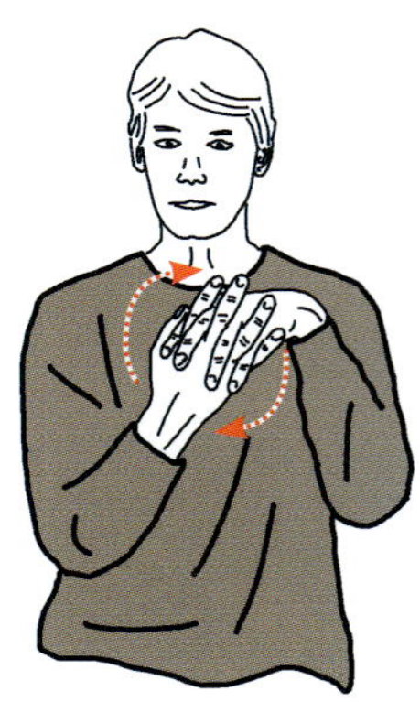

10. Die Brust herausstrecken (im Wechsel die angewinkelten und die gestreckten Arme zur Seite führen)
11. Den Bauch massieren (die Handflächen aufeinander und auf den Bauch legen, die linke Hand liegt dabei unten. Nun den Bauch im Uhrzeigersinn massieren. Anschließend die Position der Hände wechseln, die rechte Hand ist nun unten, und weiter im Uhrzeigersinn massieren)
12. Mit den Händen auf die Knie klopfen
13. Den Kopf nach links und rechts drehen
14. Die Hände ausschütteln
15. Den linken Arm nach vorne strecken (Handfläche schaut nach oben) und ihn mit der rechten Hand, von der Schulter beginnend, nach unten bis zum Handgelenk klopfen. Dann das selbe mit dem rechten Arm ausführen
16. Die Finger gekreuzt ineinander legen und die Handgelenke drehend bewegen

Jede Übung wird mehrmals wiederholt beziehungsweise einige Sekunden lang ausgeführt, so dass es angenehm bleibt.

10. Put out your breast (guide your angled and your straightened arms to your sides alternately)
11. Massage your abdomen (put your palms on your abdomen, left palm underneath, massage your abdomen clockwise. Then change the position of your hands, your right palm now being underneath, and go on massaging clockwise)
12. Tap your knees with your hands
13. Turn your head to your left and right hand side
14. Shake out your hands
15. Stretch your left arm forward (your palm pointing upwards) and slap it with your right hand, beginning at your shoulder, down to your wrist. Repeat with your right arm
16. Spread your fingers and cross them, then move your wrists in a turning movement

Each exercise is repeated several times or carried out for some seconds, so that you keep feeling pleasant.

B）练习部分：16（每式可做2个8拍或4个8拍）

一、握拳展掌

（图1—5）

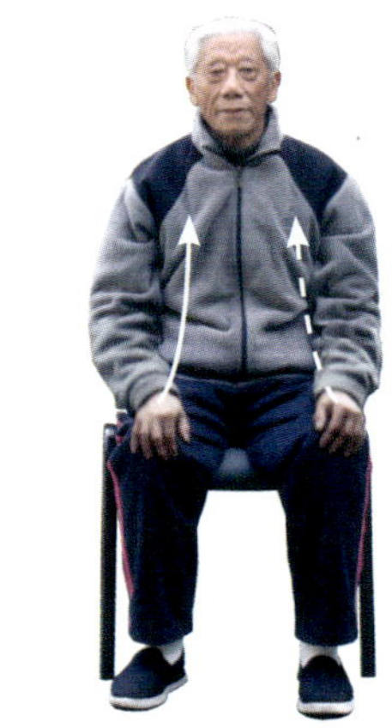

1

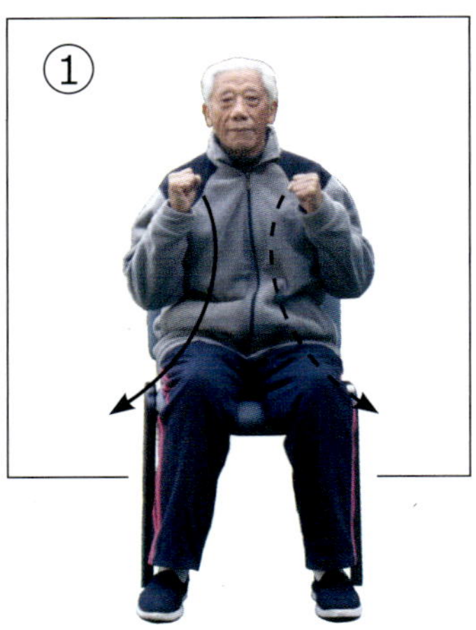

2

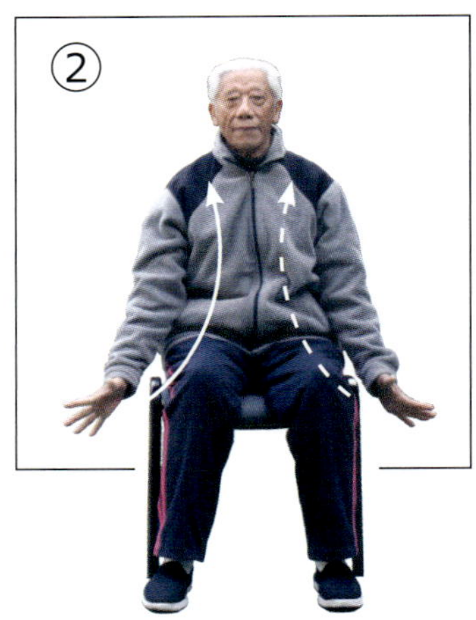

3

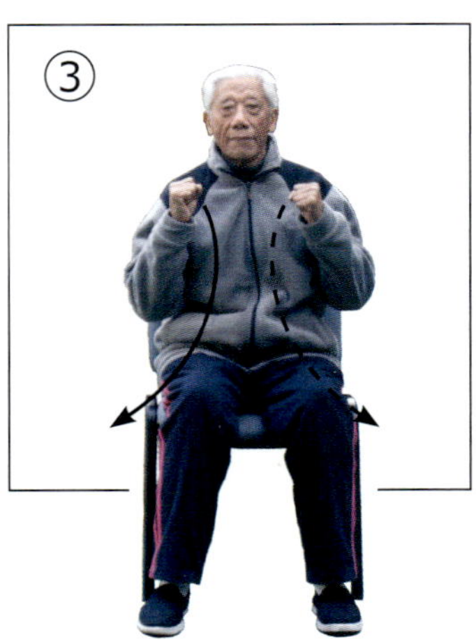

4

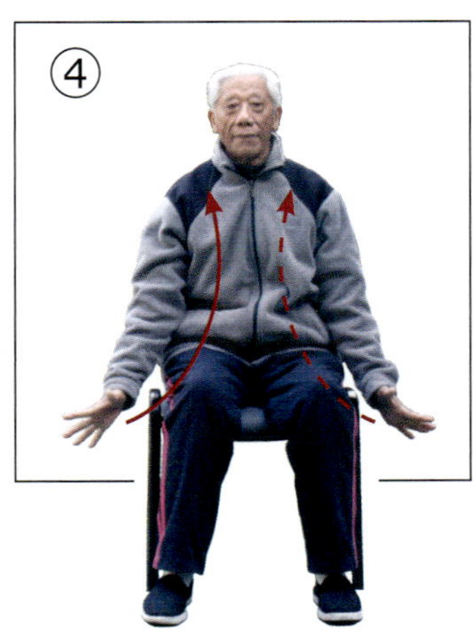

5

B) Die 16 Formen im Sitzen

Ausgangsstellung: Aufrecht sitzen, die Füße auseinander stellen. Die Handflächen ruhen auf den Knien. Siehe Bild 1.

I. Fäuste machen und die Handflächen strecken

1. Die Arme anwinkeln, die Hände vor die Brust bringen und dabei zur Faust schließen. Siehe Bild 2.
2. Anschließend die Arme nach unten zur linken und rechten Körperseite führen, dabei die Fäuste öffnen und die Finger spreizen. Siehe Bild 3.
3. Die Arme von unten ausgehend anwinkeln und vor die Brust bringen, wobei die Hände zu Fäusten geschlossen werden. Siehe Bild 4.
4. Die selbe Bewegung wie 2 wiederholen. Siehe Bild 5.

5. – 8. Die gleichen Bewegungen 1 – 4 werden wiederholt.

Die Bewegungen 1 – 8 zweimal oder viermal ausführen.

B) The 16 Forms in Sitting Position

Initial position: Sit up straight, setting your feet apart. Your palms are resting on your knees. See illustration 1.

I. Make Fists, Then Stretch Your Palms

1. Angle your arms, guiding your hands in front of your chest and closing them into fists. See illustration 2.
2. Then drop your hands down to your left and right hand sides, opening your fists, spreading your fingers. See illustration 3.
3. Angle your arms from below and guide them in front of your breast, closing your hands into fists. See illustration 4.
4. Carry out the same movement as in 2. See illustration 5.

5. – 8. The same movements 1 – 4 are repeated.

Carry out the movements 1 – 8 two or four times.

二、击点云门

（图6—8）

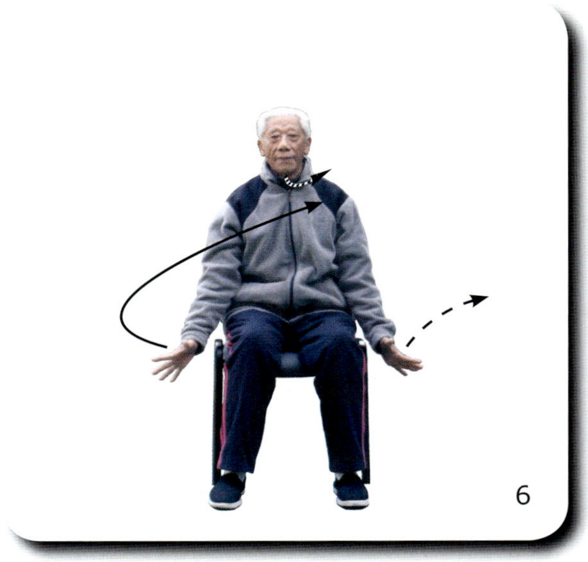

6

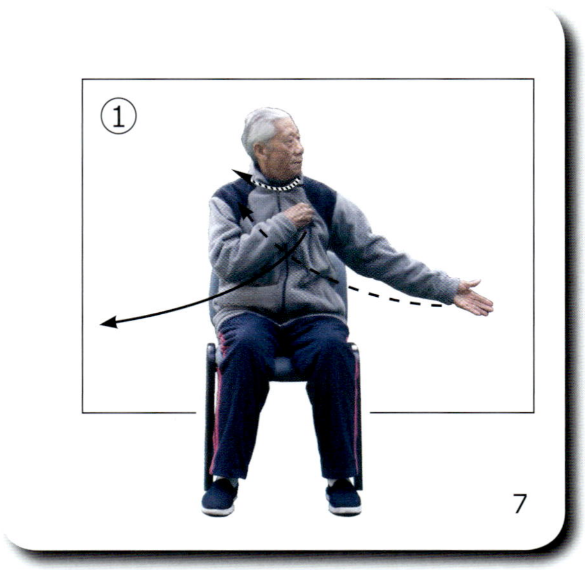

7

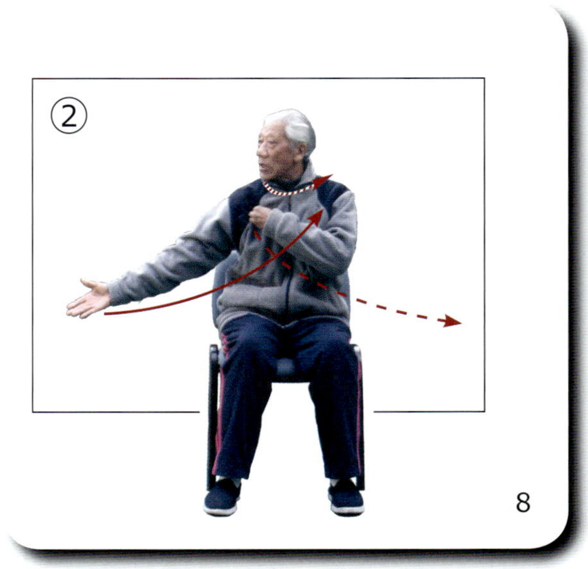

8

Ausgangsstellung: Die Endposition der Übung I ist die Startposition der Übung II. Siehe Bild 6.

II. Auf den YunMen Punkt schlagen

1. Die Finger der rechten Hand und den Daumen zur Hakenhand (GouShou) schließen, während man den Kopf nach links dreht. Anschließend den rechten Arm in einem Bogen zur linken Seite der Brust bewegen und mit GouShou auf den Punkt YunMen (oberhalb der Brust) schlagen. Gleichzeitig den linken Arm zur linken Seite auf Höhe der Hüfte führen. Den Blick dabei zur linken Hand richten. Siehe Bild 7.
2. Nun die Finger der linken Hand und den Daumen zu GouShou schließen, während der Kopf nach rechts gedreht wird und die rechte GouShou-Position der Hand sich löst. Nun den linken Arm in einem Bogen zur rechten Seite der Brust bewegen und mit GouShou auf den YunMen Punkt schlagen. Gleichzeitig den rechten Arm zur rechten Seite auf Höhe der Hüfte führen. Den Blick dabei zur rechten Hand richten. Siehe Bild 8.
3. – 8. Die gleichen Bewegungen 1 – 2 werden wiederholt.

Die Bewegungen 1 – 8 zweimal oder viermal ausführen.

Initial position: The final position of exercise I is the initial position of exercise II. See illustration 6.

II. Beat YunMen Point

1. Close the fingers and thumb of your right hand to Hookhand (GouShou) while turning your head to the left, then move your right arm in a circle to the left side of your chest and beat onto YunMen Point (above your chest) with GouShou. At the same time guide your left arm to your left hand side at hip height, moving your gaze to your left hand. See illustration 7.
2. Now close the fingers and thumb of your left hand to GouShou while turning your head to the right and undoing the right hand side GouShou position of your hand. Now move your left arm in a circle to the right hand side of your chest and beat YunMen Point, at the same time guiding your right arm to your right hand side at hip height. In doing so move your gaze to your right hand. See illustration 8.
3. – 8. The same movements 1 – 2 are repeated.

Carry out the movements 1 – 8 two or four times.

勾手 GouShou
Hakenhand
Hookhand

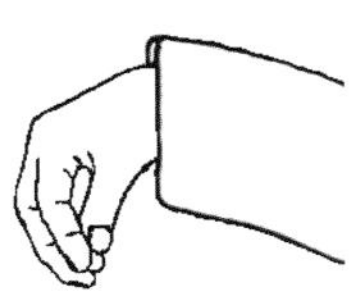

云门 YunMen
Wolkentor
Cloud Door

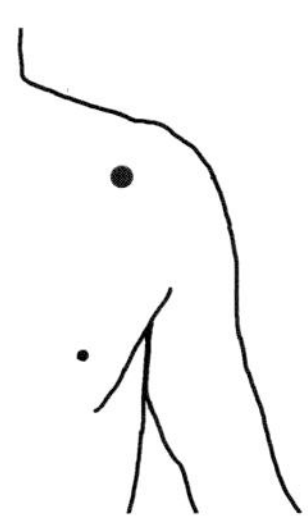

三、八字推掌

（图9—13）

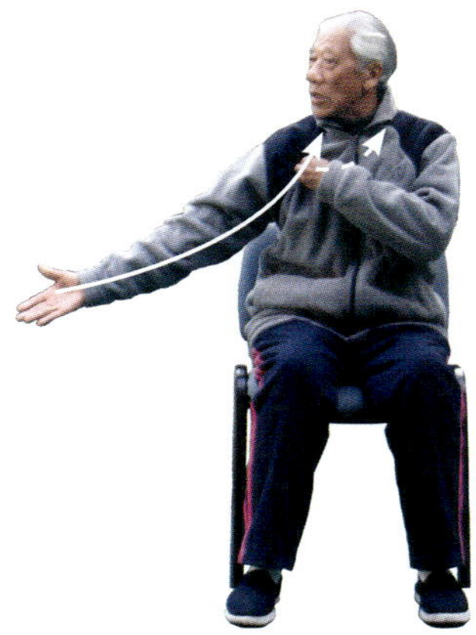

9

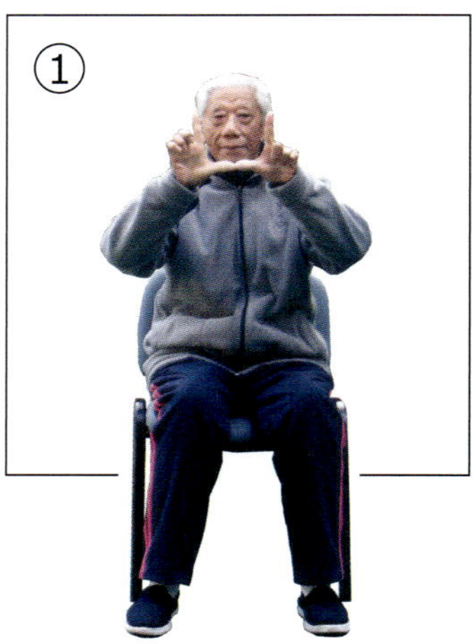

10

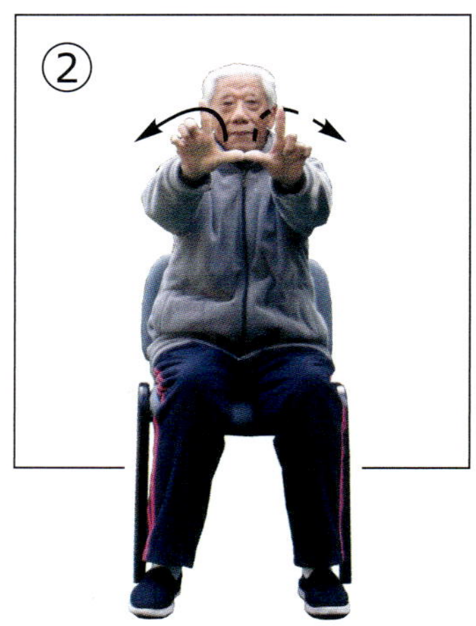

11

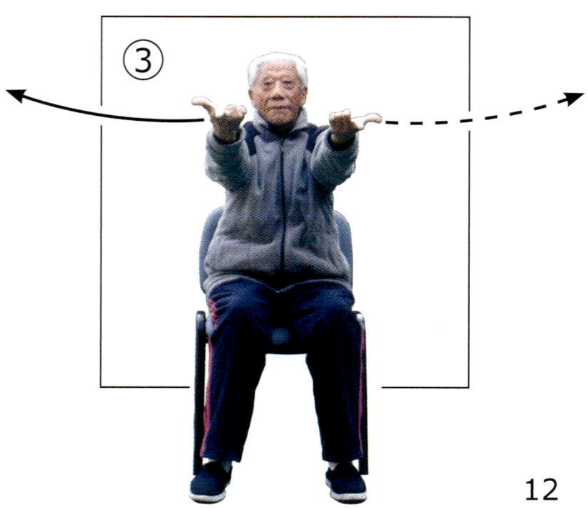

12

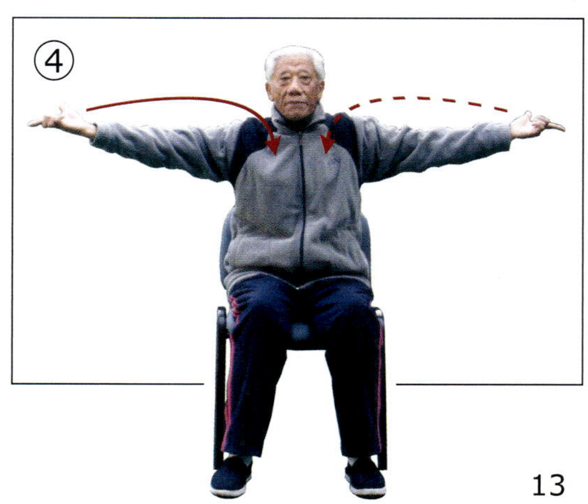

13

Ausgangsstellung: Von der Endposition der Übung II aus (Bild 9) den Kopf nach vorne drehen.

III. Mit BaZi Hände nach vorne strecken

1. Beide Hände in Kinnhöhe bringen, so dass die Handinnenflächen nach vorne schauen und die Daumen sich berühren. Die Hände machen dabei das chinesische Zeichen für die Acht (BaZi), das heißt, der Daumen wird vom gestreckten Zeigefinger weggespreizt. Die restlichen Finger werden am zweiten Fingerglied eingerollt. Siehe Bild 10.
2. Anschließend die Arme auf Schulterhöhe nach vorne strecken. Siehe Bild 11.
3. Dann die Hände in die Waagerechte bringen und die Arme um 180° drehen (Handflächen nach oben). Siehe Bild 12.
4. Die gestreckten Arme weiter zu den Seiten führen. Siehe Bild 13. BaZi durchweg beibehalten.

5. – 8. Die gleichen Bewegungen 1 – 4 werden wiederholt.

Die Bewegungen 1 – 8 zweimal oder viermal ausführen.

Initial position: Starting at the final position of exercise II (illustration 9), turn your head to the front.

III. Stretch Your Hands to the Front in BaZi Position

1. Guide both your hands to chin height so that your palms point to the front and your thumbs touch each other. Your hands are forming the Chinese sign for eight (BaZi), meaning your thumb is spread off your forefinger in a right angle. Roll in your other fingers at your second knuckle-joint. See illustration 10.
2. Next stretch your arms to the front at shoulder height. See illustration 11.
3. Then move your hands into horizontal position and turn your arms by 180° (palms upwards). See illustration 12.
4. Guide your stretched arms to your sides. See illustration 13. Keep up BaZi all the time.

5. – 8. The same movements 1 – 4 are repeated.

Carry out the movements 1 – 8 two or four times.

八字 BaZi
Chinesisches Zeichen für die Acht
Chinese sign for eight

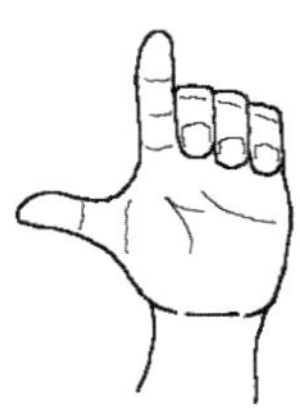

四、大雁飞翔
（图 14—18）

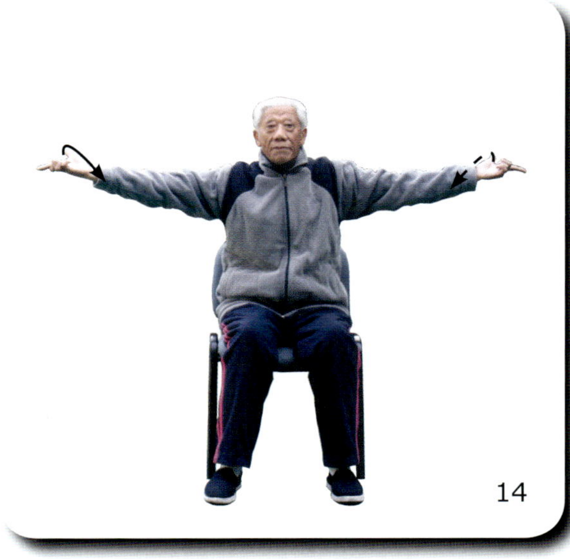

14

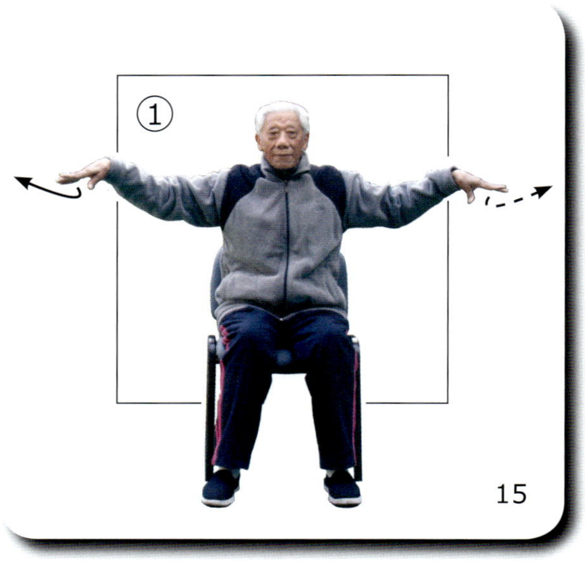

15

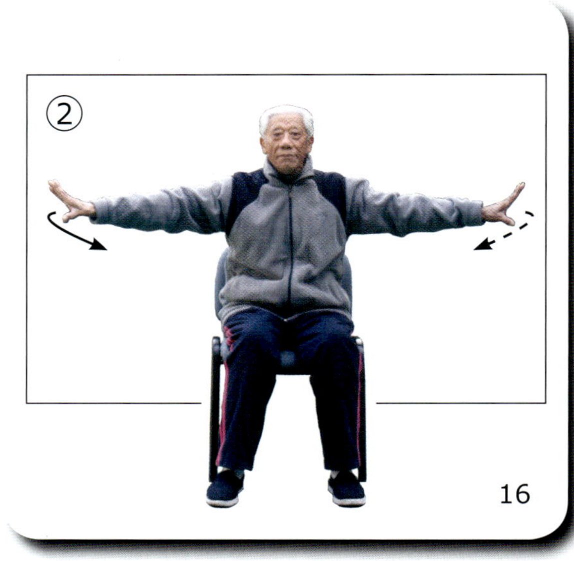

16

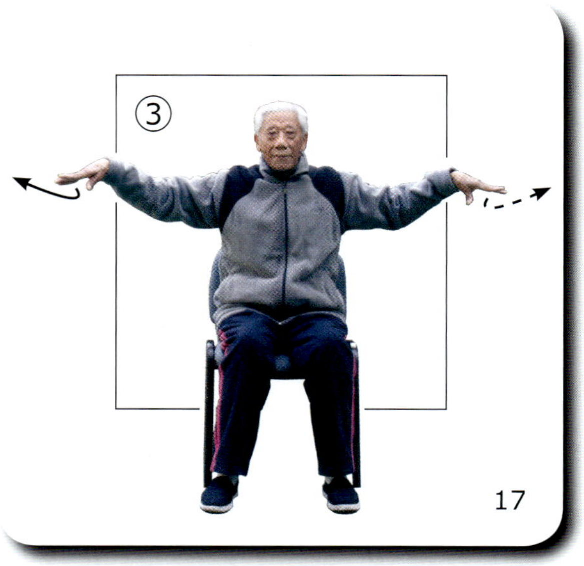

17

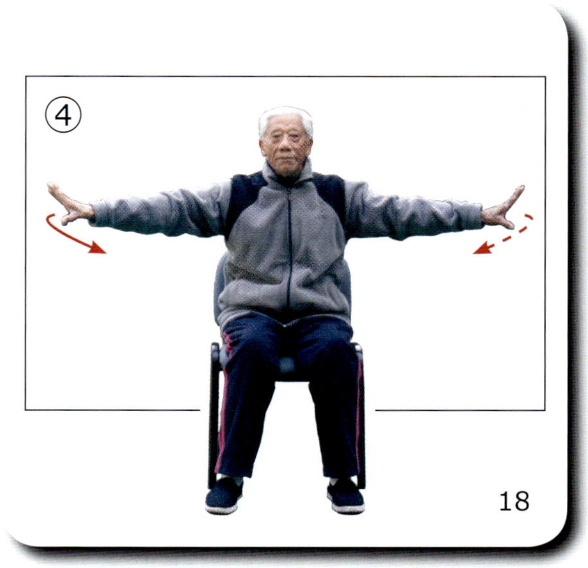

18

Ausgangsstellung: Von der Endposition der Übung III aus (Bild 14) die Handposition BaZi lösen und die Arme um 180° drehen.

IV. Wildgänse fliegen

1. Die zur Seite gestreckten Arme leicht anwinkeln und die Hände locker nach unten hängen lassen. Siehe Bild 15.
2. Die Handflächen aufrichten und seitlich nach außen schieben. Siehe Bild 16.
3. Die gestreckten Arme wieder leicht anwinkeln und die Hände locker nach unten hängen lassen. Siehe Bild 17.
4. Die selbe Bewegung wie 2 ausführen. Siehe Bild 18.
5. – 8. Die gleichen Bewegungen 1 – 4 werden wiederholt.

Die Bewegungen 1 – 8 zweimal oder viermal ausführen.

Initial position: Starting at the final position of exercise III (illustration 14), undo BaZi hand position and turn your arms by 180°.

IV. Wild Geese Are Flying

1. Slightly angle your side-stretched arms, your hands dangling loosely. See illustration 15.
2. Then raise your palms upright and shove them outside to both your sides. See illustration 16.
3. Slightly angle your side-stretched arms again, your hands dangling loosely. Illustration 17.
4. Carry out the same movement as in 2. See illustration 18.
5. – 8. The same movements 1 – 4 are repeated.

Carry out the movements 1 – 8 two or four times.

五、秋风扫叶

（图19—23）

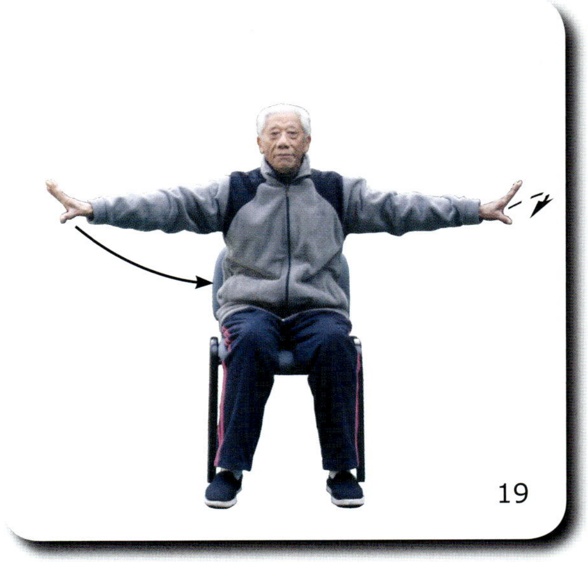

19

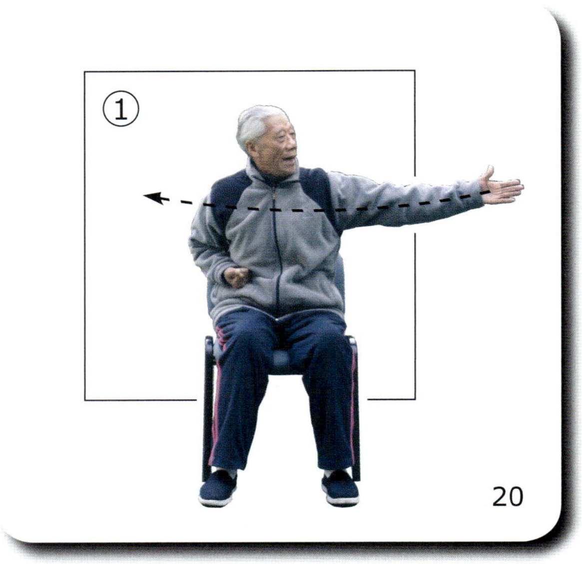

20

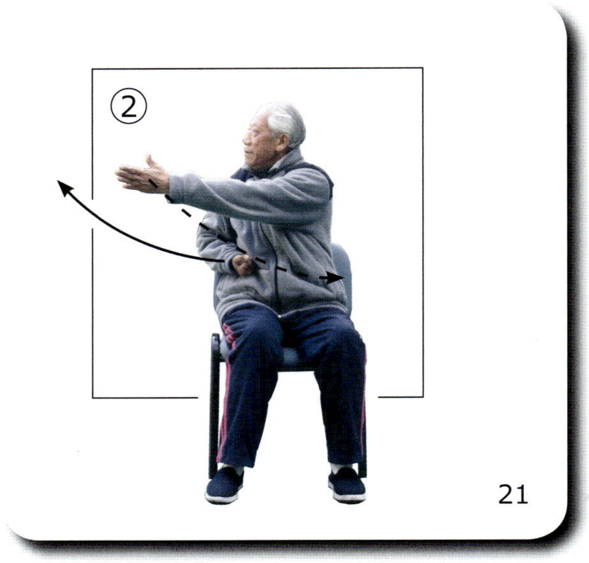

21

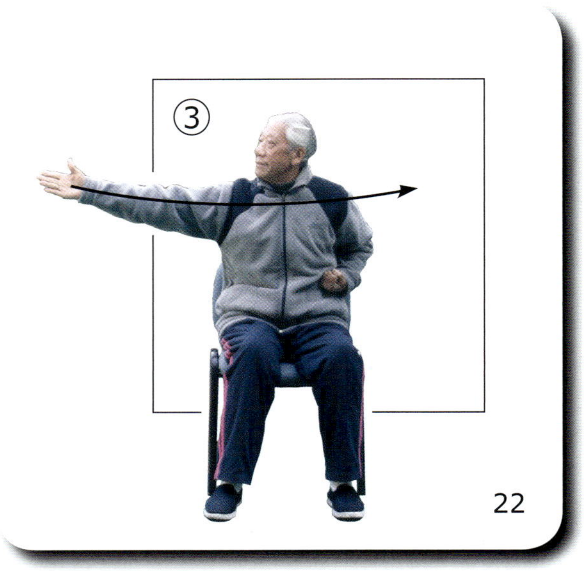

22

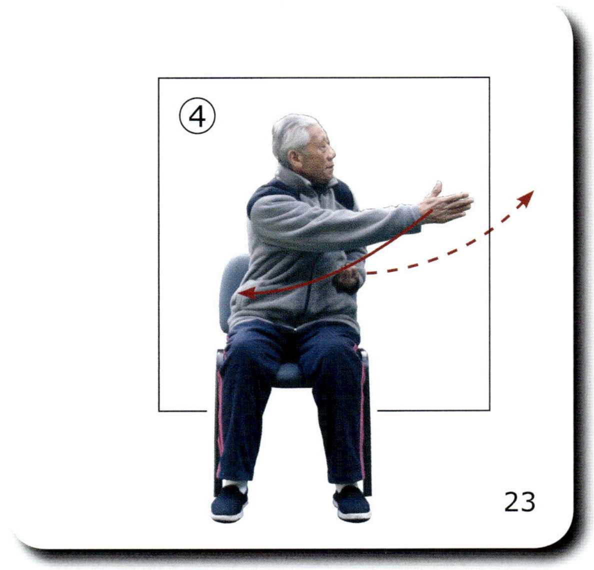

23

Ausgangsstellung: Die Endposition der Übung IV ist die Startposition der Übung V. Siehe Bild 19.

V. Der Herbstwind fegt die Blätter

1. Die rechte Hand zur Faust schließen und an die rechte Taille legen. Gleichzeitig die linke Hand und somit den ganzen Arm auf Schulterhöhe in die Horizontale bringen, die Handfläche schaut nach vorne. Der Blick geht dabei zur linken Hand. Siehe Bild 20.
2. Den linken Arm auf Höhe der Schultern von links nach rechts führen. Der Arm bleibt dabei gestreckt und der Blick folgt der Bewegung des Armes. Siehe Bild 21.
3. Nun die linke Hand zur Faust schließen und an die linke Taille legen. Den rechten Arm nach rechts bis auf Schulterhöhe anheben. Der Blick geht dabei zur rechten Hand, der Handrücken schaut nach hinten. Siehe Bild 22.
4. Anschließend den rechten Arm auf Höhe der Schultern von rechts nach links führen. Der Arm bleibt dabei gestreckt und der Blick folgt der Bewegung des Armes. Siehe Bild 23.

5. – 8. Die gleichen Bewegungen 1 – 4 werden wiederholt.
Die Bewegungen 1 – 8 zweimal oder viermal ausführen.

Initial position: The final position of exercise IV is the initial position of exercise V. See illustration 19.

V. The Autumn Wind Sweeps the Leaves

1. Shut your right hand into a fist and put it to your right waistline. At the same time move your left hand and thus your arm into horizontal position at shoulder height, your palm facing to the front. Your gaze moves to your left hand side. See illustration 20.
2. Guide your left arm from left to right at shoulder height, your arm remaining straight, your eyes following the movement of your arm. See illustration 21.
3. Now shut your left hand into a fist and put it to your left waistline. Lift your right arm to your right hand side to shoulder height. Your eyes follow your right hand, the back of your hand pointing backwards. See illustration 22.
4. Then guide your right arm from right to left at shoulder height, your arm remaining straight and your eyes following the movement of your arm. See illustration 23.

5. – 8. The same movements 1 – 4 are repeated.
Carry out the movements 1 – 8 two or four times.

六、双手推磨

（图24—30）

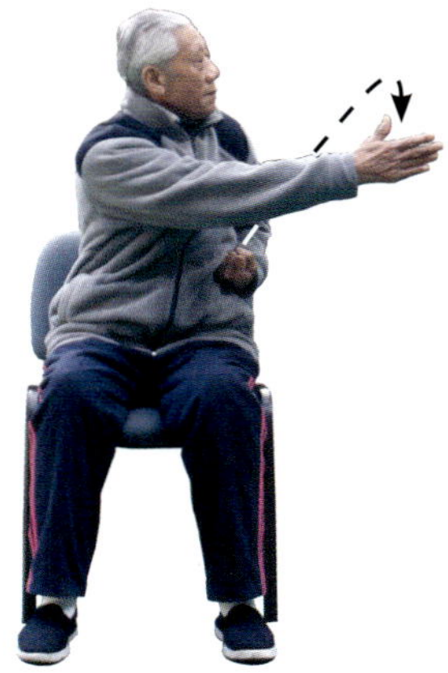
24

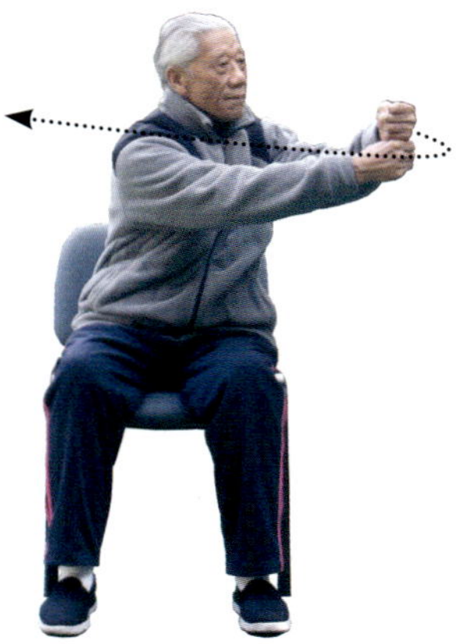
25

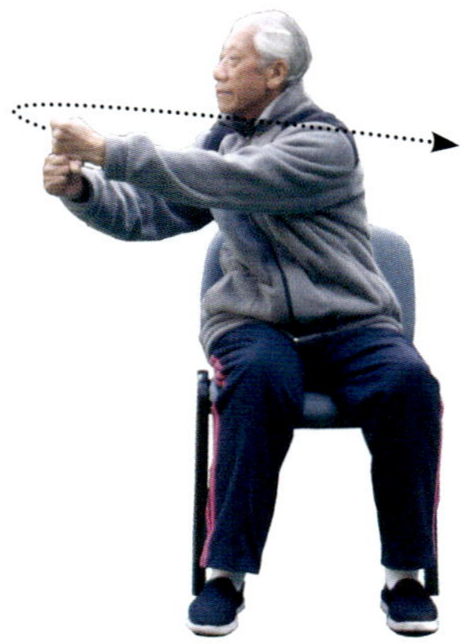
26

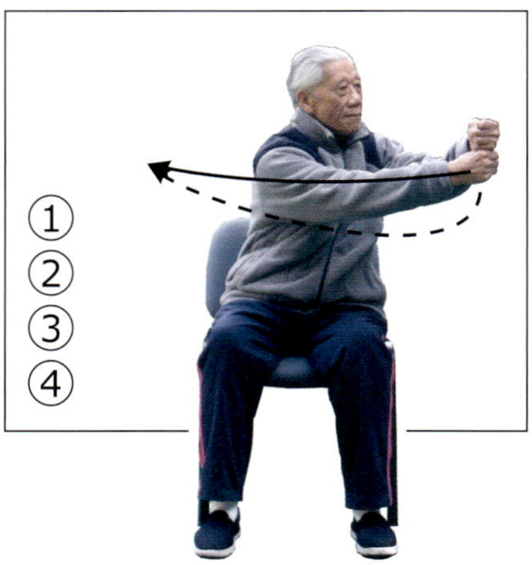

27

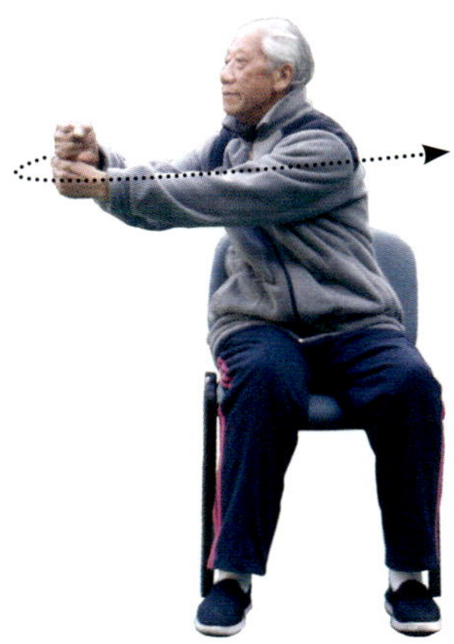
28

Ausgangsstellung: Die Endposition der Übung V ist die Startposition der Übung VI. Siehe Bild 24.

VI. Mit den Händen den Mahlstein drehen

1. – 4. Die rechte Hand zur Faust schließen und die linke Faust auf die rechte Faust legen. Die Fäuste stehen aufrecht aufeinander und befinden sich an der linken Seite. Anschließend die Fäuste kreisförmig zur rechten Seite, dann weiter im Kreis zurück nach links führen. Der Blick folgt der Bewegung. Die selbe Bewegung noch dreimal wiederholen. Siehe Bilder 25 – 27.

5. – 8. Am Ende der vierten Kreisbewegung die Position der Fäuste wechseln (rechte Faust oben) und sie zur rechten Seite bringen. Die Bewegung nun zur anderen Seite ausführen. Siehe Bilder 28 – 30.

Die Bewegungen 1 – 8 zweimal oder viermal ausführen.

Initial position: The final position of exercise V is the initial position of exercise VI. See illustration 24.

VI. Turn the Grindstone with Your Hands

1. – 4. Close your right hand into a fist and put your left fist onto your right one. Your fists are positioned upright onto each other at your left hand side. Then guide your fists to your right hand side in a circle and back to the left, circlewise. Your gaze follows the movement. Repeat the same movement three times. See illustrations 25 – 27.

5. – 8. At the end of the fourth circle change the position of your fists (right fist above) and guide them to your right hand side . Carry out the movement to the other side. See illustrations 28 – 30.

Carry out the movements 1 – 8 two or four times.

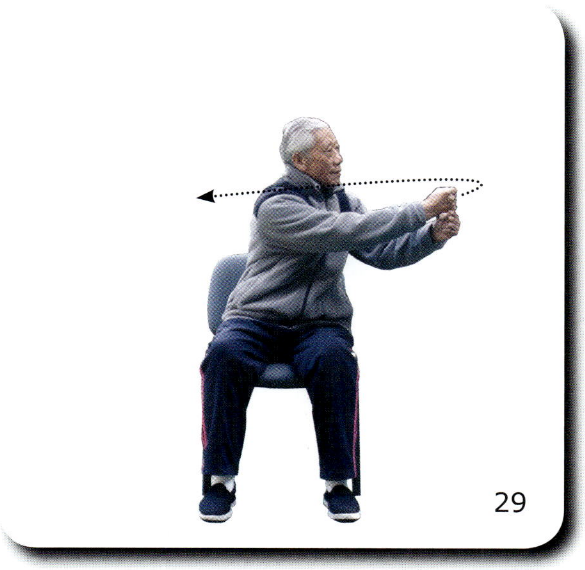
29

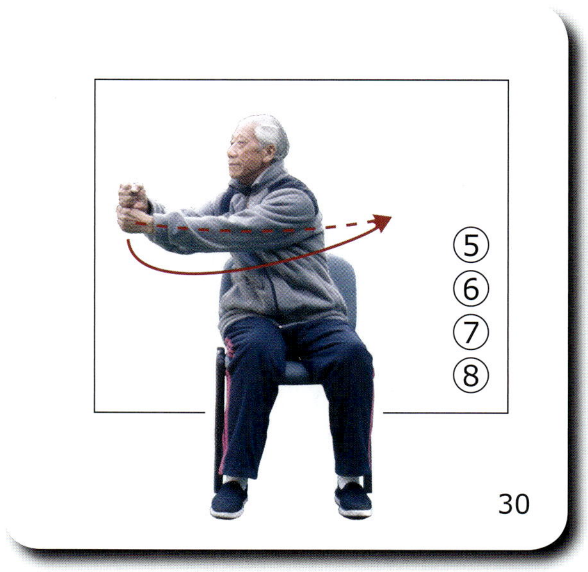

30

七、渔翁撒网

（图31—35）

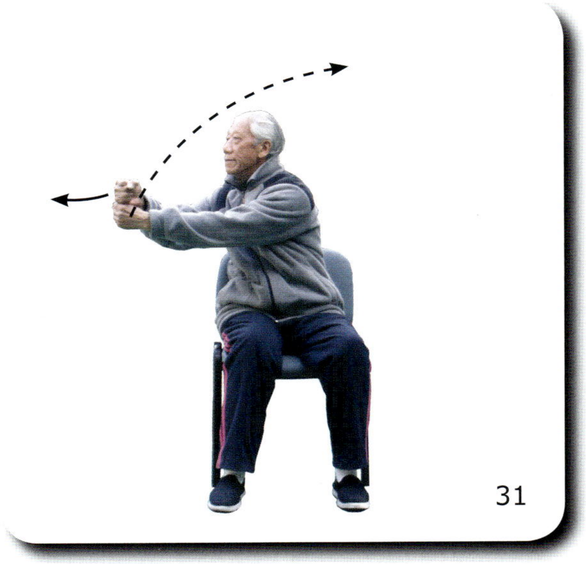

31

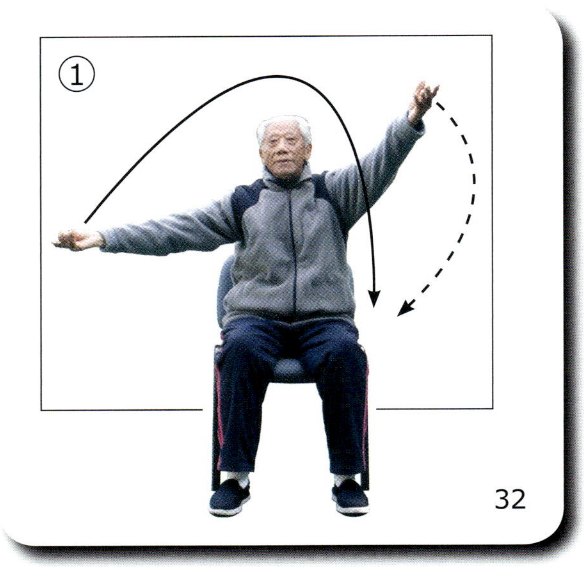

32

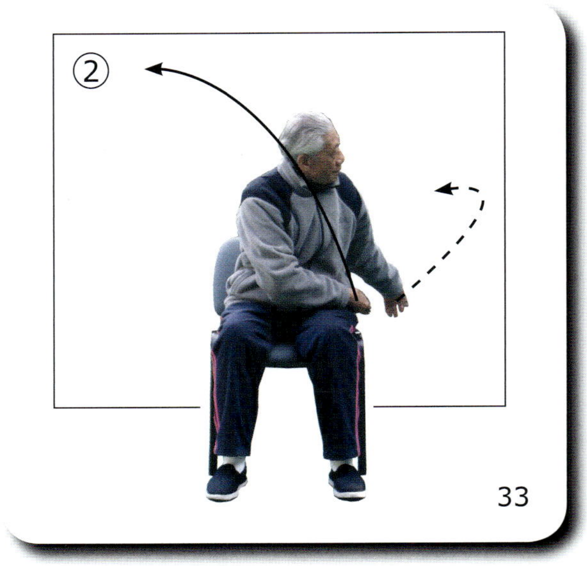

33

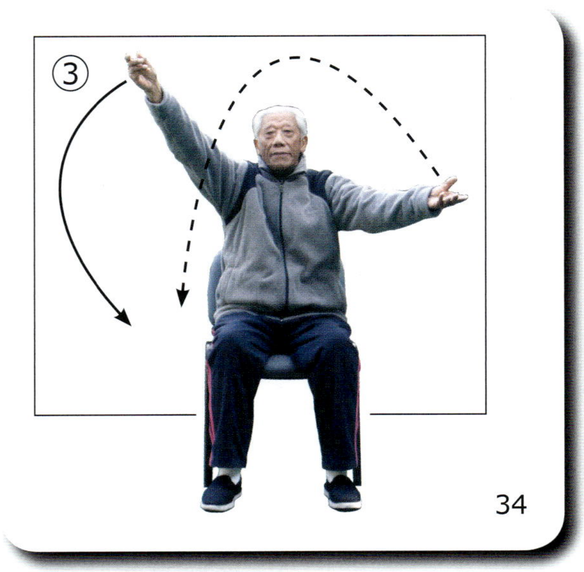

34

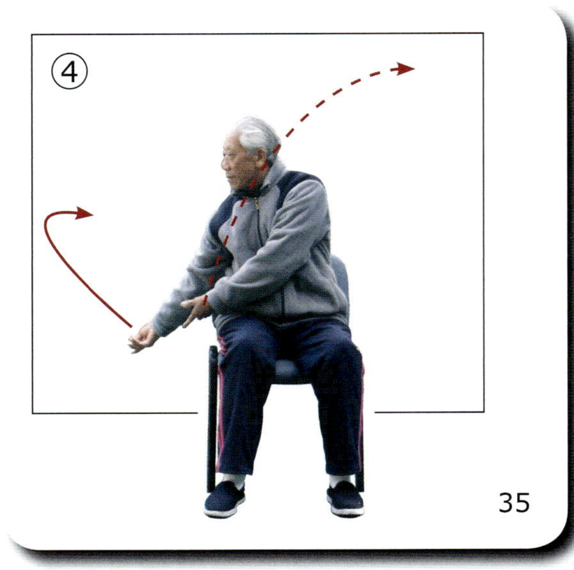

35

Ausgangsstellung: Die Endposition der Übung VI ist die Startposition der Übung VII. Siehe Bild 31. Die Fäuste öffnen und den Kopf nach vorne drehen.

VII. Der Fischer wirft das Fangnetz aus

1. Beide Arme nach unten zur rechten Körperseite bringen. Den linken Arm in einem großen Bogen von rechts nach links oben und vorne über den Kopf führen. Gleichzeitig den rechten Arm nach rechts vorne führen. Siehe Bild 32.
2. Den linken Arm in einem großen Bogen weiter zur linken Seite und nach unten führen. Gleichzeitig den rechten Arm ebenfalls in einem großen Bogen über den Kopf von rechts nach links unten führen. Den Blick am Ende der Bewegung auf die Hände richten. Siehe Bild 33.
3. Den rechten Arm in einem großen Bogen von links unten nach rechts oben und vorne über den Kopf führen. Gleichzeitig den linken Arm nach links vorne führen und den Blick nach vorne richten. Siehe Bild 34.
4. Den rechten Arm in einem großen Bogen weiter zur rechten Seite und nach unten führen. Gleichzeitig den linken Arm ebenfalls in einem großen Bogen über den Kopf von links nach rechts unten führen. Den Blick am Ende der Bewegung auf die Hände richten. Siehe Bild 35.

5. – 8. Die gleichen Bewegungen 1 – 4 werden wiederholt.

Die Bewegungen 1 – 8 zweimal oder viermal ausführen.

Initial position: The final position of exercise VI is the initial position of exercise VII. See illustration 31. Open your fists and turn your head to the front.

VII. The Fisherman Casts His Net

1. Guide both arms downwards to your right hand side. Guide your left arm in a wide circle from right to left upwards above your head and to the front. At the same time guide your right arm to the right hand side front. See illustration 32.
2. Guide your left arm on to your left hand side and down in a wide circle. At the same time guide your right arm likewise above your head from right to left downwards in a wide circle. At the end of the movement turn your gaze to your hands. See illustration 33.
3. Guide your right arm in a wide circle above your head from downwards at your left hand side upwards and front at your right hand side. At the same time guide your left arm to your left front and turn your gaze to the front. See illustration 34.
4. Guide your right arm on to your right hand side and down in a wide circle. At the same time guide your left arm likewise above your head from left to right downwards in a wide circle. At the end of the movement turn your gaze to your hands. See illustration 35.

5. – 8. The same movements 1 – 4 are repeated.

Carry out the movements 1 – 8 two or four times.

八、踢腿拍脚

（图36—41）

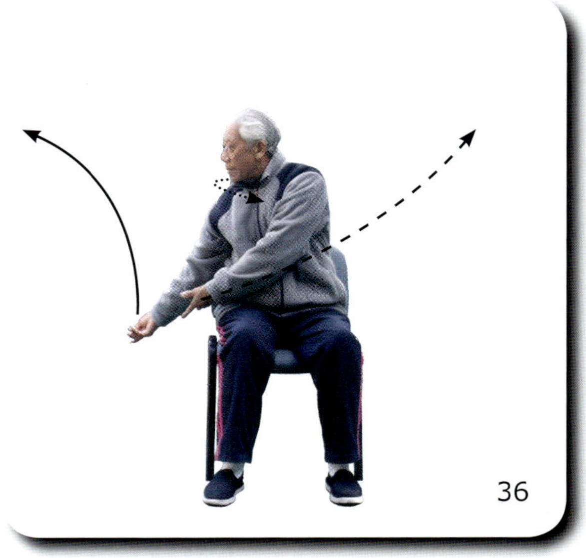

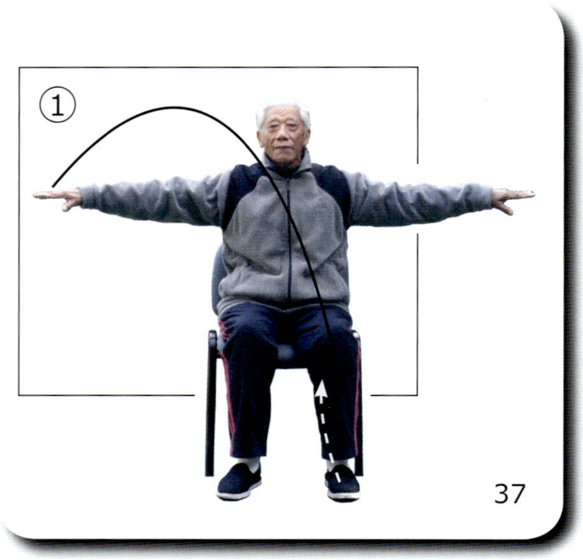

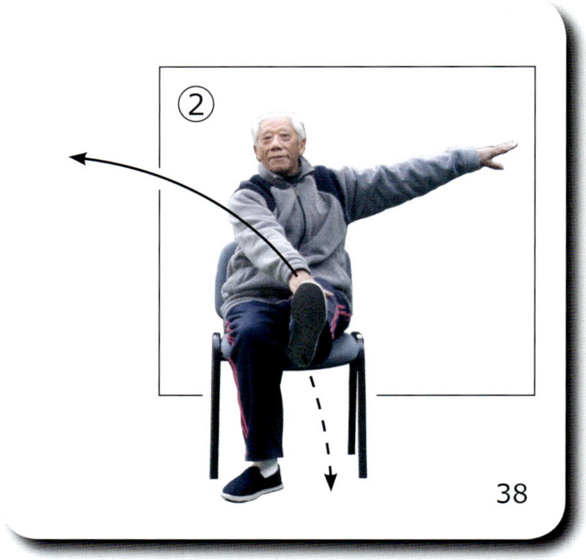

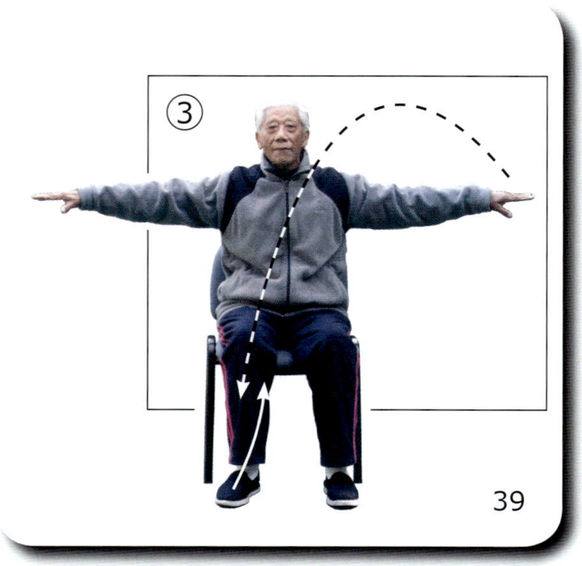

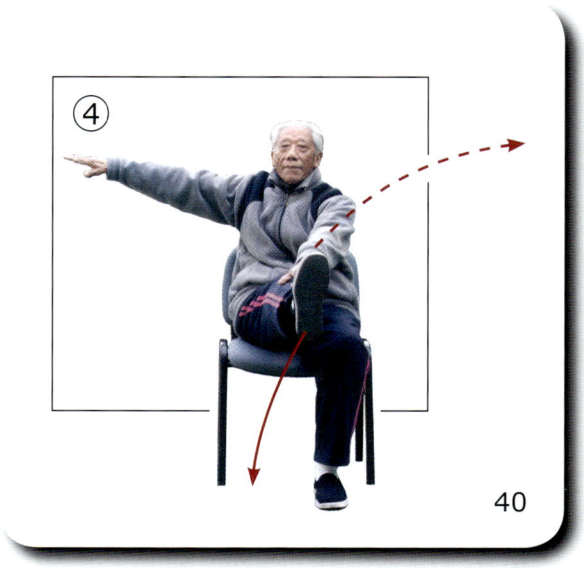

Ausgangsstellung: Von der Endposition der Übung VII aus (Bild 36) den Kopf wieder nach vorne drehen.

VIII. Das Bein heben und mit der Hand auf den Fuß schlagen

1. Die Arme zu den Seiten auf Schulterhöhe bringen (Handflächen nach unten). Siehe Bild 37.
2. Anschließend das linke Bein heben und gleichzeitig in einem großen Bogen mit der rechten Handfläche auf den linken Fuß schlagen (bzw. möglichst weit in Richtung des Fußes). Bild 38.
3. Den rechten Arm und das linke Bein zurück zur Ausgangsposition bringen. Siehe Bild 39.
4. Nun das rechte Bein heben und gleichzeitig in einem großen Bogen mit der linken Handfläche auf den rechten Fuß schlagen. Siehe Bild 40.

5. – 8. Die gleichen Bewegungen 1 – 4 werden wiederholt.

Die Bewegungen 1 – 8 zweimal oder viermal ausführen. Am Ende der Übung den linken Arm und das rechte Bein zurück zur Ausgangsposition bringen. Siehe Bild 41.

Initial position: Starting at the final position of exercise VII (picture 36), turn your head to the front.

VIII. Lift Your Leg and Slap Your Foot with Your Hand

1. Guide your arms to your sides at shoulder height (palms downwards). See illustration 37.
2. Then lift your left leg and at the same time slap your left foot with your right palm, carrying out a wide circle (or slap into the direction of your left foot). See illustration 38.
3. Guide your right arm and your left leg back to the initial position. See illustration 39.
4. Now lift your right leg and at the same time slap your right foot with your left palm, carrying out a wide circle. See illustration 40.

5. – 8. The same movements 1 – 4 are repeated.

Carry out the movements 1 – 8 two or four times. At the end of the exercise guide your left arm and your right leg back to the initial position. See illustration 41.

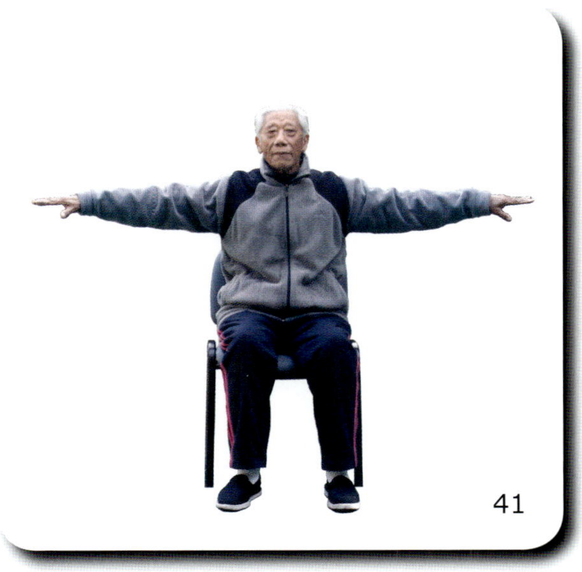

41

九、击打伏兔
（图42—45）

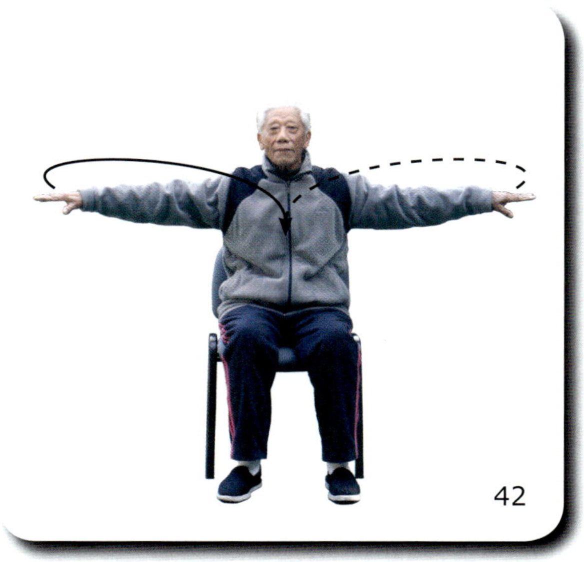

42

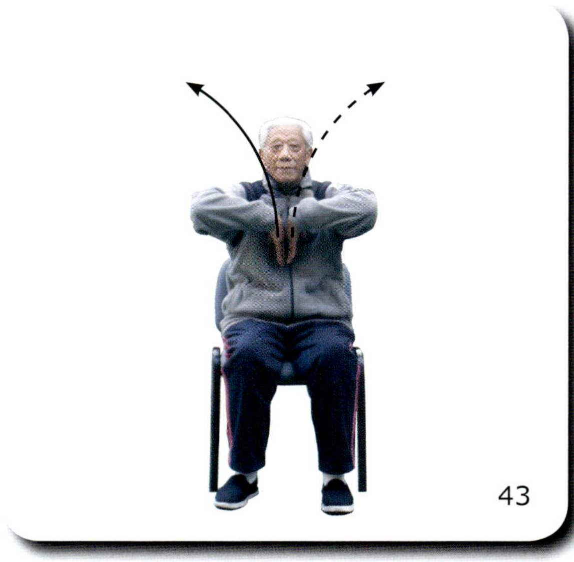

43

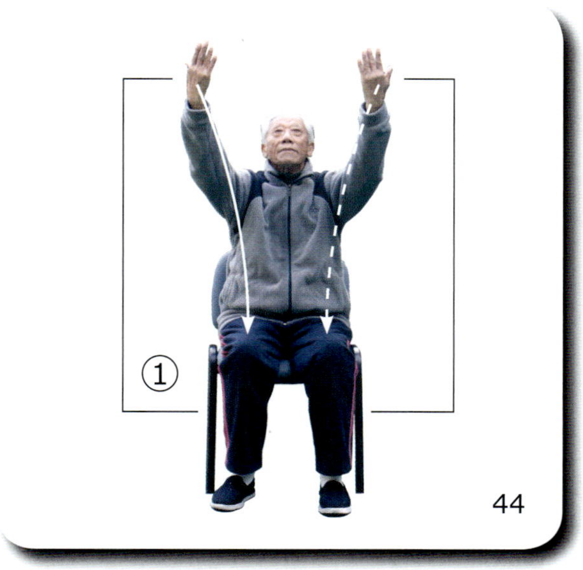

44

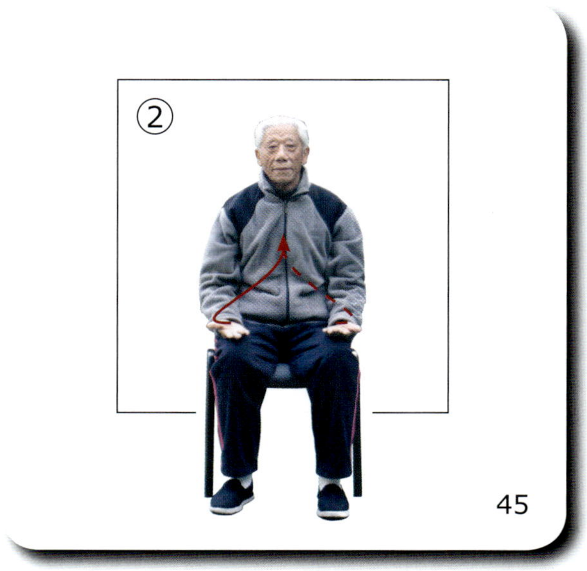

45

Ausgangsstellung: Die Endposition der Übung VIII ist die Startposition der Übung IX. Siehe Bild 42.

IX. Auf den FuTu Punkt schlagen

1. Die Handrücken auf Brusthöhe aneinander legen, die Fingerspitzen zeigen nach unten. Anschließend die Hände weiter nach oben über den Kopf bringen, dabei die Handrücken voneinander lösen und die Arme schulterbreit auseinanderführen. Siehe Bilder 43 und 44.
2. Die Arme nun fallen lassen und mit den Handrücken jeweils auf den Punkt FuTu (etwas oberhalb des Knies) schlagen. Siehe Bild 45.
3. – 8. Die gleichen Bewegungen 1 – 2 werden wiederholt.

Die Bewegungen 1 – 8 zweimal oder viermal ausführen.

Initial position: The final position of exercise VIII is the initial position of exercise IX. See illustration 42.

IX. Slap FuTu Point

1. Put the backs of your hands next to each other at breast height, fingertips downwards. Then guide your hands further up above your head, taking the backs of your hands off each other and spreading your arms to shoulder breadth. See illustrations 43 and 44.
2. Now drop your arms and slap FuTu Points (somewhat above your knees) with the backs of your hands. See illustration 45.
3. – 8. The same movements 1 – 2 are repeated.

Carry out the movements 1 – 8 two or four times.

伏兔 FuTu
Versteckter Hase
Crouching Rabbit

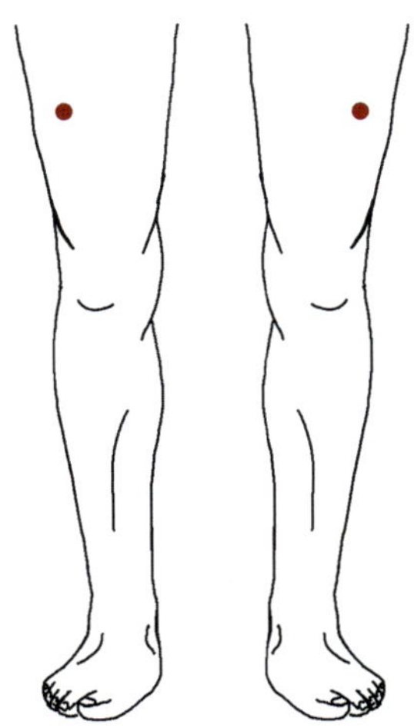

十、揉擦精门

（图46—50）

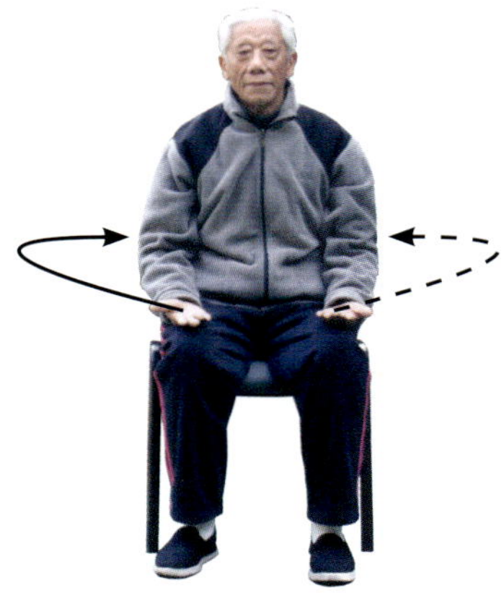

46

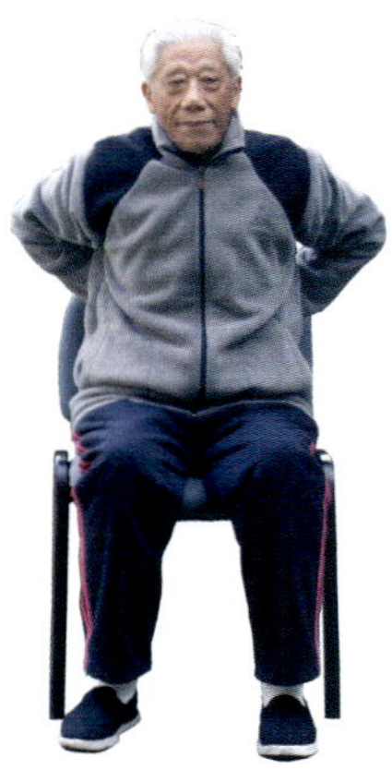

47

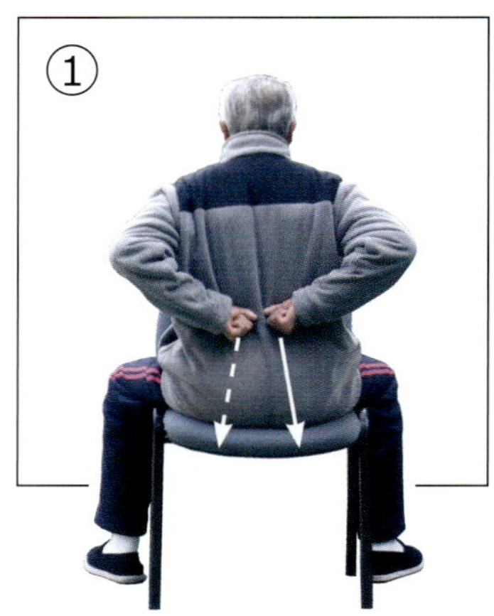

48

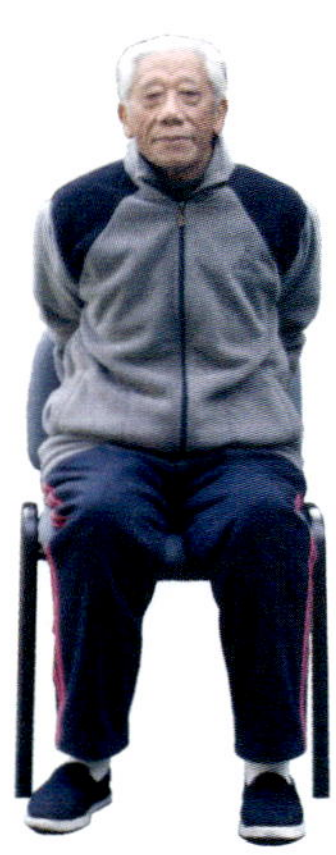

49

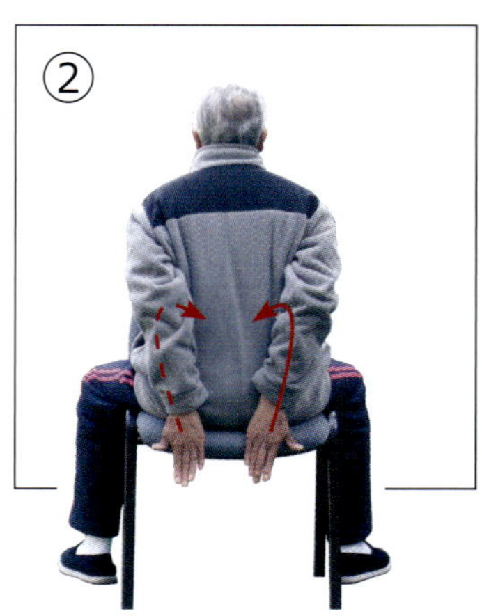

50

Ausgangsstellung: Die Endposition der Übung IX ist die Startposition der Übung X.
Siehe Bild 46.

X. Den JingMen Punkt reiben

1. Die Hände zu Fäusten schließen und so auf die Taille am Rücken legen, dass Daumen und Zeigefinger anliegen. Siehe Bilder 47 und 48.
2. Mit den Fäusten nach unten reiben und am Ende der Bewegung die Fäuste wieder öffnen. Siehe Bilder 49 und 50.
3. – 8. Die gleichen Bewegungen 1 – 2 werden wiederholt.

Die Bewegungen 1 – 8 zweimal oder viermal ausführen.

Initial position: The final position of exercise IX is the initial position of exercise X.
See illustration 46.

X. Rub JingMen Point

1. Close your hands into fists and put them to the back of your waistline so that your thumbs and index fingers are lying in flat position. See illustrations 47 and 48.
2. Rub downwards with your fists, opening them at the end of the movement. See illustrations 49 and 50.
3. – 8. The same movements 1 – 2 are repeated.

Carry out the movements 1 – 8 two or four times.

精门 JingMen
Großes Tor
Capital Gate

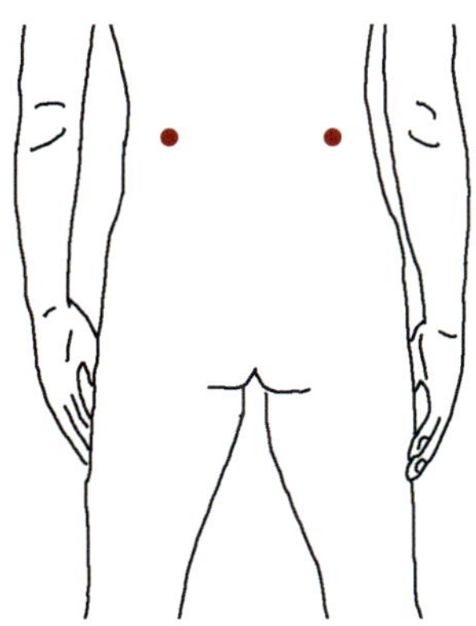

十一、拨云见日

（图51—54）

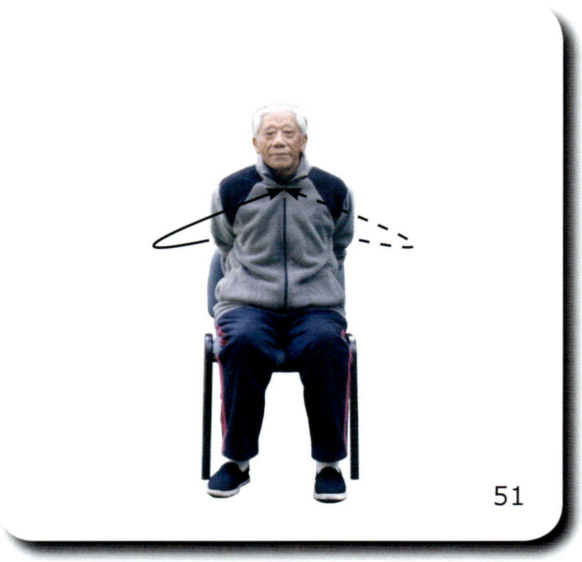

51

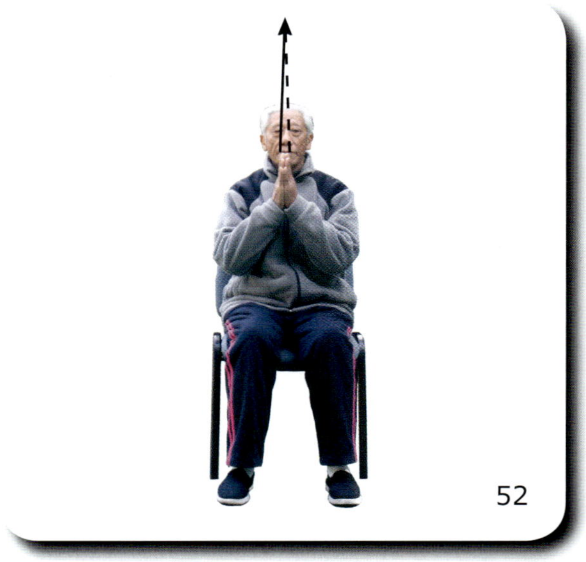

52

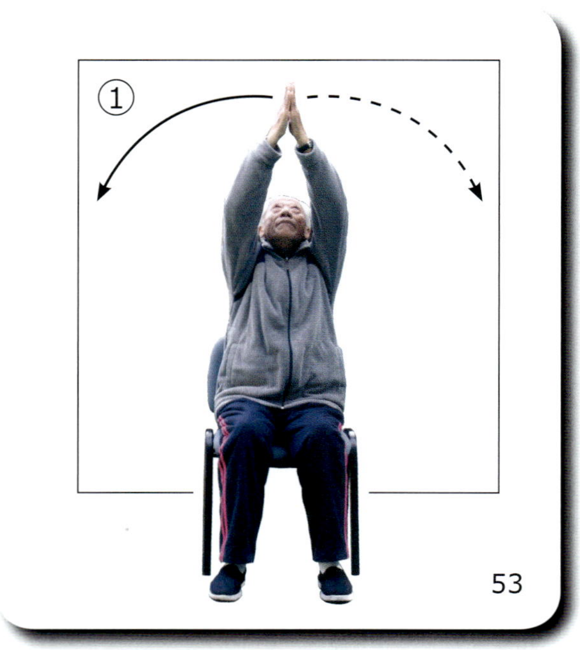

53

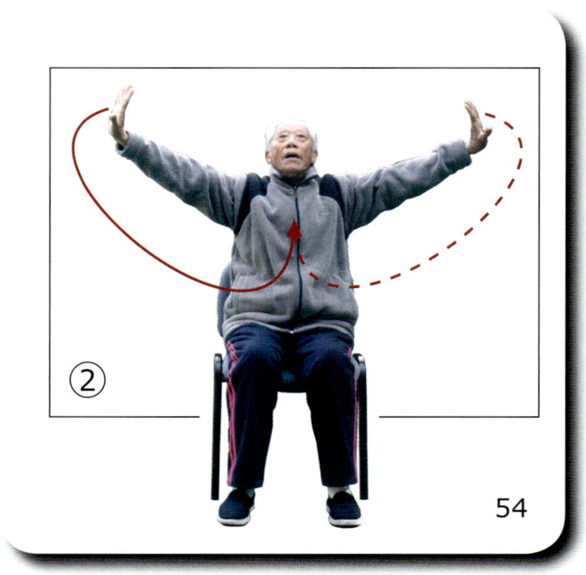

54

Ausgangsstellung: Die Endposition der Übung X ist die Startposition der Übung XI.
Siehe Bild 51.

XI. Die dunklen Wolken zerstreuen, um die Sonne zu sehen

1. Die Handflächen vor der Brust aneinanderlegen, die Fingerspitzen schauen nach oben. Die Hände in dieser Position weiter nach oben über den Kopf führen. Der Blick folgt der Bewegung der Hände. Siehe Bilder 52 und 53.
2. Anschließend die Hände auf gleicher Höhe nach links und rechts außen führen (Handflächen nach außen). Siehe Bild 54.
3. – 8. Die gleichen Bewegungen 1 – 2 werden wiederholt.

Die Bewegungen 1 – 8 zweimal oder viermal ausführen.

Initial position: The final position of exercise X is the initial position of exercise XI.
See illustration 51.

XI. Scattering Dark Clouds to See the Sun

1. Put your palms together at breast height. Your fingertips are pointing upwards. Guide your hands up above your head in this position, your gaze following the movement of your hands. See illustrations 52 and 53.
2. Then guide your hands outwards to your left and right hand side at the same height (palms outwards). See illustration 54.
3. – 8. The same movements 1 – 2 are repeated.

Carry out the movements 1 – 8 two or four times.

十二、捶叩三里

（图55—59）

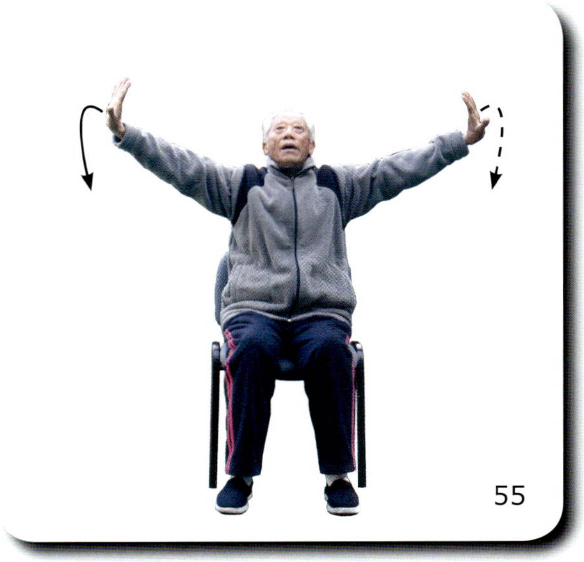

55

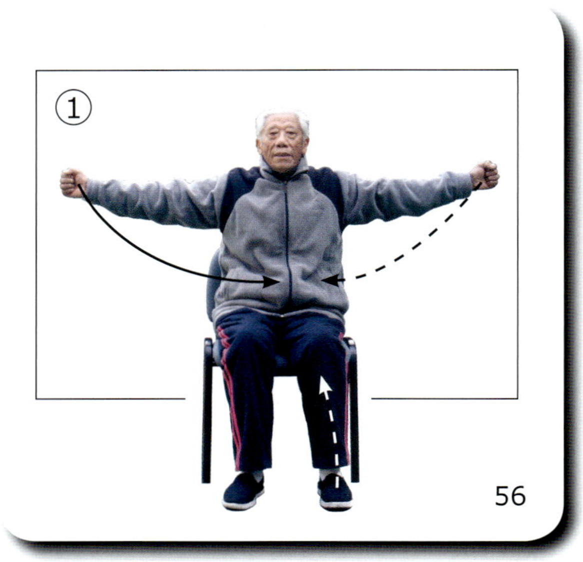

56

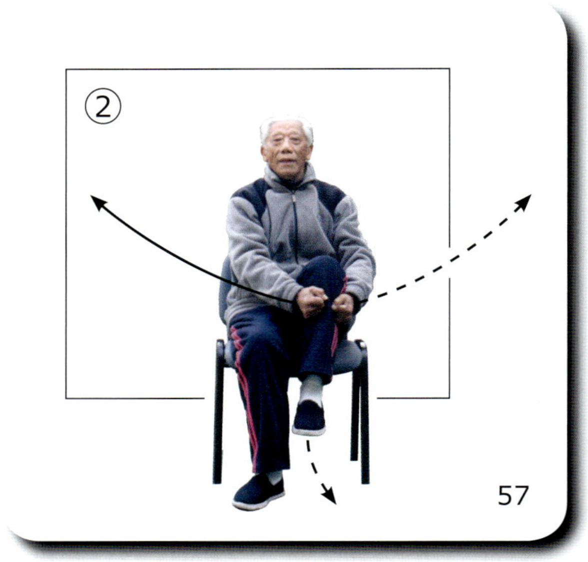

57

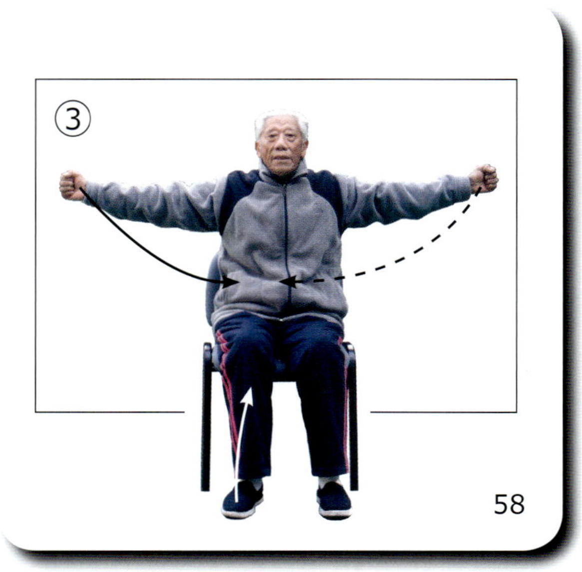

58

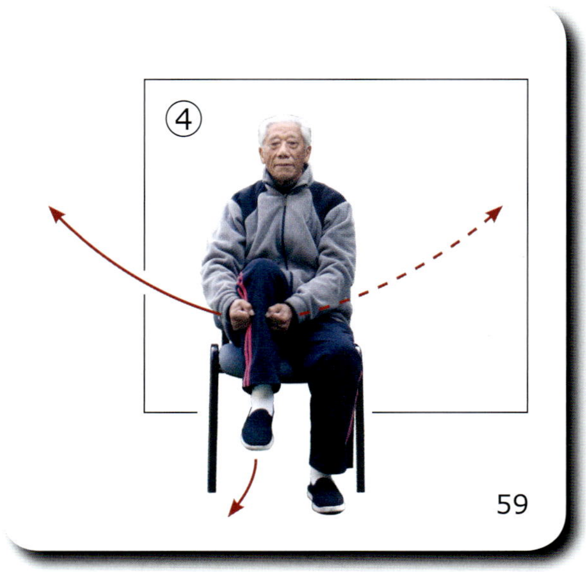

59

Ausgangsstellung: Die Endposition der Übung XI ist die Startposition der Übung XII. Siehe Bild 55. Den Blick nach vorne richten.

XII. Den ZuSanLi Punkt schlagen

1. Die Arme seitlich auf Schulterhöhe ausstrecken. Dabei die Hände zu Fäusten schließen. Die Handrücken schauen nach hinten. Siehe Bild 56.
2. Anschließend das linke Knie anheben und gleichzeitig mit beiden Fäusten auf den Punkt ZuSanLi schlagen (etwas unterhalb des Knies außen). Siehe Bild 57.
3. Den Fuß wieder aufsetzen und die Arme wieder zurück zur rechten und linken Seite auf Schulterhöhe führen. Siehe Bild 58.
4. Anschließend das rechte Knie anheben und gleichzeitig mit beiden Fäusten auf den Punkt ZuSanLi schlagen. Siehe Bild 59.
5. – 8. Die gleichen Bewegungen 1 – 4 werden wiederholt.

Die Bewegungen 1 – 8 zweimal oder viermal ausführen. Am Ende der Übung XII den Fuß wieder aufsetzen, beide Füße zusammenführen und die Hände auf die Knie legen.

Initial position: The final position of exercise XI is the initial position of exercise XII. See illustration 55. Guide your gaze to the front.

XII. Beat ZuSanLi Point

1. Stretch your arms to your sides lifting them to shoulder height. At the same time close your hands into fists, the backs of your hands pointing backwards. See illustration 56.
2. Then lift your left knee and at the same time beat ZuSanLi Point (somewhat beneath your knee at the outside) with both your fists. See illustration 57.
3. Put your foot on the ground again and guide your arms back to your right and left hand sides at shoulder height. See illustration 58.
4. Then lift your right knee and at the same time beat ZuSanLi Point with both your fists. See illustration 59.
5. – 8. The same movements 1 – 4 are repeated.

Carry out the movements 1 – 8 two or four times. At the end of exercise XII put your foot on the ground again, place both your feet together and your hands onto your knees.

足三里 ZuSanLi
Drei Meilen am Bein
Leg Three Miles

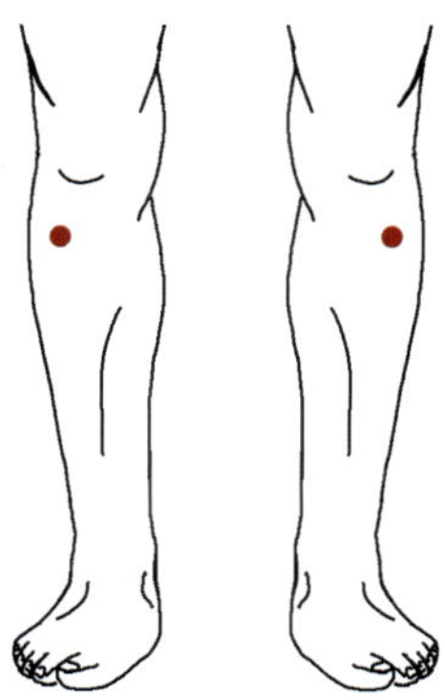

十三、手足齐抓

（图60—65）

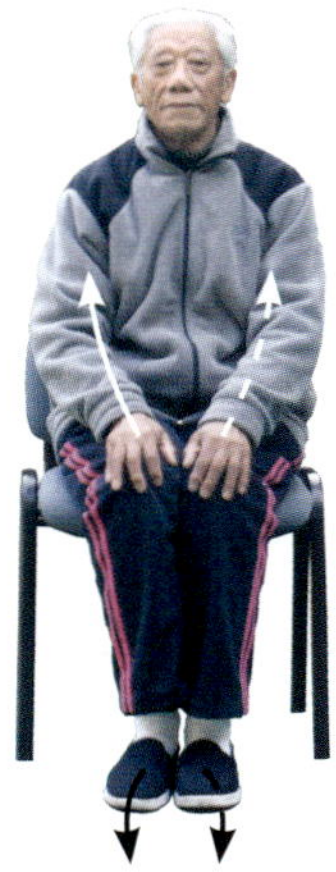

60

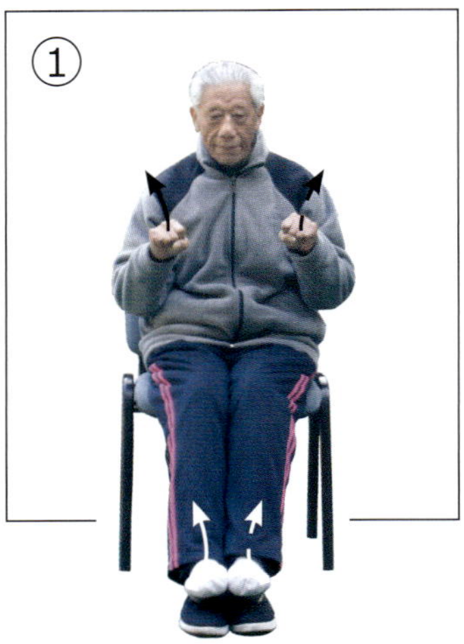

61

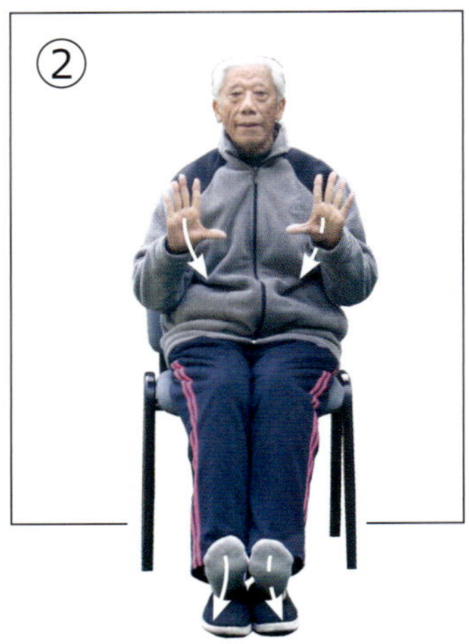

62

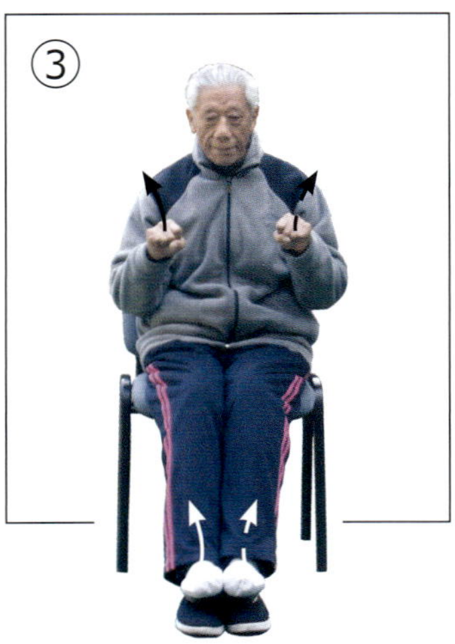

63

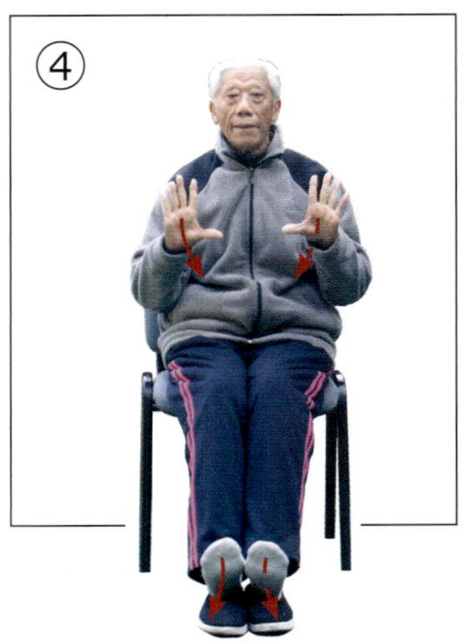

64

Ausgangsstellung: Die Endposition der Übung XII ist die Startposition der Übung XIII. Bild 60.

XIII. Mit den Händen und Füßen gleichzeitig greifen

1. Die Beine strecken, auf Brusthöhe Fäuste machen und gleichzeitig die Zehen einrollen. Siehe Bild 61.
2. Die Fäuste öffnen, die Handflächen zeigen nach vorne und die Finger werden gespreizt. Gleichzeitig die Zehen spreizen. Siehe Bild 62.
3. Die Hände zu Fäusten schließen und gleichzeitig die Zehen einrollen. Siehe Bild 63.
4. Die selbe Bewegung wie 2 wiederholen. Siehe Bild 64.
5. – 8. Die gleichen Bewegungen 1 – 4 werden wiederholt.

Die Bewegungen 1 – 8 zweimal oder viermal ausführen. Am Ende der Übung die Beine anwinkeln (Fußsohlen berühren den Boden) und die Hände auf die Knie legen. Siehe Bild 65.

Initial position: The final position of exercise XII is the initial Position of exercise XIII. See illustration 60.

XIII. Gripping with Your Hands and Feet at the Same Time

1. Stretch your legs, make fists at breast height, at the same time rolling in your toes. See illustration 61.
2. Open your fists, your palms pointing to the front, your fingers spreading. At the same time spread your toes. See illustration 62.
3. Close your hands into fists, rolling in your toes. See illustration 63.
4. Repeat the same movement as 2. See illustration 64.
5. – 8. The same movements 1 – 4 are repeated.

Carry out the movements 1 – 8 two or four times. At the end of the exercise angle your legs, the soles of your feet flat on the ground, your hands on your knees. See illustration 65.

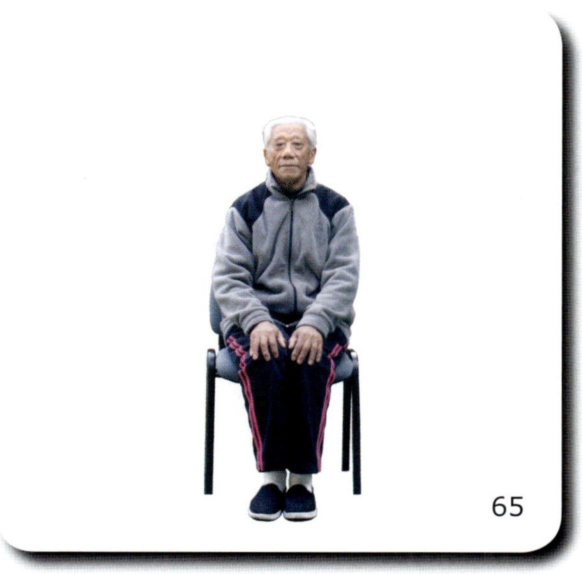

65

十四、脚画双轮

（图66—70）

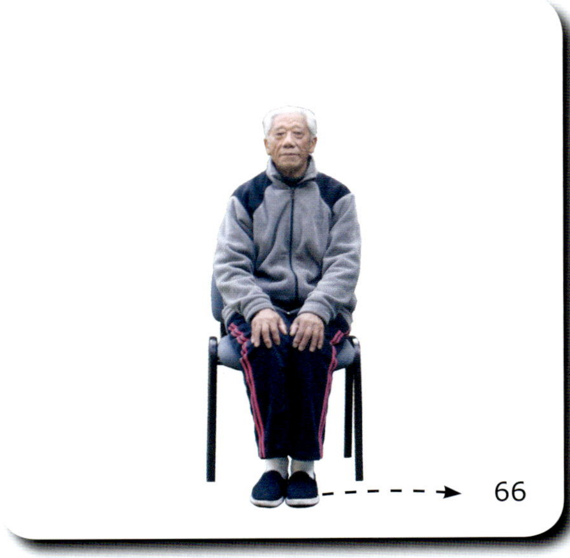

66

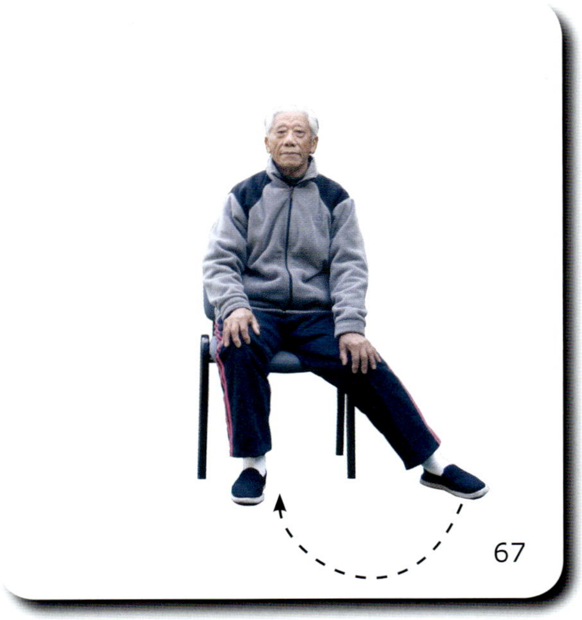

67

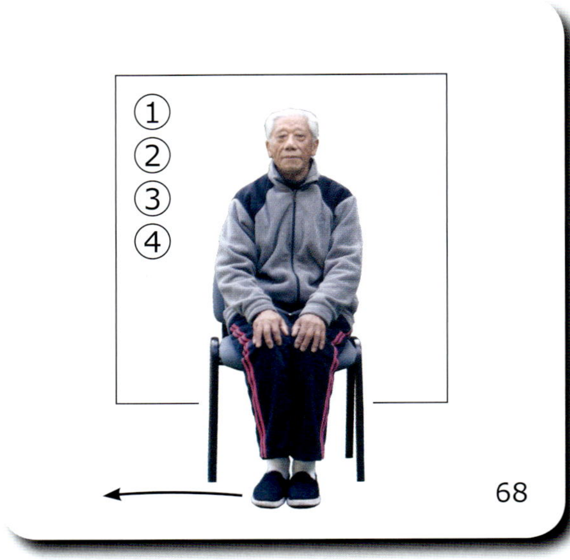

68

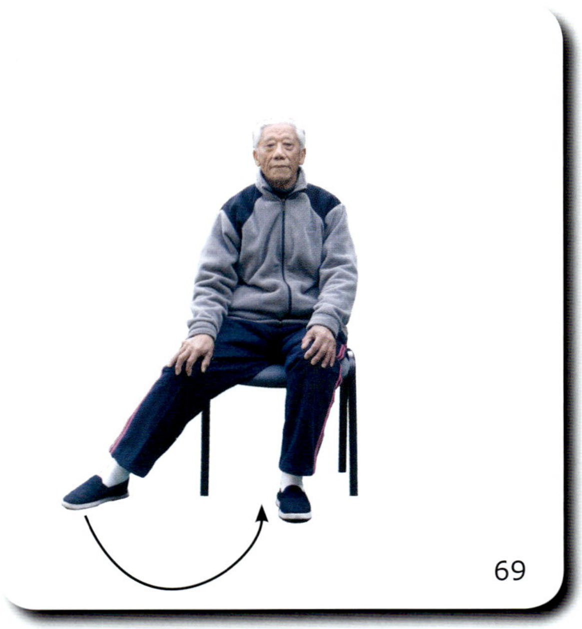

69

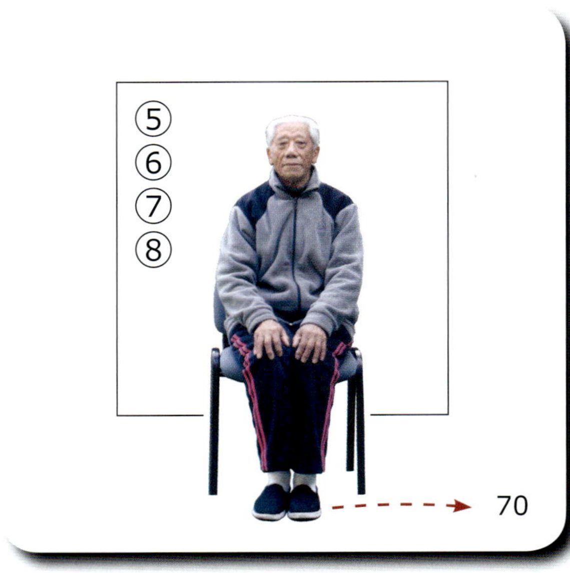

70

Ausgangsstellung: Die Endposition der Übung XIII ist die Startposition der Übung XIV. Siehe Bild 66.

XIV. Mit den Füßen abwechselnd einen Kreis malen

1. – 4. Den linken Fuß nach links außen bewegen. Anschließend das gestreckte Bein weiter nach vorne bis zur Mitte und dann wieder zurück zum anderen Bein führen. Die Fußsohle soll dabei den Kontakt zum Boden halten. Die selbe Bewegung noch dreimal wiederholen. Siehe Bilder 67 und 68.
5. – 8. Die selbe Bewegung nun mit dem rechten Fuß zur anderen Seite wiederholen. Siehe Bilder 69 und 70.
Die Bewegungen 1 – 8 zweimal oder viermal ausführen.

Beim zweiten Durchgang können die Bewegungen des rechten und linken Fußes auch gleichzeitig ausgeführt werden. Bei den Takten 1 – 4 die Füße wie oben beschrieben zuerst zur Seite führen und dann weiter nach vorne und wieder zurück zur Ausgangsstellung. Bei den Takten 5 – 8 die Füße zuerst nach vorne führen, dann zu den Seiten und wieder zurück zur Ausgangsposition.

Initial position: The final position of exercise XIII is the initial position of exercise XIV. See illustration 66.

XIV. Sketch a Circle with Your Feet Alternately

1. – 4. Move your left foot outside left. Then guide your stretched leg farther to the front up to the middle and then back to your other leg. The sole of your foot should keep its contact to the ground. Repeat the same movement three times. See illustrations 67 and 68.
5. – 8. Now repeat this movement with your right foot to the other side. See illustrations 69 and 70.
Carry out the movements 1 – 8 two or four times.

During the second sequence the movements of your right and left foot may be carried out at the same time. In beats 1 – 4 guide your feet first to your sides as mentioned above, then further to the front and back again to the initial position. In beats 5 – 8 guide your feet to the front first, then to the sides and back again to the initial position.

十五、扶膝立坐

（图71—74）

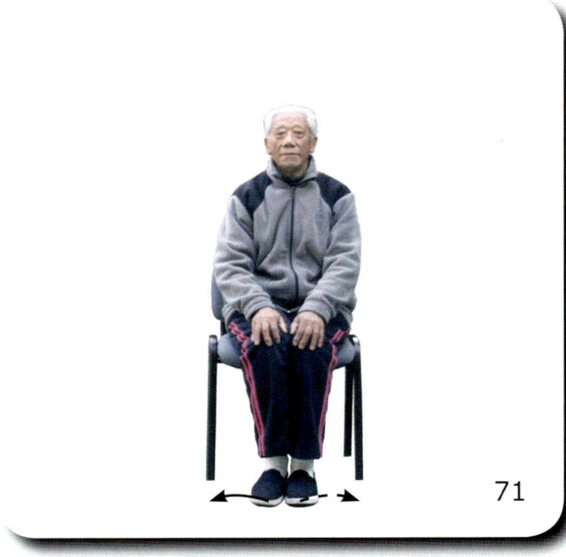

71

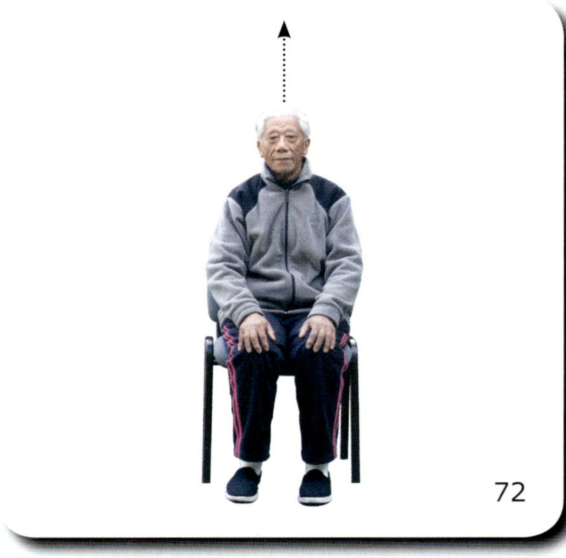

72

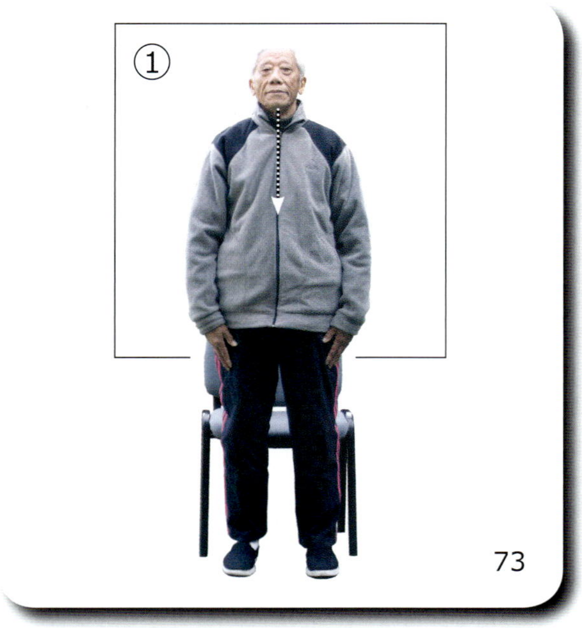

73

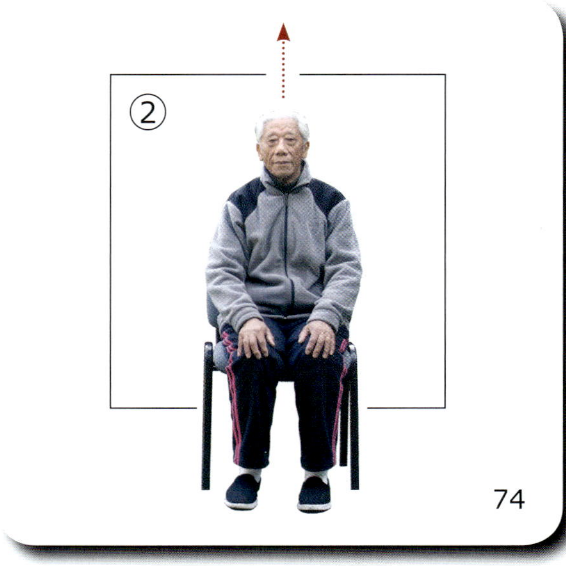

74

Ausgangsstellung: Von der Endposition der Übung XIV aus (Bild 71) die Beine wieder öffnen. Siehe Bild 72.

XV. Die Hände auf die Knie stützen und aufstehen

1. Aufrecht sitzen, die Hände liegen auf den Knien. Mit den Händen auf den Knien abstützen und aufstehen. Siehe Bild 73.
2. Anschließend wieder setzen. Siehe Bild 74.
3. – 8. Die gleichen Bewegungen 1 – 2 werden wiederholt.

Die Bewegungen 1 – 8 zweimal oder viermal ausführen.

Initial position: From the final position of exercise XIV (picture 71), put your legs apart again. See illustration 72.

XV. Rest Your Hands on Your Knees and Stand up

1. Sit upright, your hands resting on your knees. Prop your hands on your knees and stand up. See illustration 73.
2. Then sit down again. See illustration 74.
3. – 8. The same movements 1 – 2 are repeated.

Carry out the movements 1 – 8 two or four times.

十六、屈腿抱脚

（图75—80）

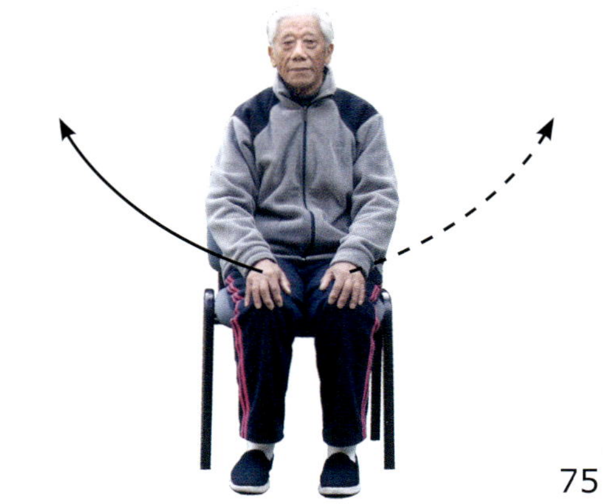

75

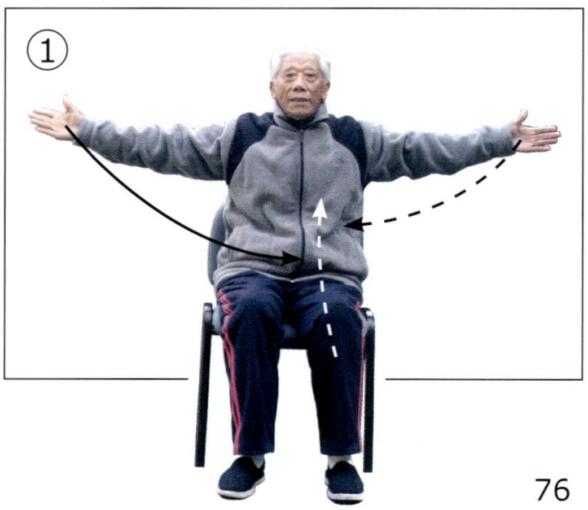

76

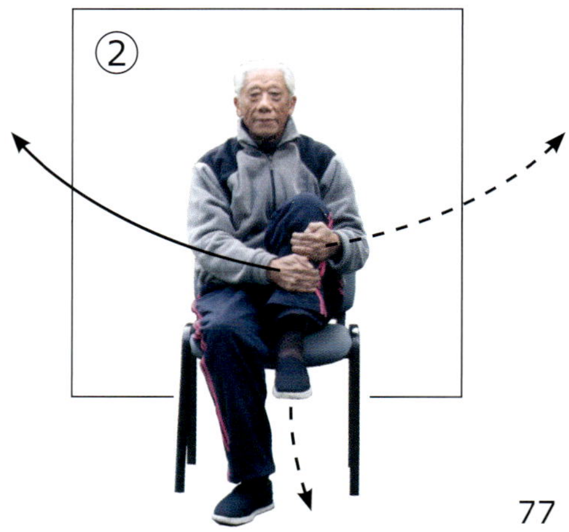

77

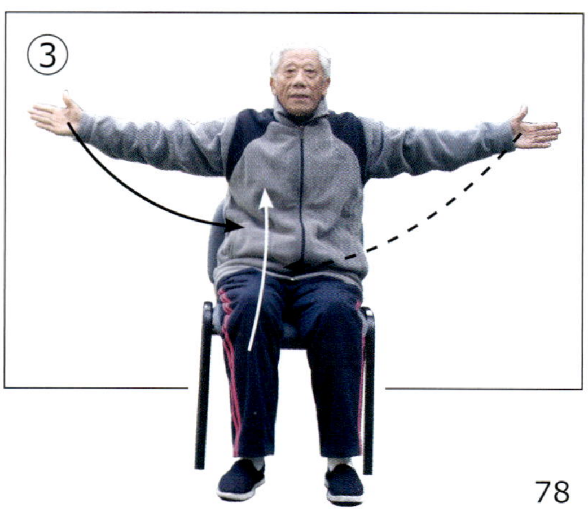

78

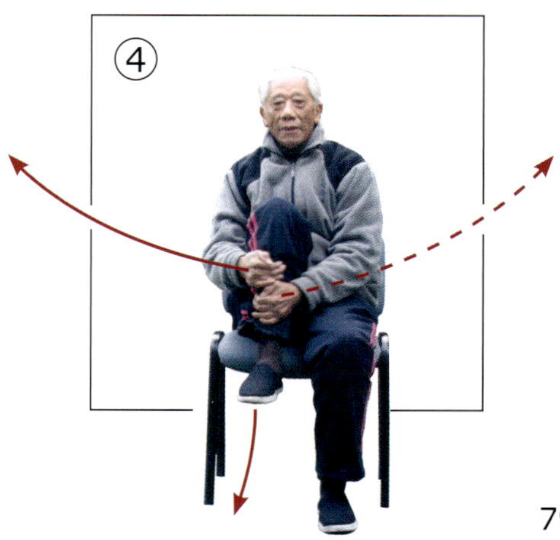

79

Ausgangsstellung: Die Endposition der Übung XV ist die Startposition der Übung XVI. Bild 75.

XVI. Abwechselnd die Knie heben und das Bein halten

1. Die gestreckten Arme zu den Seiten bis auf Schulterhöhe anheben (Handflächen schauen nach vorne). Siehe Bild 76.
2. Dann das linke Bein heben und mit den Händen das Knie zum Körper ziehen. Siehe Bild 77.
3. Das Knie loslassen und den Fuß auf den Boden absetzen. Die Arme dabei zu den Seiten bis auf Schulterhöhe wieder anheben. Siehe Bild 78.
4. Nun wieder das rechte Bein heben und mit den Händen das Knie zum Körper ziehen. Bild 79.
5. - 8. Die gleichen Bewegungen 1 - 4 werden wiederholt.

Die Bewegungen 1 - 8 zweimal oder viermal ausführen. Am Ende der Übung den rechten Fuß auf den Boden setzen und die Hände auf die Knie legen. Siehe Bild 80.

Initial position: The final position of exercise VX is the initial position of exercise VXI. See ill. 75.

XVI. Lift Your Knees and Hold Your Legs Alternately

1. Lift your outstretched arms to your sides up to shoulder height (your palms pointing to the front). See illustration 76.
2. Then lift your left leg and draw your knee to your body with your hands. See illustration 77.
3. Take your hands off your knee and put your foot back onto the ground. In doing so lift your arms to your sides to shoulder height again. See illustration 78.
4. Then lift your right leg and draw your knee to your body with your hands. See illustration 79.
5. - 8. The same movements 1 - 4 are repeated.

Carry out the movements 1 - 8 two or four times. At the end of the exercise put your right foot onto the ground and your hands on your knees. See illustration 80.

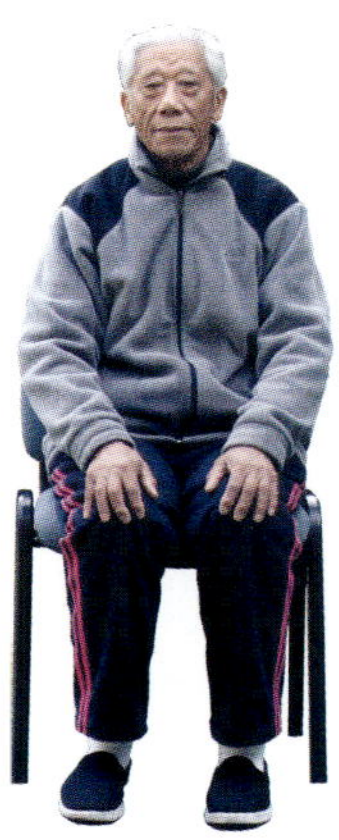

80

闭目养神（意在丹田）5—10分钟。

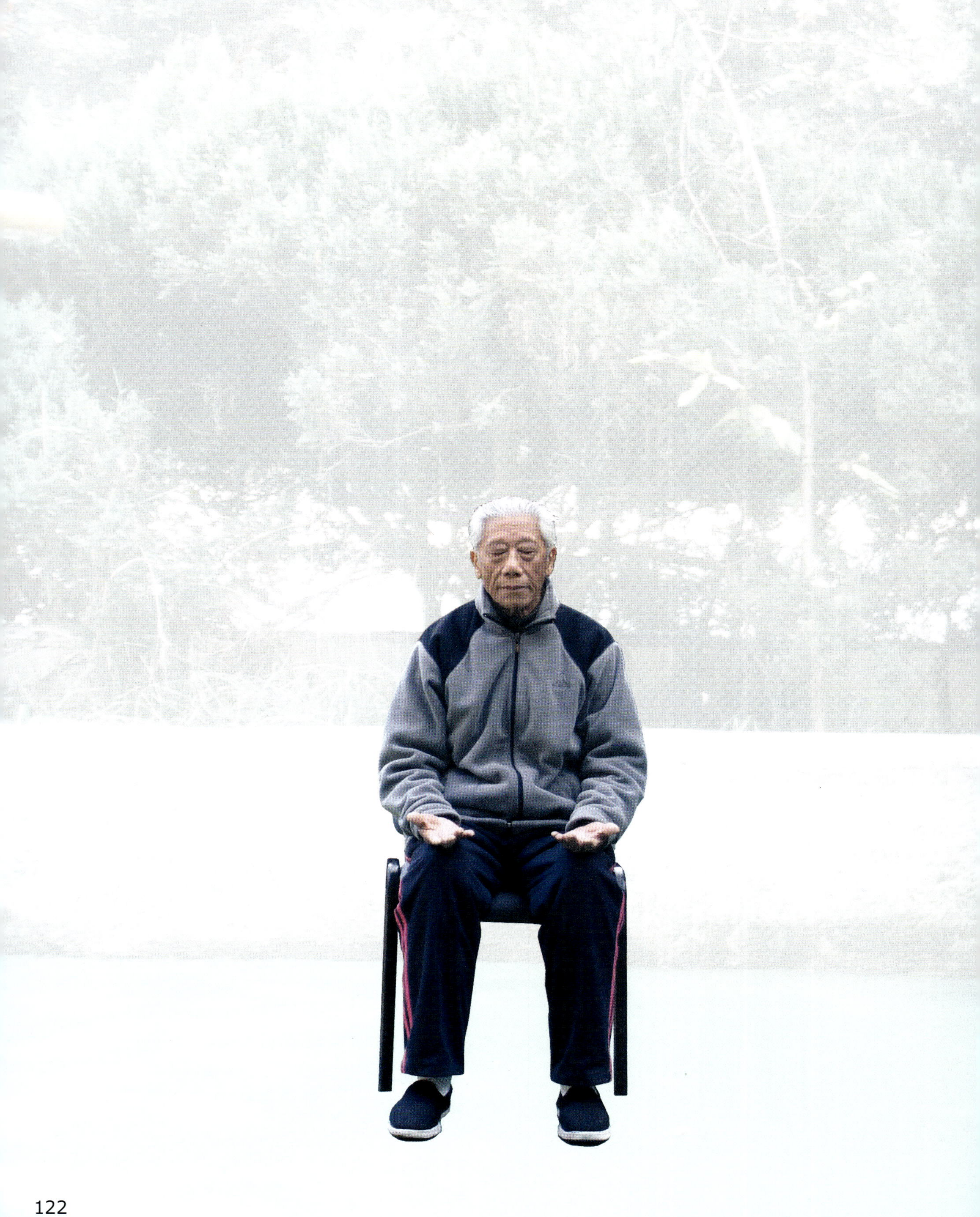

Am Ende der Übungen im Sitzen soll man fünf bis zehn Minuten lang die Augen schließen und in sich ruhen. Die Vorstellungskraft wird dabei auf das untere DanTian[21] (Energiezentrum) gerichtet.
Man sitzt aufrecht und die Hände liegen auf den Oberschenkeln, die Handflächen sind nach oben gerichtet und die Fußsohlen berühren den Boden. Siehe Bild auf Seite 122.

At the end of the exercises in sitting position you should close your eyes for five to ten minutes and rest. Your power of imagination is directed to the Inferior DanTian[21] (centre of energy).
You are sitting upright, your hands lying on your thighs, your palms pointing upwards, and the soles of your feet touch the ground. See illustration on page 122.

上丹田
Oberes DanTian
Upper DanTian

中丹田
Mittleres DanTian
Middle DanTian

下丹田
Unteres DanTian
Inferior DanTian

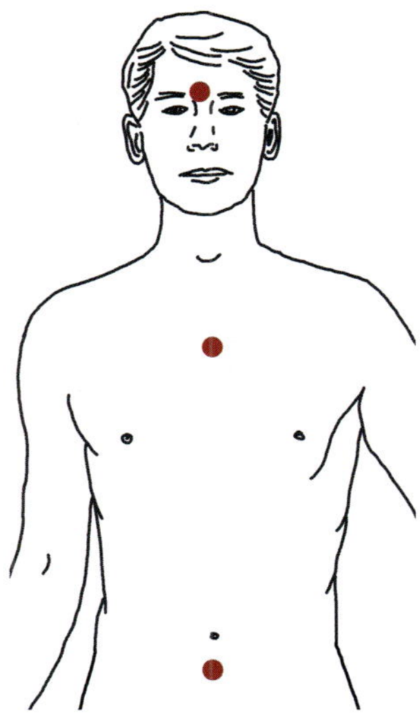

[21] DanTian 丹田 Energiezentren
Man unterscheidet drei Energiezentren, das obere, mittlere und untere DanTian. Das obere DanTian befindet sich im Stirnbereich zwischen den Augenbrauen (beim YinTang Punkt). Das mittlere DanTian liegt in der Mitte des Brustbeins (beim ShanZhong Punkt), das untere DanTian ist im Bauchbereich, etwa 3,5 cm unterhalb des Nabels (beim GuanYuan Punkt). Diese Energiezentren befinden sich nicht an der Körperoberfläche.

[21] DanTian 丹田 Centres of Energy
You distinguish three energy-centres, the Upper, Middle and Inferior DanTian. The Upper DanTian is situated in the region of the forehead between the eyebrows (at YinTang Point). The Middle DanTian is situated in the the middle of the breastbone (at ShanZhong Point), the Inferior DanTian is in the area of the abdomen, about 3,5 cm beneath the navel (at GuanYuan Point). These centres of energy are not situated on the surface of the body.

3、卧势18法（可选用地板、地垫、地毯、床上）

A）练习部分：18（每式可做2个8拍或4个8拍）

一、左右摆臂

（图1—5）

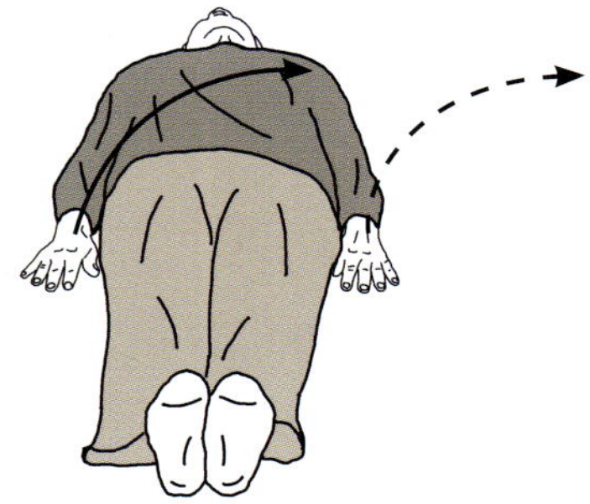

1

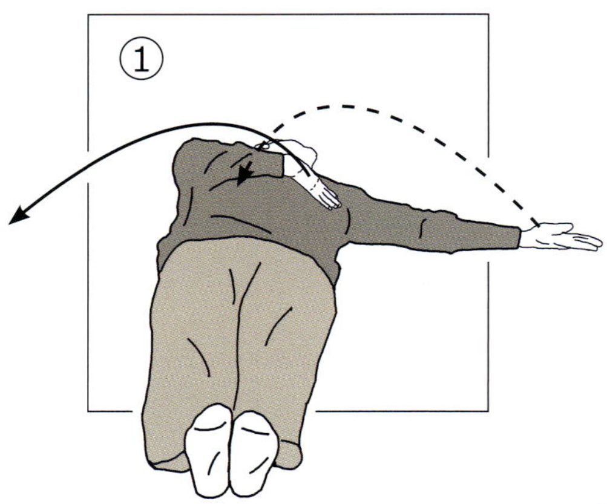

2

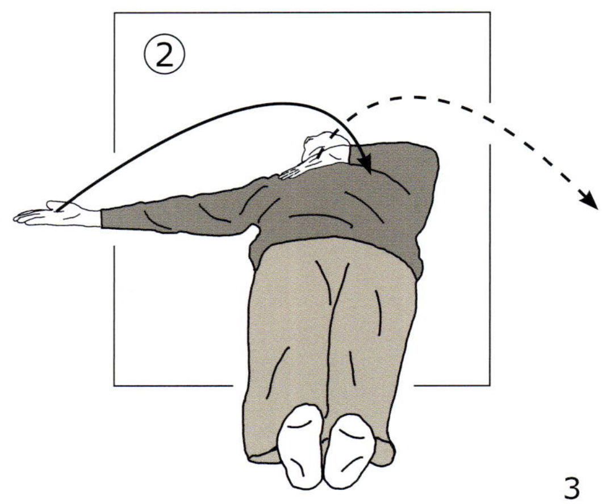

3

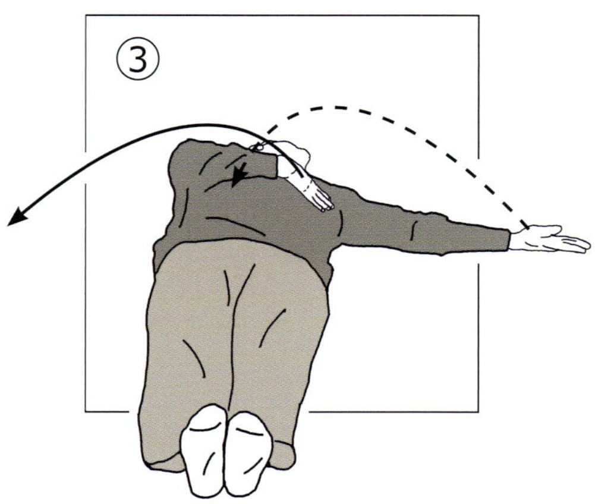

4

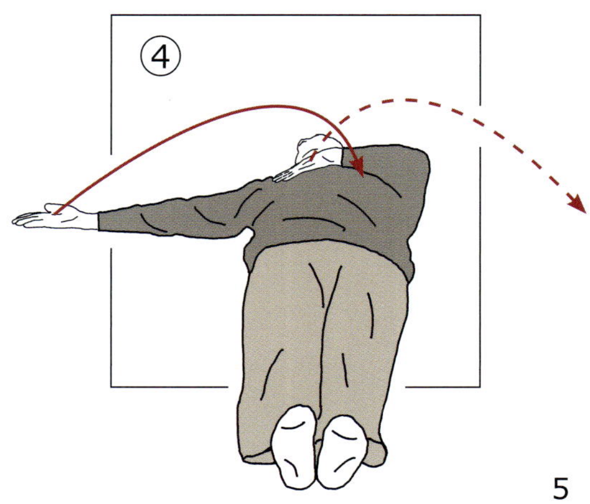

5

3. Übungen im Liegen

(optional auf dem Boden oder im Bett)

A) Die 18 Formen im Liegen

Ausgangsstellung: Auf den Rücken legen. Die Beine sind ausgestreckt und liegen nebeneinander. Die Arme liegen neben dem Körper. Siehe Bild 1.

I. Die Arme links und rechts schwingen

1. Die rechte Hand auf die linke Brust legen und den linken Arm auf Höhe der Schulter zur linken Seite des Körpers bringen. Den Blick dabei zur linken Hand richten. Siehe Bild 2.
2. Anschließend den rechten Arm zur rechten Seite des Körpers schwingen und gleichzeitig die linke Hand auf die rechte Brust legen. Den Blick dabei zur rechten Hand richten. Siehe Bild 3.
3. Nun die selben Bewegungen zur anderen Seite hin ausführen. Siehe Bild 4.
4. Die selbe Bewegung wie 2 wiederholen. Siehe Bild 5.

5. – 8. Die gleichen Bewegungen 1 – 4 werden wiederholt.

Die Bewegungen 1 – 8 zweimal oder viermal ausführen.

3. Exercises in Lying Down Position

(on the ground or in bed, optionally)

A) The 18 Forms in Lying Down Position

Initial position: Lie down on your back. Your legs are straight, positioned next to each other. Your arms a positioned at your sides. See illustration 1.

I. Swing Your Arms Left and Right

1. Put your right hand onto your left breast and guide your left arm at shoulder height to the left side of your body, moving your gaze to your left hand. See illustration 2.
2. Next swing your right arm to the right hand side of your body and at the same time put your left hand onto your right breast, moving your gaze to your right hand. See illustration 3.
3. Repeat the same movements to the other side. See illustration 4.
4. Carry out the same movement as in 2. See illustration 5.

5. – 8. The same movements 1 – 4 are repeated.

Carry out the movements 1 – 8 two or four times.

二、双肘开合

（图6—10）

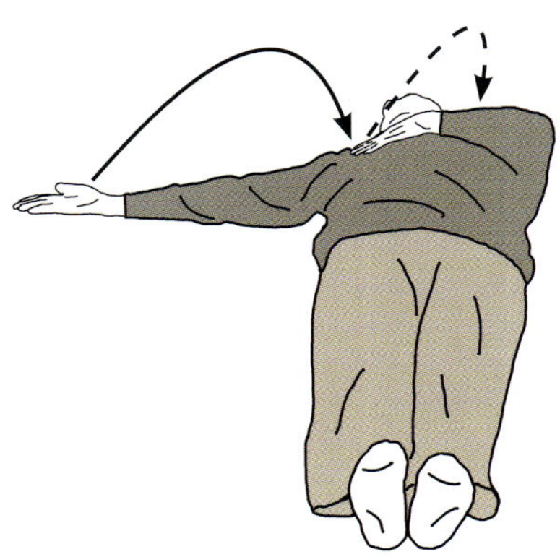

6

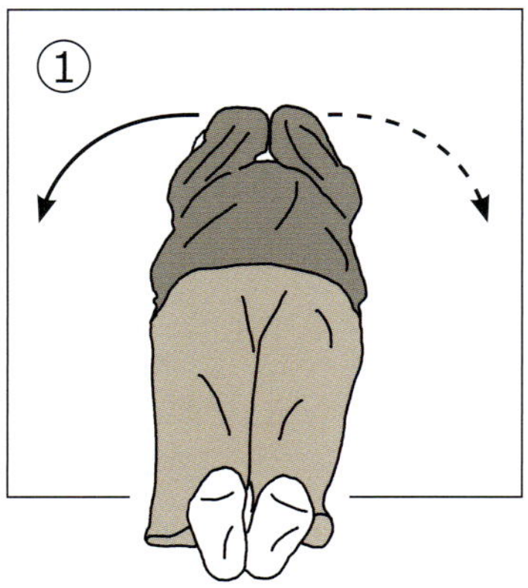

7

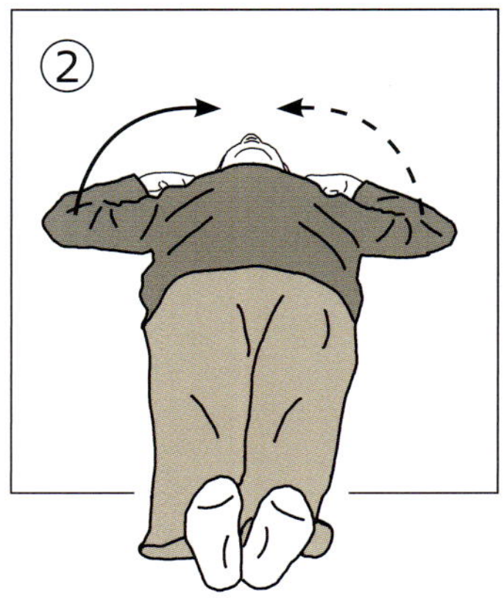

8

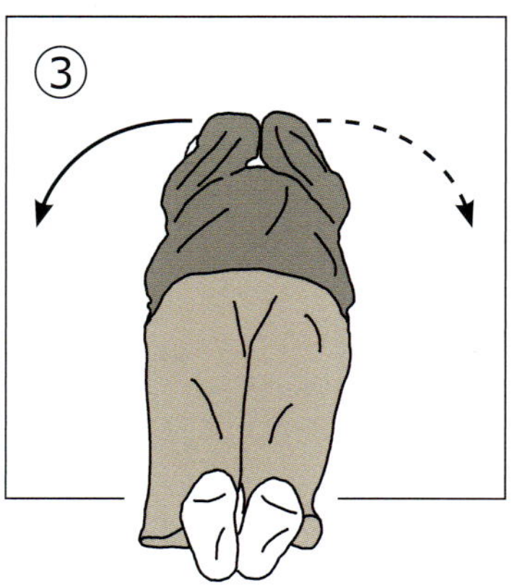

9

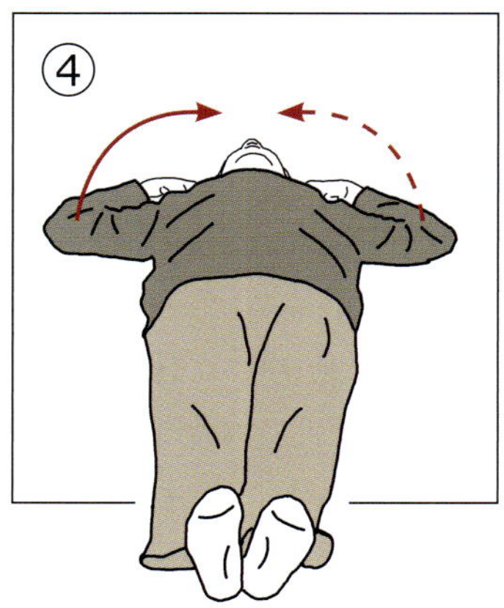

10

Ausgangsstellung: Die Endposition der Übung I ist die Startposition der Übung II. Siehe Bild 6.

II. Ellbogen öffnen und schließen

1. Die Finger und Daumen beider Hände zur Hakenhand (GouShou) schließen, d. h. die Spitzen des Daumens und der Finger werden zusammengebracht. Anschließend die Hände in dieser Position etwas unterhalb des Schlüsselbeins ablegen, wobei die Ellbogen sich berühren. Siehe Bild 7.
2. Die Ellbogen nun gleichzeitig zur linken und rechten Seite bewegen, wobei die Hakenhände an Ort und Stelle bleiben. Siehe Bild 8.
3. Anschließend die Ellbogen wieder zueinander bringen. Siehe Bild 9.
4. Die selbe Bewegung wie 2 wiederholen. Siehe Bild 10.
5. – 8. Die gleichen Bewegungen 1 – 4 werden wiederholt.

Die Bewegungen 1 – 8 zweimal oder viermal ausführen.

Initial position: The final position of exercise I is the initial position of exercise II. See illustration 6.

II. Open and Close Your Elbows

1. Close the fingers and thumbs of both your hands to Hookhand (GouShou), putting together the tips of your thumbs and fingers. Then you put your hands in this position somewhat below your collarbone, your elbows touching each other. See illustration 7.
2. Now move your elbows simultaneously to your left and right hand side, keeping your Hookhands in place. See illustration 8.
3. Then guide your elbows to each other again. See illustration 9.
4. Carry out the same movement as in 2. See illustration 10.
5. – 8. The same movements 1 – 4 are repeated.

Carry out the movements 1 – 8 two or four times.

勾手 GouShou
Hakenhand
Hookhand

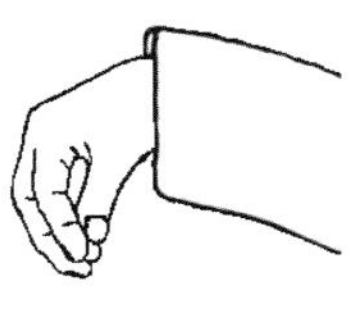

三、下推任脉

（图11—13）

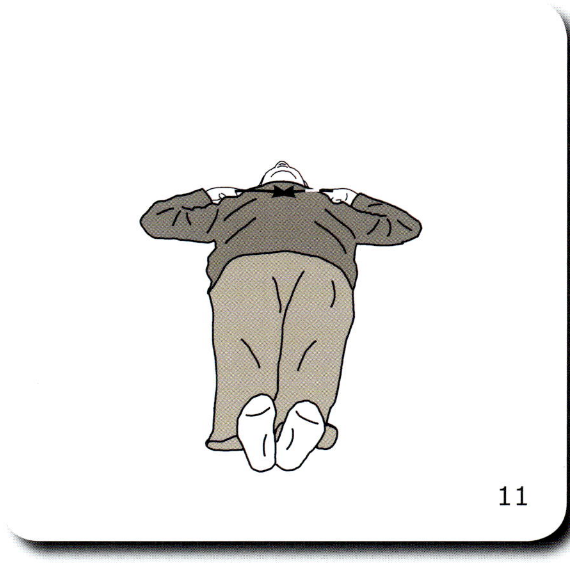

11

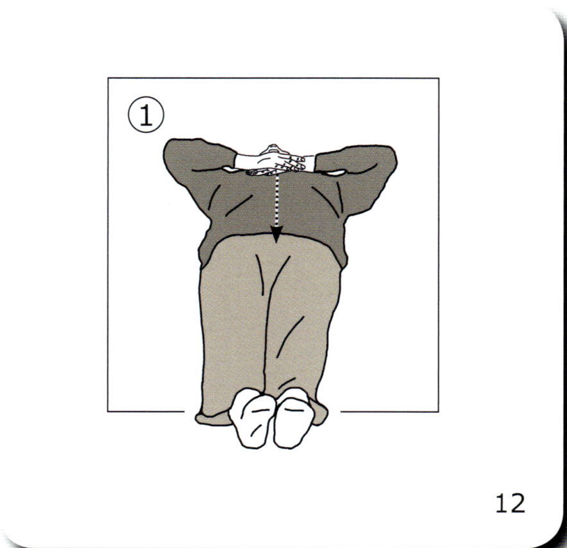

12

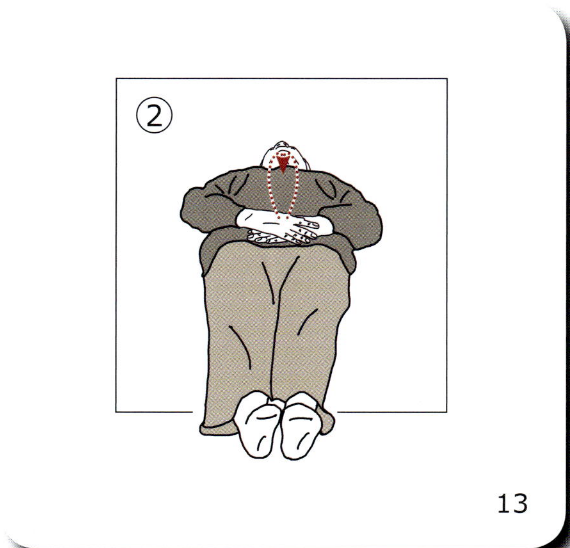

13

Ausgangsstellung: Die Endposition der Übung II ist die Startposition der Übung III.
Siehe Bild 11.

III. Den Ren-Meridian streichen

1. Die Hände unterhalb des Halses auf die Brust legen, die rechte Hand liegt oben. Bild 12.
2. Anschließend mit den Händen entlang des Ren-Meridians nach unten streichen. Bild 13.
3. – 8. Die gleichen Bewegungen 1 – 2 werden wiederholt.

Am Ende der achten Bewegung die Hände wieder etwas unterhalb des Halses auf die Brust legen, die linke Hand soll nun oben liegen. Dies ist die Anfangsposition für den zweiten Durchgang.
Die Bewegungen 1 – 8 zweimal oder viermal ausführen.

Initial position: The final position of exercise II is the initial position of exercise III.
See illustration 11.

III. Rubbing Your Ren-Meridian

1. Put your hands on your breast underneath your neck, your right hand lying on top. See illustration 12.
2. Then move your hands down along your Ren-Meridian. See illustration 13.
3. – 8. The same movements 1 – 2 are repeated.

At the end of the eighth movement put your hands onto your breast again, somewhat underneath your neck, your left hand on top now. This is the initial position for the second sequence.
Carry out the movements 1 – 8 two or four times.

任脉 RenMai
Ren-Meridian
Ren-Meridian

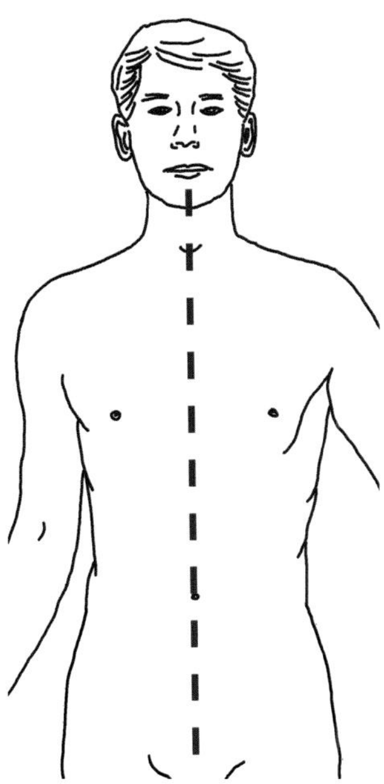

四、直臂轮转

（图14—20）

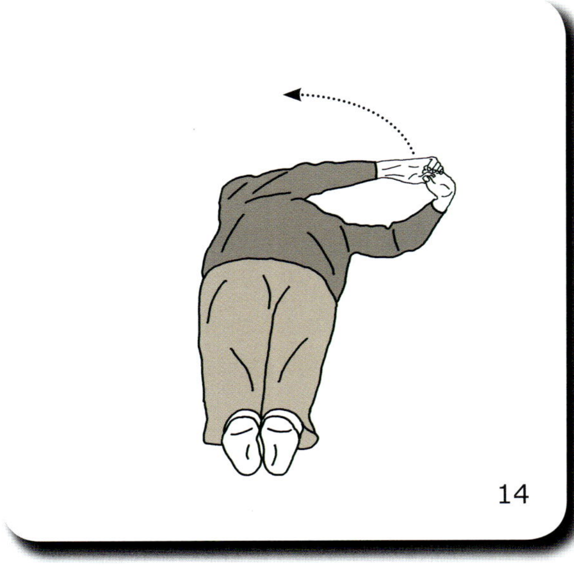

14

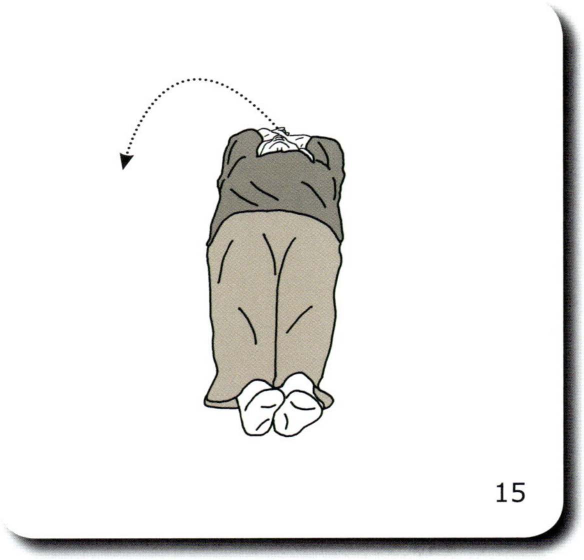

15

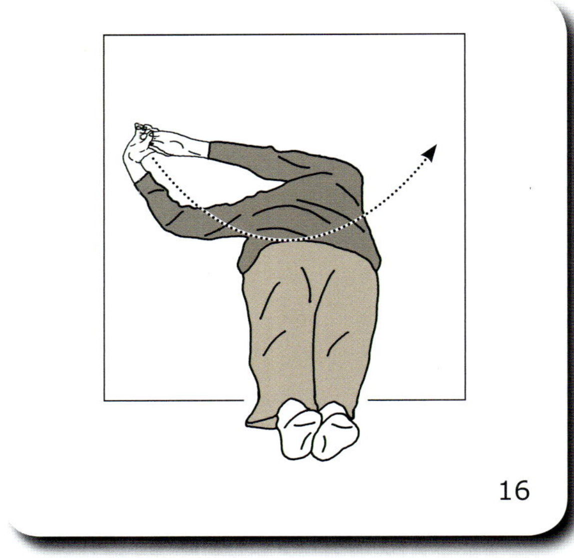

16

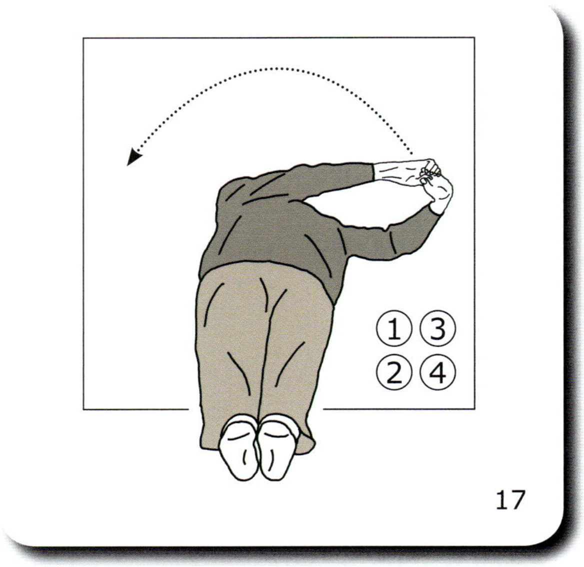

17

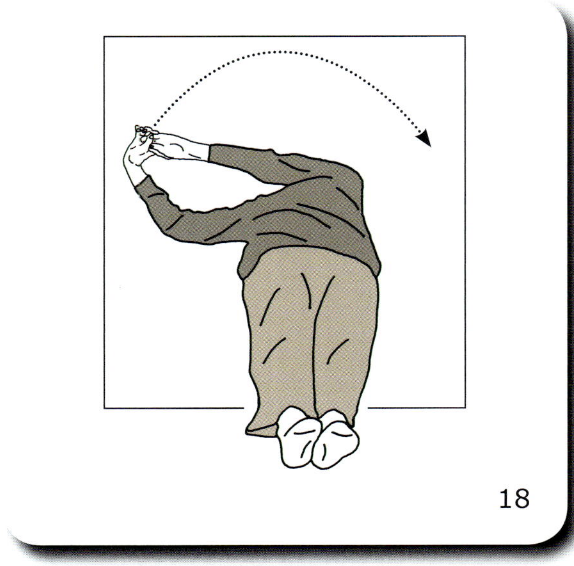

18

Ausgangsstellung: Die Endposition der Übung III (Bild 13, Seite 128) ist die Startposition der Übung IV.

IV. Mit gestreckten Armen das Rad drehen

1. – 4. Mit der rechten Hand die Finger der linken Hand nehmen und die Arme zur linken Seite des Körpers führen. Anschließend mit gestreckten Armen einen großen Kreis über den Kopf von links nach rechts, dann weiter im Kreis zur Ausgangsposition nach links machen. Die selbe Bewegung noch dreimal wiederholen. Siehe Bilder 14 – 17.

5. – 8. Am Ende der vierten Bewegung die Arme zur rechten Seite bringen. Die Bewegung nun zur anderen Seite ausführen. Siehe Bilder 18 – 20.

Die Bewegungen 1 – 8 zweimal oder viermal ausführen. Am Ende der Übung die Arme wieder links und rechts neben dem Körper ablegen.

Initial position: The final position of exercise III (illustration 13, page 128) is the initial position of exercise IV.

IV. Turning the Wheel with Outstretched Arms

1. – 4. Take the fingers of your left hand with your right hand and guide your arms to the left hand side of your body. Next make a big circle above your head from left to right with your arms outstretched, then move onwards circlewise to the initial position on your left. Repeat the same movement three times. See illustrations 14 – 17.

5. – 8. At the end of the fourth movement guide your arms to your right hand side. Now carry out the movement to the other side. See illustrations 18 – 20.

Carry out the movements 1 – 8 two or four times. At the end of the exercise place your arms at your sides again.

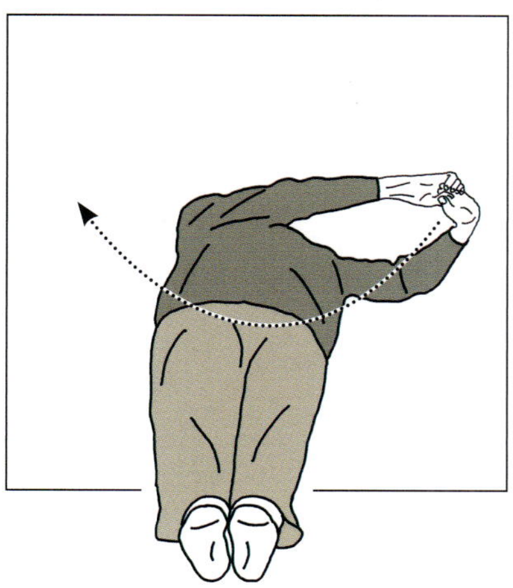

19

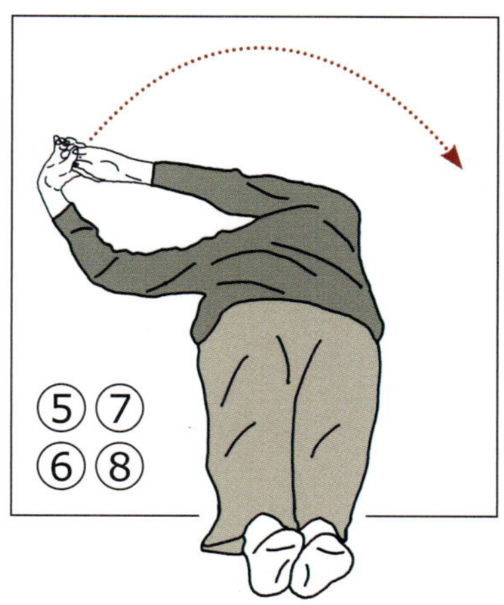

20

五、屈膝蹬腿

（图21—25）

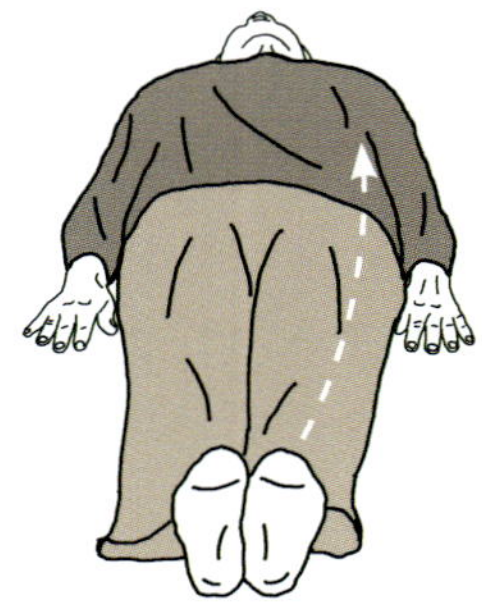

21

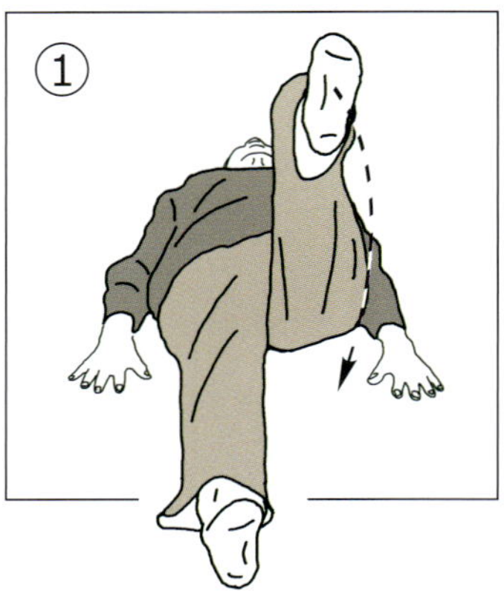

22

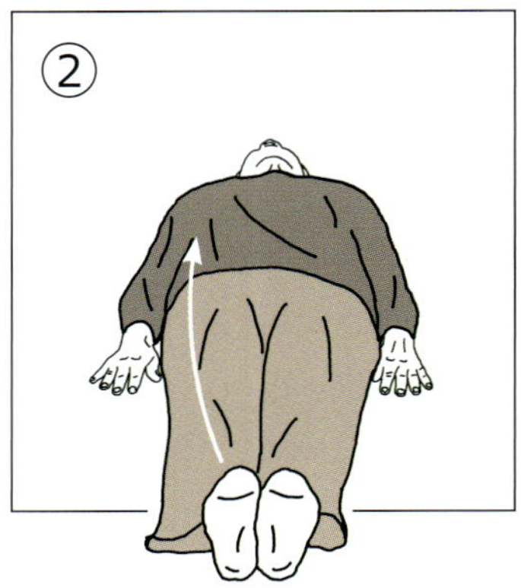

23

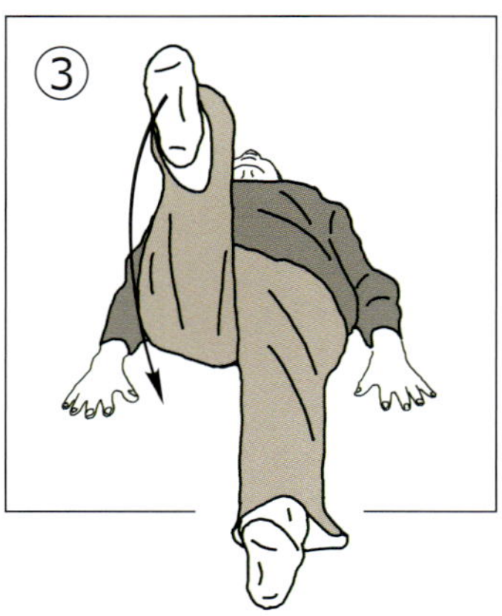

24

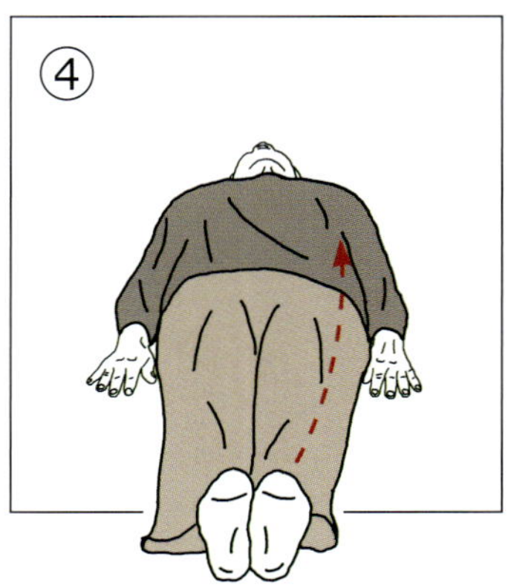

25

Ausgangsstellung: Die Endposition der Übung IV ist die Startposition der Übung V. Siehe Bild 21.

V. Knie anziehen und treten

1. Das linke Bein heben und das Knie anziehen. Siehe Bild 22.
2. Anschließend mit dem linken Bein nach vorne treten und das Bein wieder in die Ausgangsposition ablegen. Siehe Bild 23.
3. Das rechte Bein heben und das Knie anziehen. Siehe Bild 24.
4. Anschließend mit dem rechten Bein nach vorne treten und das Bein wieder in die Ausgangsposition bringen. Siehe Bild 25.

5. – 8. Die gleichen Bewegungen 1 – 4 werden wiederholt.
Die Bewegungen 1 – 8 zweimal oder viermal ausführen.

Initial position: The final position of exercise IV is the initial position of exercise V. See illustration 21.

V. Angle Your Knee and Tread

1. Lift your left leg, angling your knee. See illustration 22.
2. Next tread to the front with your left leg, then put your leg down to the initial position. See illustration 23.
3. Lift your right leg, angling your knee. See illustration 24.
4. Then tread to the front with your right leg and put your leg down to the initial position again. See illustration 25.

5. – 8. The same movements 1 – 4 are repeated.
Carry out the movements 1 – 8 two or four times.

六、双手揉腹

（图26—28）

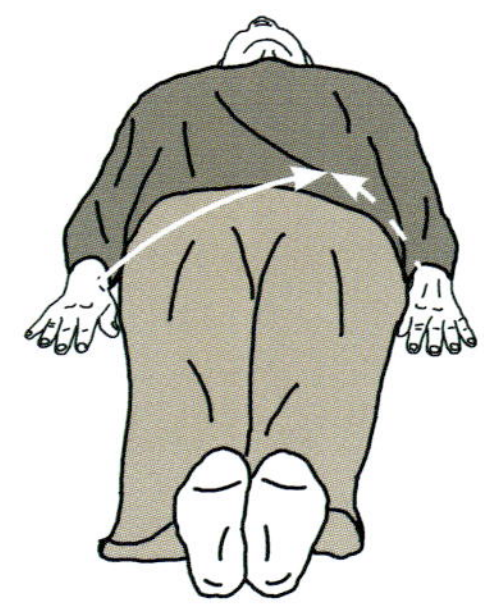

26

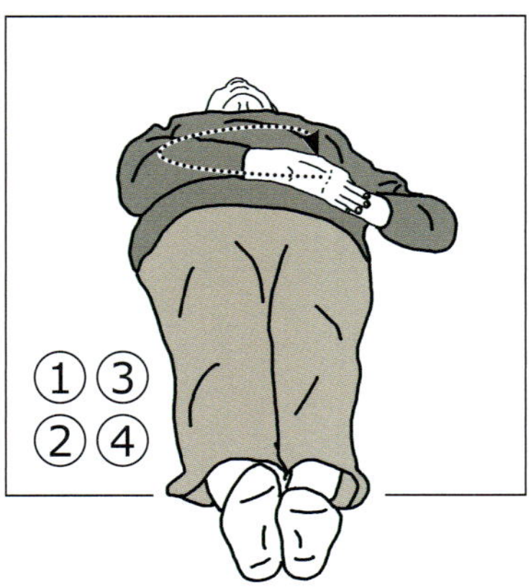

27

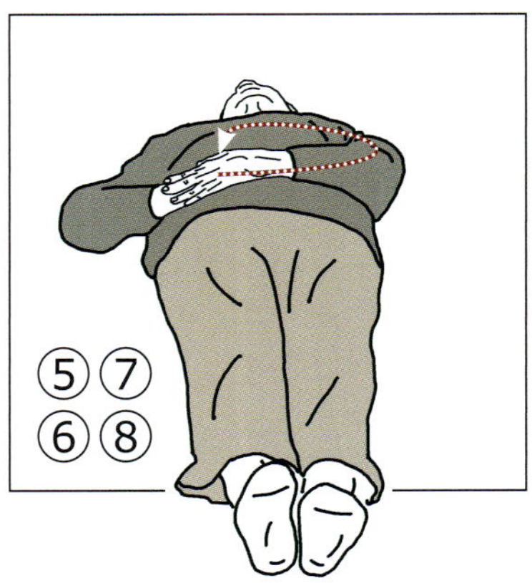

28

Ausgangsstellung: Die Endposition der Übung V ist die Startposition der Übung VI. Siehe Bild 26.

VI. Mit beiden Händen den Bauch massieren

1. – 4. Die Hände aufeinandergelegt auf die linke Seite des Bauches legen, die linke Hand ist unten. Anschließend mit den Händen im Uhrzeigersinn den Bauch massieren, insgesamt viermal ausführen. Siehe Bild 27.

5. – 8. Am Ende der vierten Bewegung die Hände auf die rechte Seite des Bauches legen, die rechte Hand unten. Nun die selbe Bewegung entgegen dem Uhrzeigersinn ausführen. Siehe Bild 28.

Die Bewegungen 1 – 8 zweimal oder viermal ausführen.

Initial position: The final position of exercise V is the initial position of exercise VI. See illustration 26.

VI. Massaging Your Abdomen with Both Your Hands

1. – 4. Put your hands onto each other and place them onto the left hand side of your abdomen, your left hand underneath. Then massage your abdomen clockwise, four times altogether. See illustration 27.

5. – 8. At the end of the fourth movement put your hands onto the right hand side of your abdomen, your right hand underneath. Now carry out the same movement anti-clockwise. See illustration 28.

Carry out the movements 1 – 8 two or four times.

七、侧身揉肾

（图29—32）

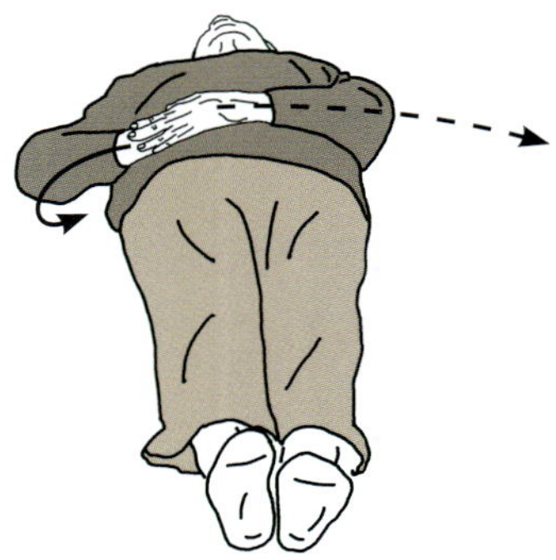

29

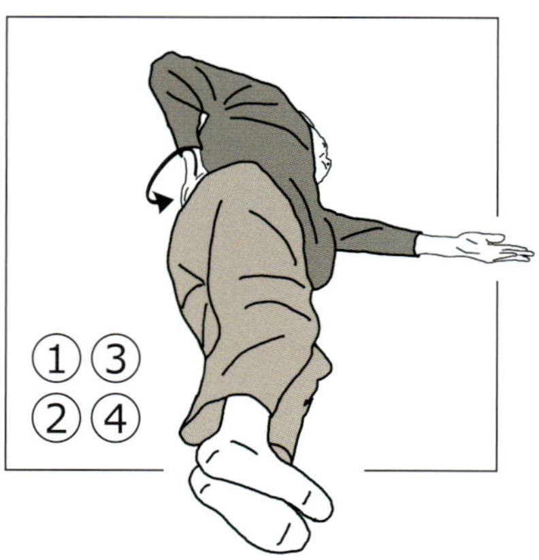

30

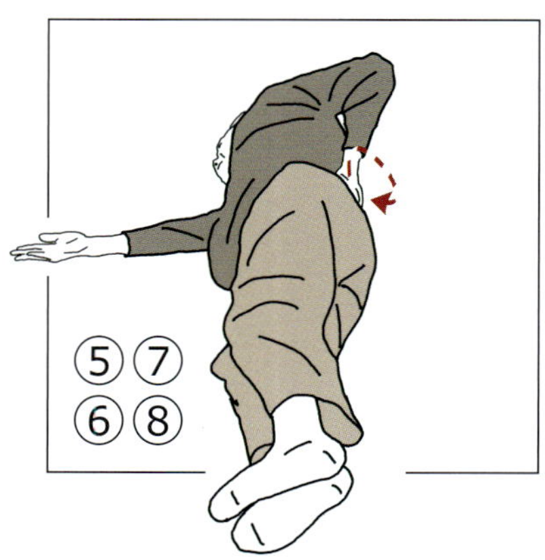

31

Ausgangsstellung: Die Endposition der Übung VI ist die Startposition der Übung VII. Siehe Bild 29.

VII. Die Nieren massieren

1. – 4. Den Körper zur linken Seite drehen. Den linken Arm dabei zur Seite ausstrecken. Anschließend mit der rechten Hand viermal die rechte Niere mit sanftem Druck massieren. Siehe Bild 30.

5. – 8. Den Körper nun zur rechten Seite drehen. Den rechten Arm dabei zur Seite ausstrecken. Anschließend mit der linken Hand viermal die linke Niere mit sanftem Druck massieren. Siehe Bild 31.

Die Bewegungen 1 – 8 zweimal oder viermal ausführen. Am Ende der Übung wieder auf den Rücken drehen und die Arme neben dem Körper ablegen. Siehe Bild 32.

Initial position: The final position of exercise VI is the initial position of exercise VII. See illustration 29.

VII. Massaging Your Kidneys

1. – 4. Turn your body to your left hand side, stretching your left arm aside. Then massage your right kidney with your right hand four times, exerting slight pressure. See illustration 30.

5. – 8. Now turn your body to your right hand side, stretching your right arm aside. Then massage your left kidney with your left hand four times, exerting slight pressure. See ill. 31.

Carry out the movements 1 – 8 two or four times. At the end of the exercise turn onto your back again and position your arms at your sides. See illustration 32.

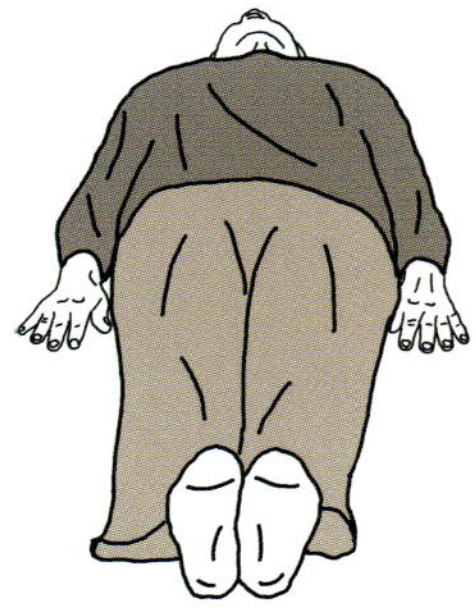

32

八、扶膝轮转

（图33—36）

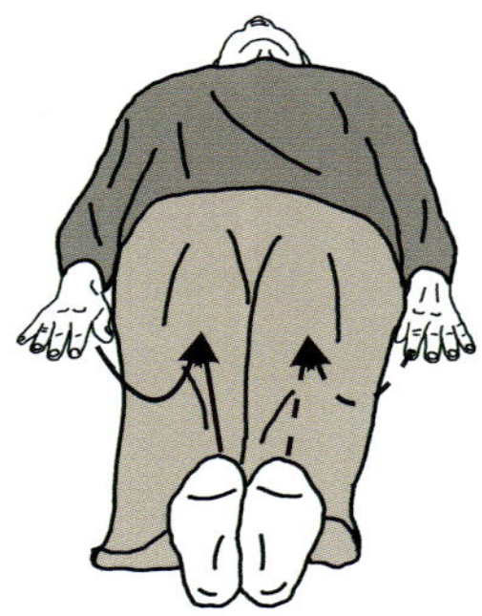

33

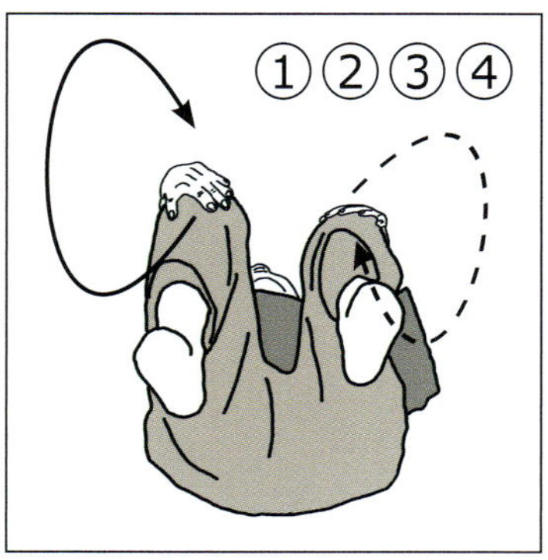

34

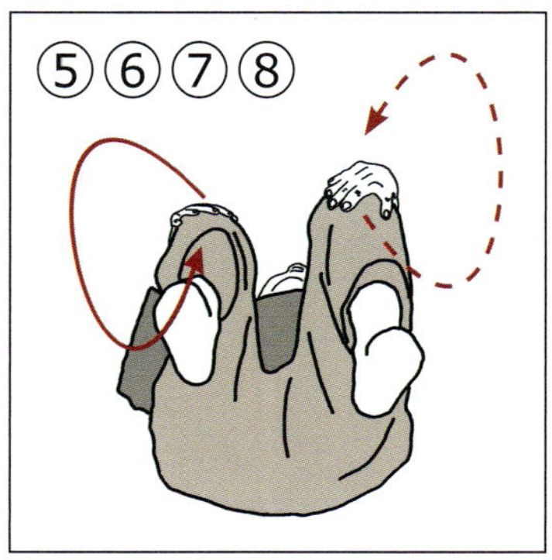

35

Ausgangsstellung: Die Endposition der Übung VII ist die Startposition der Übung VIII.
Siehe Bild 33.

VIII. Die angewinkelten Knie kreisen lassen

1. – 4. Die Knie anwinkeln und sie mit den Händen halten. (Das linke Knie etwas mehr zum Oberkörper heranziehen als das rechte Knie.) Anschließend mit dem linken Knie einen Kreis nach links beschreiben und mit dem rechten Knie einen Kreis nach rechts beschreiben. Beide Knie bewegen sich im Uhrzeigersinn. Siehe Bild 34.
5. – 8. Anschließend die selben Bewegungen viermal gegen den Uhrzeigersinn ausführen.
Siehe Bild 35.
Die Bewegungen 1 – 8 zweimal oder viermal ausführen.
Am Ende der Übung VIII die Beine und Hände wieder ablegen. Siehe Bild 36.

Initial position: The final position of exercise VII is the initial position of exercise VIII.
See illustration 33.

VIII. Circling Your Angled Knees

1. – 4. Angle your knees and hold them with your hands. (Draw your left knee a little closer to your trunk than your right knee.) Then carry out a circle to the left with your left knee and a circle to the right with your right knee. Both your knees move clockwise. See illustration 34.
5. – 8. Next carry out the same movements four times anti-clockwise. See illustration 35.
Carry out the movements 1 – 8 two or four times.
At the end of exercise VIII put your legs and hands down again. See illustration 36.

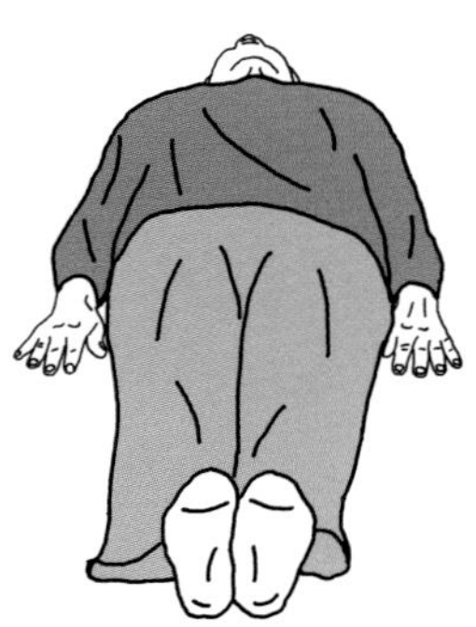
36

九、大趾相击

（图37—39）

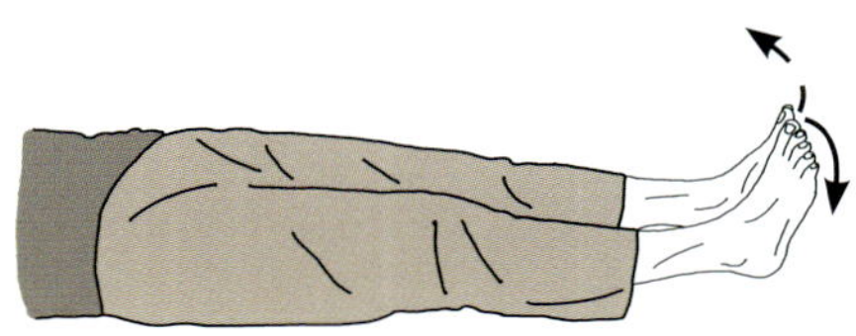

37

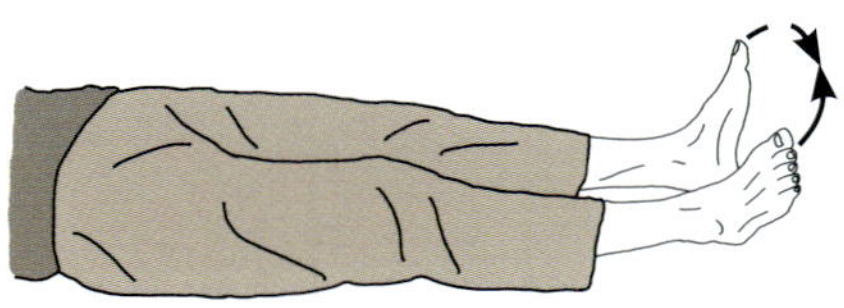

38

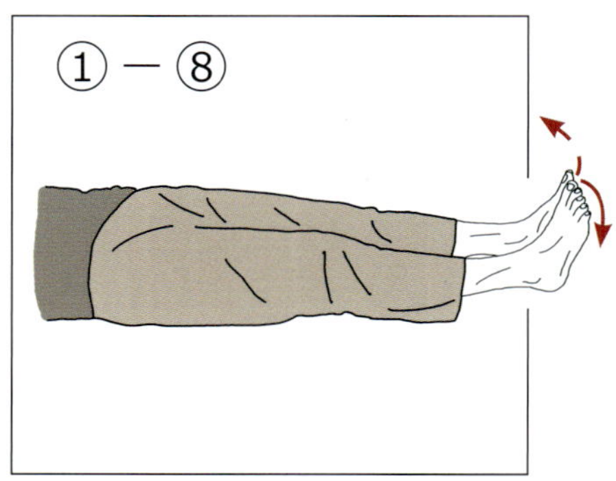

39

Ausgangsstellung: Die Endposition der Übung VIII ist die Startposition der Übung IX. Siehe Bild 37.

IX. Die großen Zehen klopfen

1. – 8. Die Füße nach rechts und links abwinkeln. Anschließend die großen Zehen gegeneinander klopfen. Siehe Bilder 38 und 39.

Die Bewegungen 1 – 8 zweimal oder viermal ausführen.

Initial position: The final position of exercise VIII is the initial position of exercise IX. See illustration 37.

IX. Tapping Your Big Toes

1. – 8. Angle your feet to the left and right. Then tap your big toes against each other. See illustrations 38 and 39.

Carry out the movements 1 – 8 two or four times.

十、击捶十趾

（图40—43）

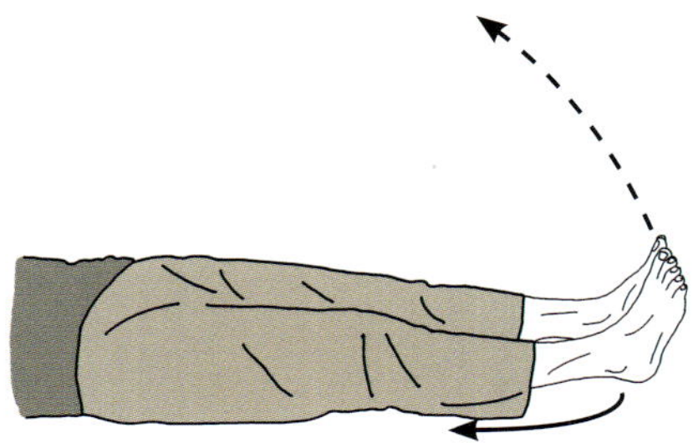

40

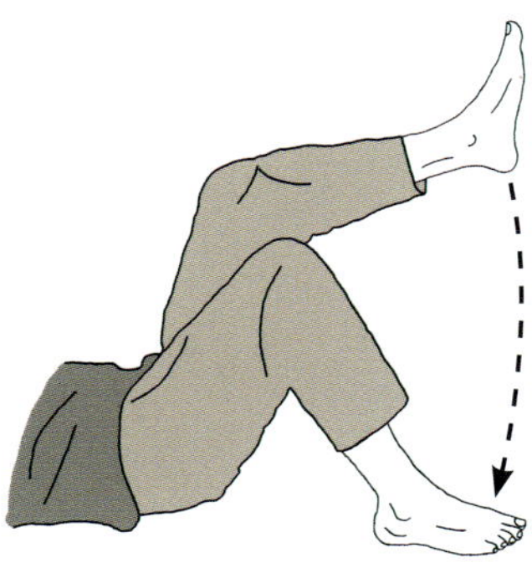

41

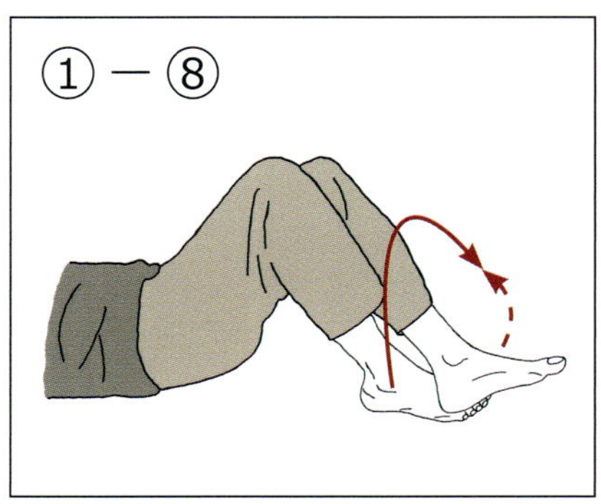

42

Ausgangsstellung: Die Endposition der Übung IX ist die Startposition der Übung X.
Siehe Bild 40.

X. Auf die zehn Zehen stoßen

1. – 8. Beide Knie anwinkeln, so dass die Fußsohlen gerade aufliegen. Anschließend das linke Bein heben und mit der Ferse auf die Zehen des rechten Fußes stoßen (mit der großen Zehe beginnend bis zur kleinen Zehe und wieder zurück). Siehe Bilder 41 und 42.
Die Bewegungen 1 – 8 ein zweites Mal wiederholen (mit der rechten Ferse nun auf die Zehen des linken Fußes stoßen).
Die Bewegungen 1 – 8 zweimal oder viermal abwechselnd mit links und rechts ausführen.
Am Ende der Übung X die Füße wieder nebeneinander ablegen. Siehe Bild 43.

Initial position: The final position of exercise IX is the initial position of exercise X.
See illustration 40.

X. Beating Your Ten Toes

1. – 8. Angle both your knees, positioning the soles of your feet flat on the ground. Then lift your left leg and beat the toes of your right foot with your heel (starting with your big toe down to your smallest toe and back again). See illustrations 41 and 42.
Repeat the movements 1 – 8 a second time (now beating the toes of your left foot with your right heel).
Carry out the movements 1 – 8 two or four times, left or right alternately.
At the end of exercise X position your feet next to each other again. See illustration 43.

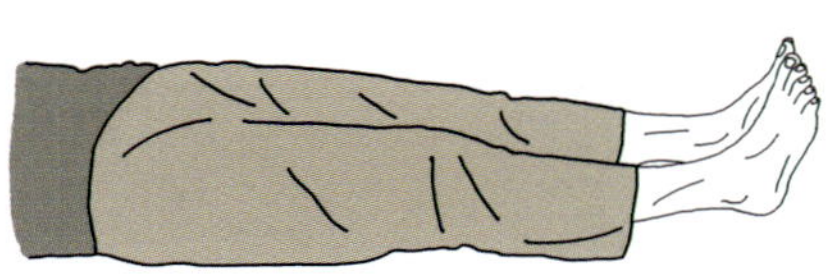

43

十一、蹬车轮转

（图44—49）

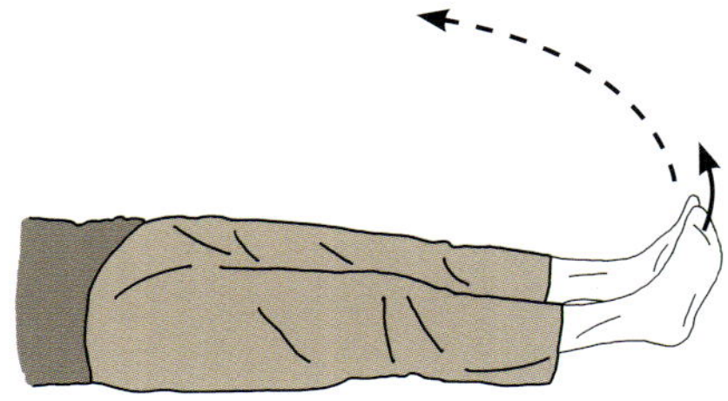

44

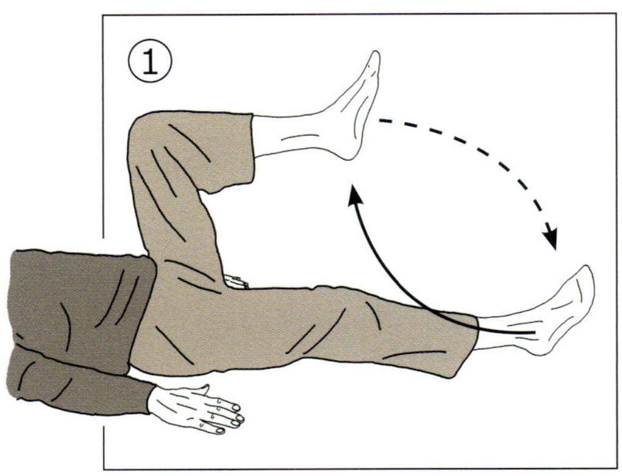

45

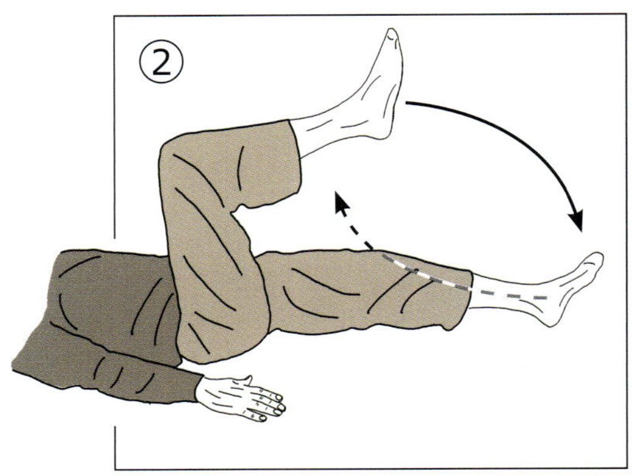

46

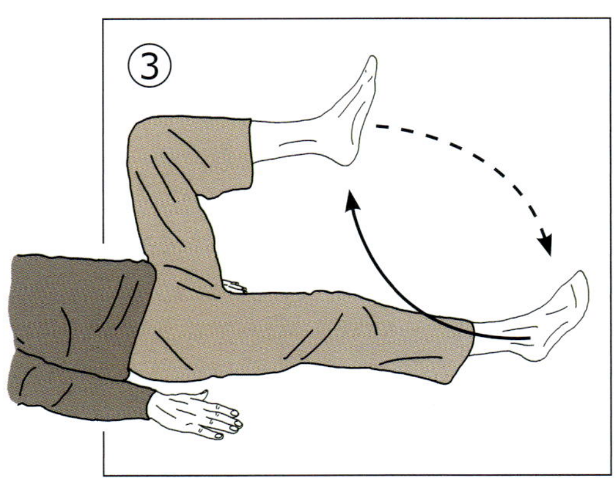

47

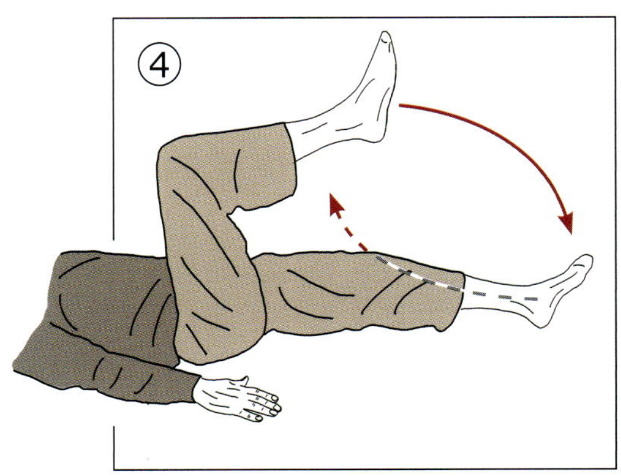

48

Ausgangsstellung: Die Endposition der Übung X ist die Startposition der Übung XI. Bild 44.

XI. Fahrrad fahren

1. Das linke Knie zum Oberkörper ziehen und gleichzeitig das rechte Bein vom Boden lösen. Siehe Bild 45.
2. Anschließend das linke Bein nach vorne strecken und das rechte Knie zum Oberkörper ziehen. Bewegungen wie beim Fahrrad fahren machen. Siehe Bild 46.
3. Nun das rechte Bein nach vorne strecken und das linke Knie zum Oberkörper ziehen. Bild 47.
4. Die selbe Bewegung wie 2 wiederholen. Siehe Bild 48.
5. – 8. Die gleichen Bewegungen wie 1 – 4 werden wiederholt.

Beim zweiten Durchgang die selben Bewegungen rückwärts ausführen. Siehe Bild 49. Die Bewegungen 1 – 8 zweimal oder viermal jeweils vorwärts und rückwärts ausführen. Am Ende der Übung XI die Beine wieder ablegen.

Initial position: The final position of exercise X is the initial position of exercise XI. Ill. 44.

XI. Riding a Bicycle

1. Draw your left knee towards the upper part of your body and at the same time take your right leg off the ground. See illustration 45.
2. Then move your left leg forward and draw your right knee towards the upper part of your body. Make movements like those of riding a bicycle. See illustration 46.
3. Then move your right leg forward and draw your left knee towards the upper part of your body. See illustration 47.
4. Carry out the same movement as in 2. See illustration 48.
5. – 8. The same movements 1 – 4 are repeated. In the second sequence carry out the same movements backwards. See illustration 49.

Carry out the movements 1 – 8 two or four times forewards and backwards, respectively. At the end of exercise XI put your legs down again.

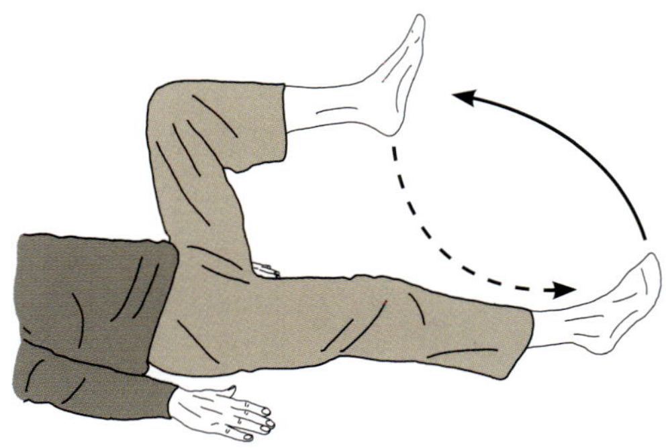

49

十二、分叉压腿

（图50—56）

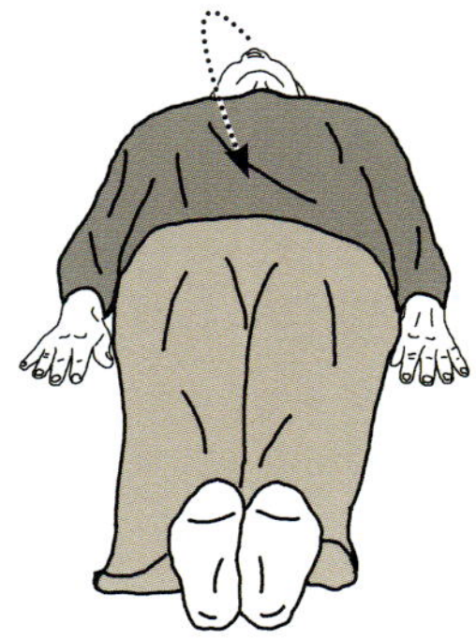

50

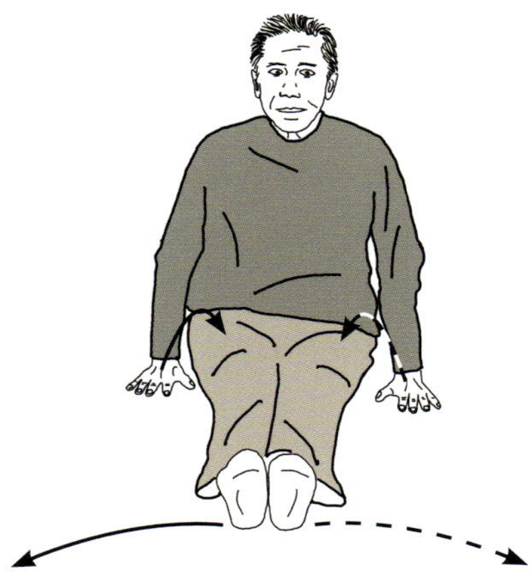

51

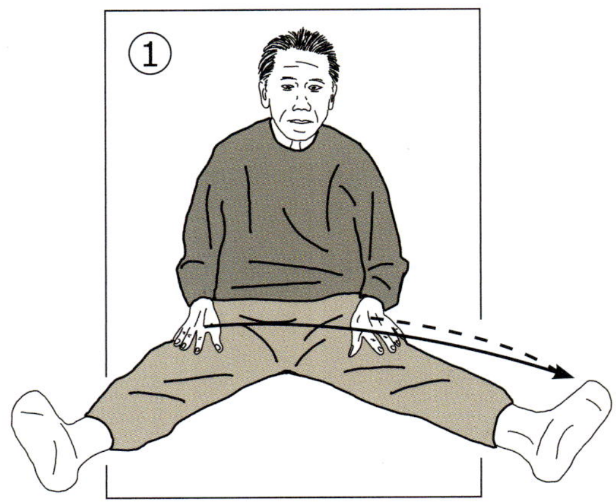

52

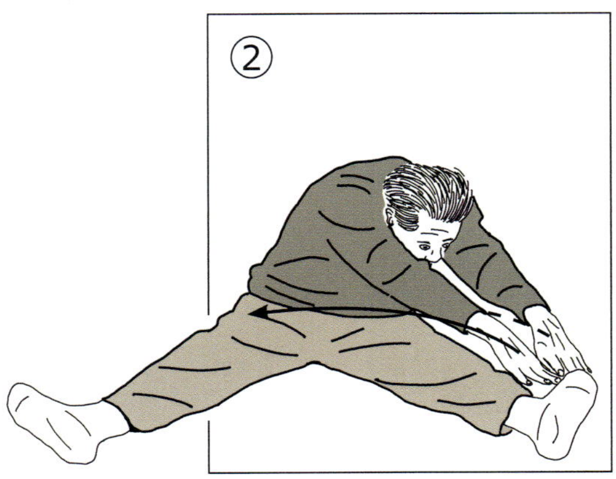

53

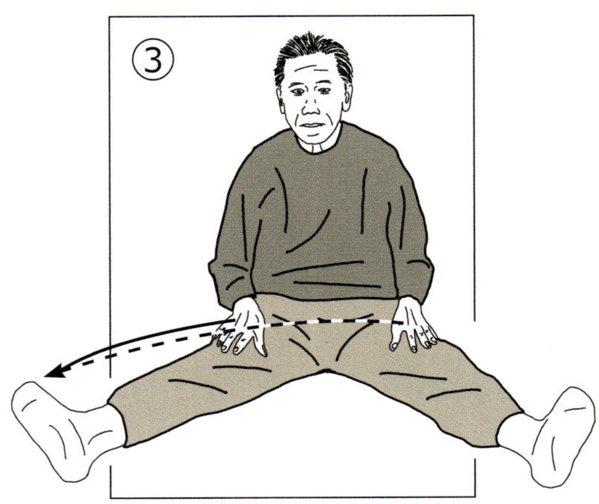

54

Ausgangsstellung: Die Endposition der Übung XI ist die Startposition der Übung XII.
Siehe Bild 50.

XII. Die Beine grätschen und dehnen

1. Den Oberkörper aufrichten und dabei die Beine grätschen. Siehe Bilder 51 und 52.
2. Anschließend den Oberkörper nach links drehen und nach vorne beugen. Dabei versuchen, mit beiden Händen die linke Fußspitze zu berühren. Siehe Bild 53.
3. Den Oberkörper wieder aufrichten. Siehe Bild 54.
4. Die gleiche Bewegung wie 2 nun zur rechten Seite ausführen. Siehe Bild 55.
5. – 8. Die gleichen Bewegungen 1 – 4 werden wiederholt.

Die Bewegungen 1 – 8 zweimal oder viermal ausführen. Am Ende der Übung XII die Beine schließen und den Oberkörper wieder ablegen. Siehe Bild 56.

Initial position: The final position of exercise XI is the initial position of exercise XII.
See illustration 50.

XII. Straddle and Stretch Your Legs

1. Raise the upper part of your body and straddle your legs. See illustration 51 and 52.
2. Turn the upper part of your body to the left, bowing to the front. Now try to touch the tip of your left foot with both your hands. See illustration 53.
3. Raise the upper part of your body. See illustration 54.
4. Repeat the same movement as in 2, now to the right hand side. See illustration 55.
5. – 8. The same movements 1 – 4 are repeated.

Carry out the movements 1 – 8 two or four times. At the end of exercise XII close your legs and lie down again. See illustration 56.

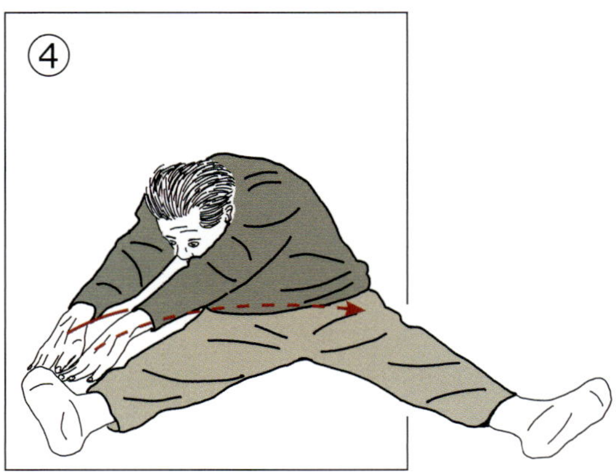

55

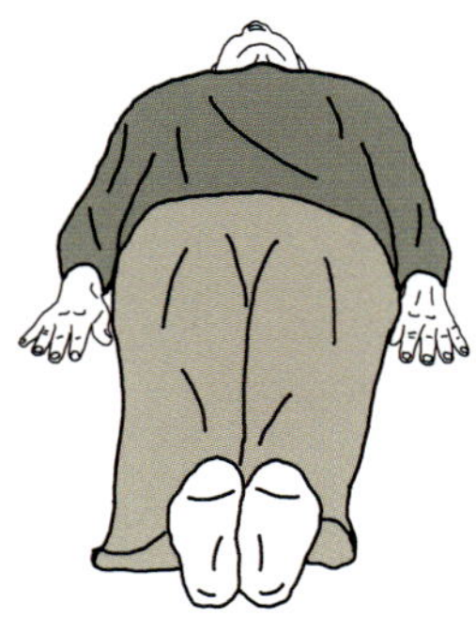
56

十三、左右侧滚

（图57—61）

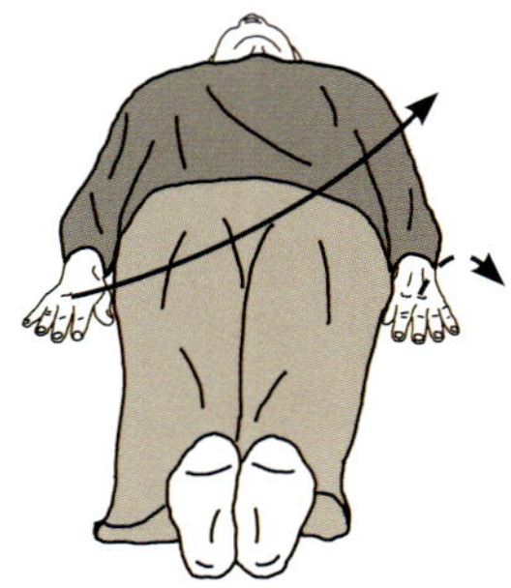

57

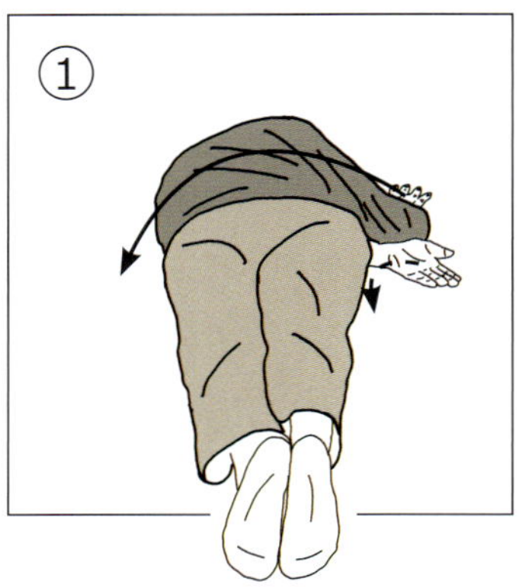

58

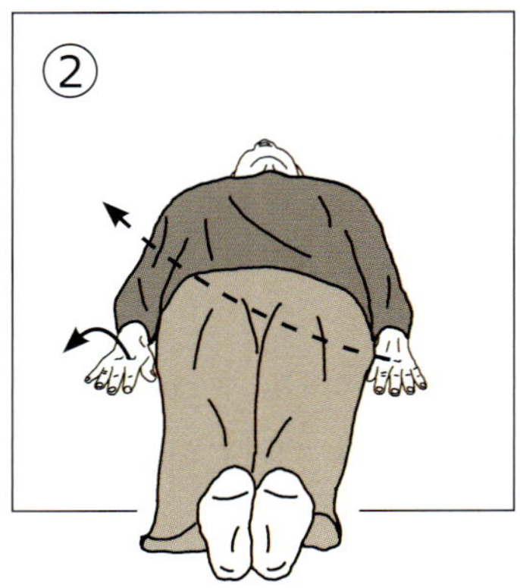

59

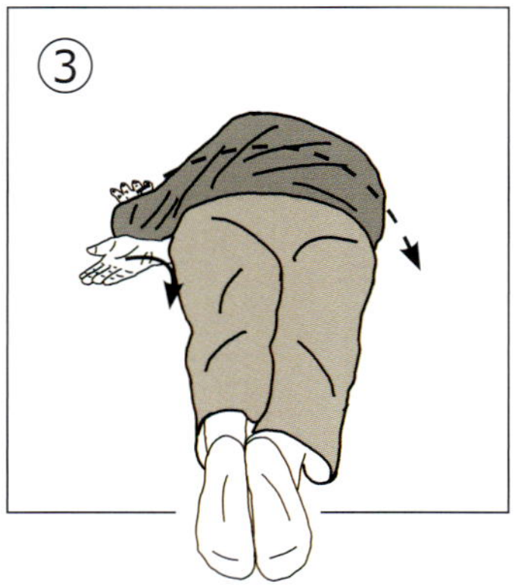

60

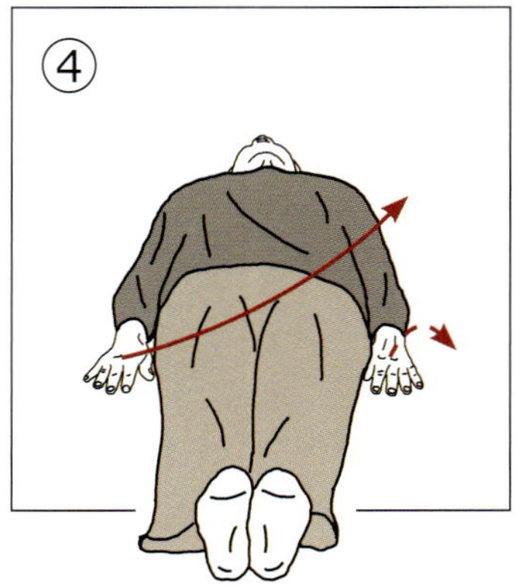

61

Ausgangsstellung: Die Endposition der Übung XII ist die Startposition der Übung XIII. Siehe Bild 57.

XIII. Nach links und rechts rollen

1. Den linken Arm umdrehen, so dass der Handrücken nach unten schaut. Den Körper anschließend von der Rückenlage nach links in die Bauchlage rollen. Dabei gleichzeitig den rechten Arm nach links oben bringen und mit dem rechten Unterarm und der Handfläche abstützen. Siehe Bild 58.
2. Anschließend die Arme und den Körper wieder in die Ausgangsposition zurückrollen. Siehe Bild 59.
3. Nun den rechten Arm umdrehen, so dass der Handrücken nach unten schaut. Den Körper anschließend von der Rückenlage nach rechts in die Bauchlage rollen. Dabei gleichzeitig den linken Arm nach rechts oben bringen und mit dem linken Unterarm und der Handfläche abstützen. Siehe Bild 60.
4. Anschließend die Arme und den Körper wieder in die Ausgangsposition zurückrollen. Siehe Bild 61.

5. – 8. Die gleichen Bewegungen 1 – 4 werden wiederholt.

Die Bewegungen 1 – 8 zweimal oder viermal ausführen.

Initial position: The final position of exercise XII is the initial position of exercise XIII. See illustration 57.

XIII. Rolling to Your Left and Right Hand Side

1. Turn your left arm so that the back of your hand points downwards. Then roll your body from the position of lying on your back to the left in order to lie on your abdomen. At the same time guide your right arm upwards to your left hand side, supporting it with your right forearm and hand. See illustration 58.
2. Then move your arms and body back to the initial position. See illustration 59.
3. Now turn your right arm so that the back of your hand points downwards. Then turn your body from the position of lying on your back to the right in order to lie on your abdomen. At the same time guide your left arm upwards to your right hand side, supporting it with your left forearm and hand. See illustration 60.
4. Then move your arms and body back to the initial position. See illustration 61.

5. – 8. The same movements 1 – 4 are repeated.

Carry out the movements 1 – 8 two or four times.

十四、单腿轮摆

（图62—66）

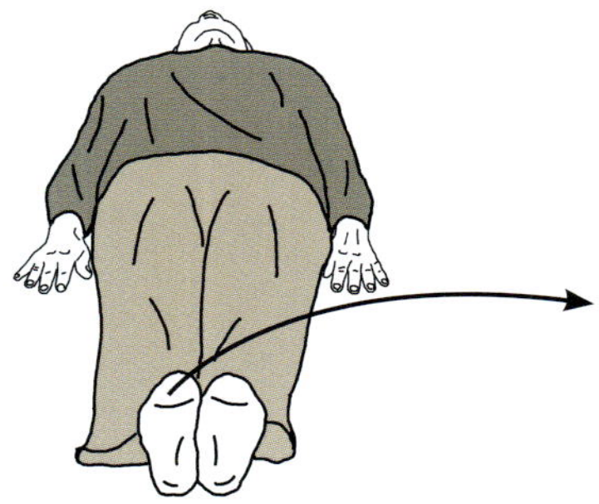

62

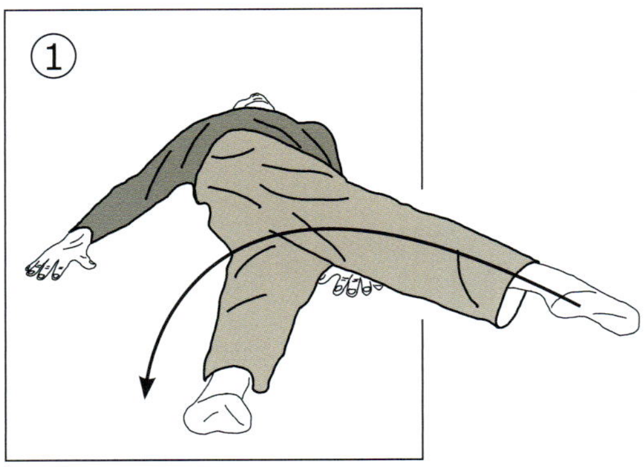

63

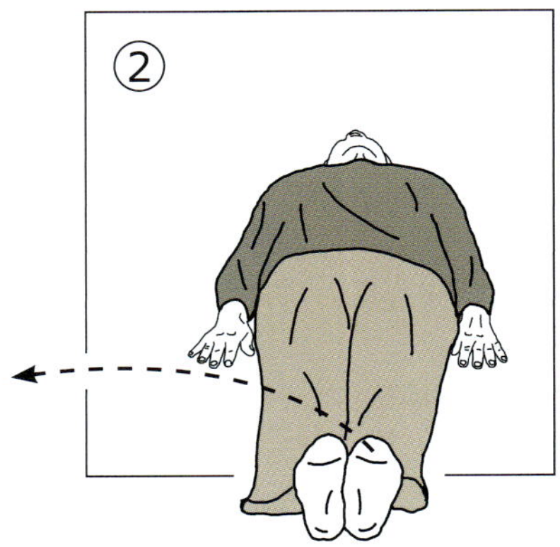

64

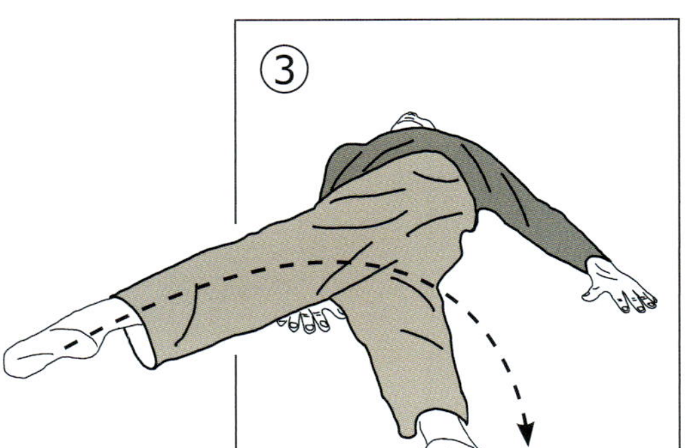

65

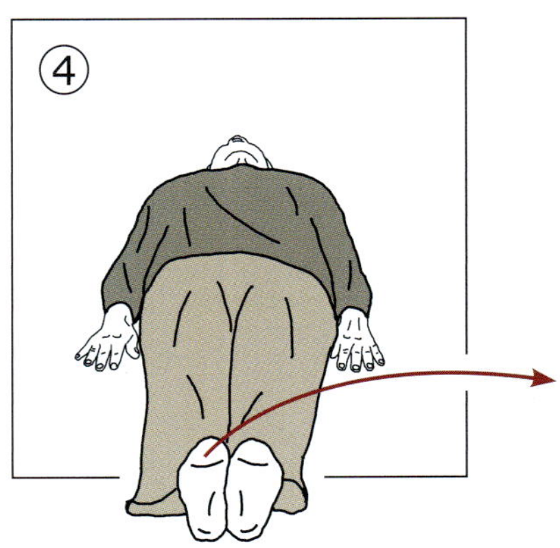

66

Ausgangsstellung: Die Endposition der Übung XIII ist die Startposition der Übung XIV. Siehe Bild 62.

XIV. Mit den Beinen abwechselnd schwingen

1. Aus der Rückenlage das rechte Bein vom Boden lösen, nach links schwingen und mit der Zehenspitze den Boden berühren. Siehe Bild 63.
2. Anschließend das rechte Bein wieder zurück zur Ausgangsposition bringen. Siehe Bild 64.
3. Nun aus der Rückenlage das linke Bein vom Boden lösen, nach rechts schwingen und mit der Zehenspitze den Boden berühren. Siehe Bild 65.
4. Anschließend das linke Bein wieder zurück zur Ausgangsposition bringen. Siehe Bild 66.
5. – 8. Die gleichen Bewegungen 1 – 4 werden wiederholt.

Die Bewegungen 1 – 8 zweimal oder viermal ausführen.

Initial position: The final position of exercise XIII is the initial position of exercise XIV. See illustration 62.

XIV. Swinging Your Legs Alternately

1. Lying on your back, take your right leg off the ground, swing it to the left and touch the ground with the tip of your toe. See illustration 63.
2. Then move your right leg back to the initial position. See illustration 64.
3. Lying on your back, now take your left leg off the ground, swing it to the right and touch the ground with the tip of your toe. See illustration 65.
4. Then move your left leg back to the initial position. See illustration 66.
5. – 8. The same movements 1 – 4 are repeated.

Carry out the movements 1 – 8 two or four times.

十五、仰卧撑坐

（图67—69）

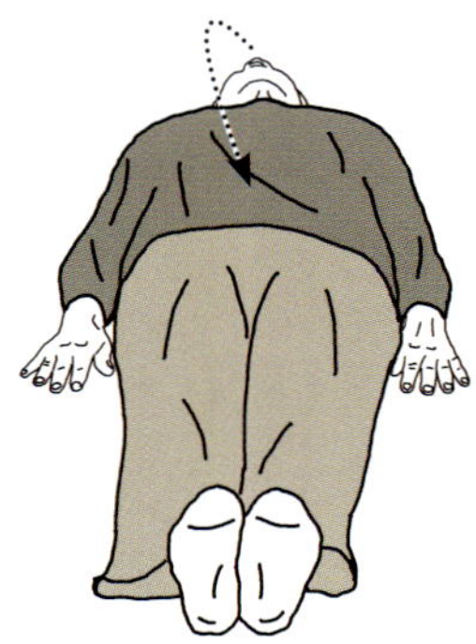

67

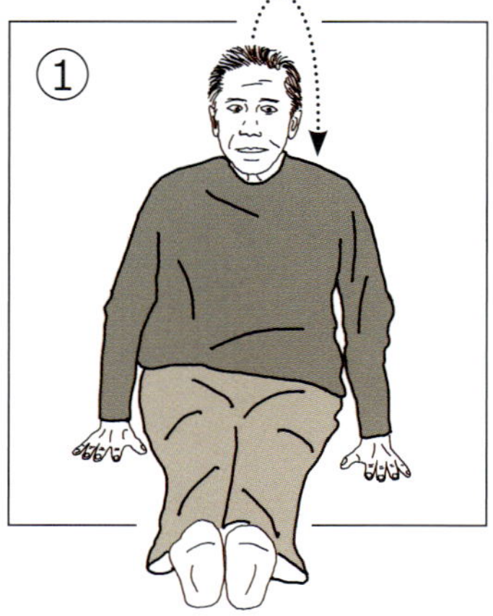

68

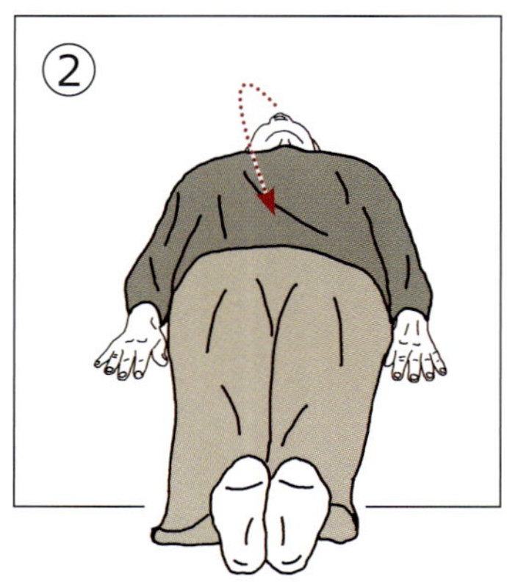

69

Ausgangsstellung: Die Endposition der Übung XIV ist die Startposition der Übung XV.
Siehe Bild 67.

XV. Den Oberkörper aufrichten

1. Aus der Rückenlage den Oberkörper mit Hilfe der Hände aufrichten. Die Beine sind dabei gestreckt. Siehe Bild 68.
2. Den Oberkörper wieder in Rückenlage bringen. Siehe Bild 69.
3. – 8. Die gleichen Bewegungen 1 – 2 werden wiederholt.

Die Bewegungen 1 – 8 zweimal oder viermal ausführen.

Initial position: The final position of exercise XIV is the initial position of exercise XV.
See illustration 67.

XV. Raising the Upper Part of Your Body

1. Raise the upper part of your body from lying on your back with the help of your hands. Your legs are stretched out. See illustration 68.
2. Lower the upper part of your body back into lying on your back. See illustration 69.
3. – 8. The same movements 1 – 2 are repeated.

Carry out the movements 1 – 8 two or four times.

十六、挺腹架桥

（图70—75）

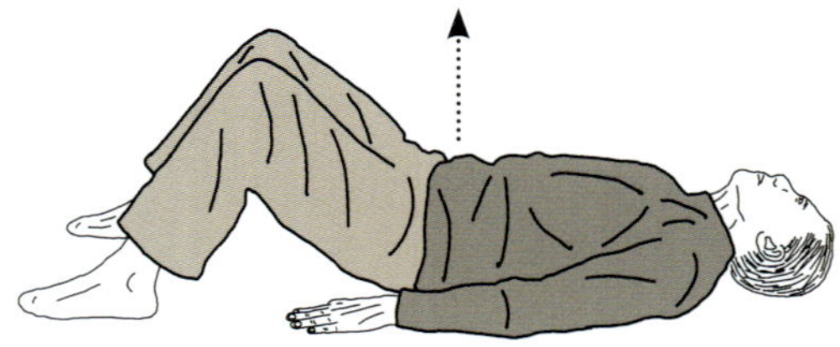

70

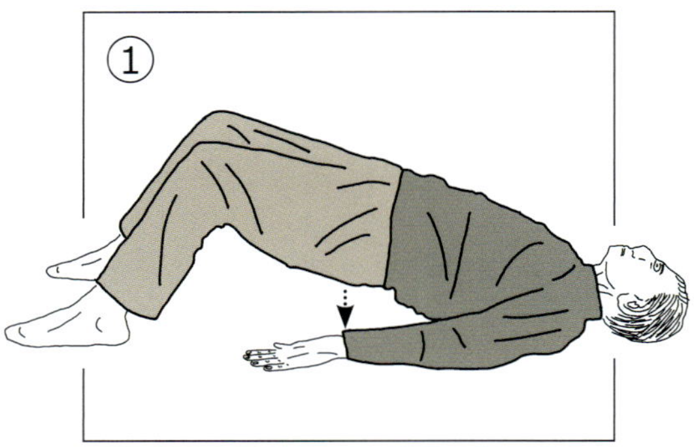

71

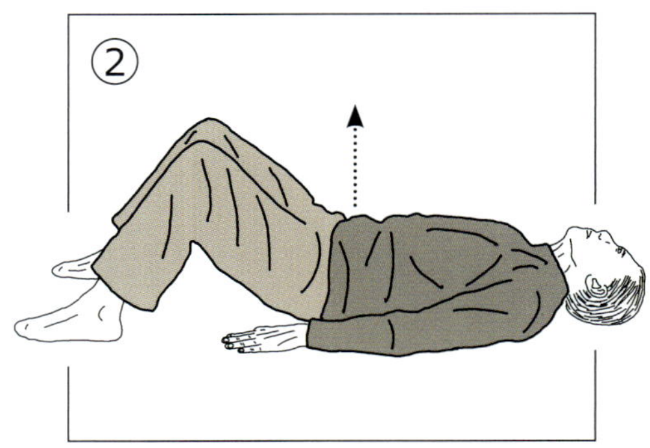

72

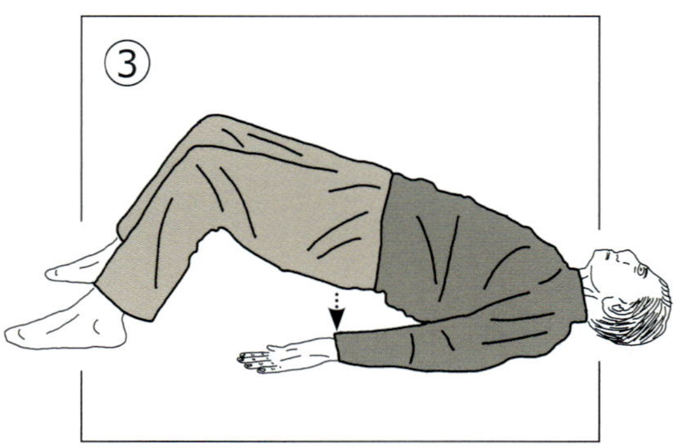

73

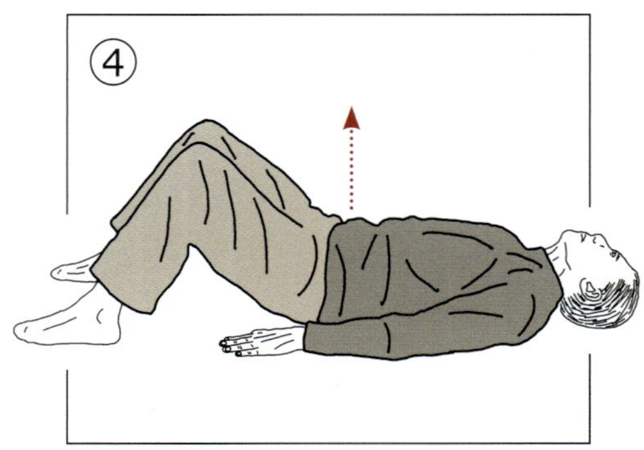

74

Ausgangsstellung: Die Endposition der Übung XV ist die Startposition der Übung XVI.

XVI. Eine Brücke machen

1. Die Knie anwinkeln, so dass die Fußsohlen aufliegen. Anschließend den Rücken vom Boden lösen und sich dabei mit den Händen abstützen, die Schultern bleiben dabei auf dem Boden. Siehe Bilder 70 und 71.
2. Den Rücken wieder auf dem Boden ablegen. Siehe Bild 72.
3. Den Rücken wieder vom Boden lösen und sich dabei mit den Händen abstützen, die Schultern bleiben dabei auf dem Boden. Siehe Bild 73.
4. Die selbe Bewegung wie 2 wiederholen. Siehe Bild 74.
5. – 8. Die gleichen Bewegungen 1 – 4 werden wiederholt.

Die Bewegungen 1 – 8 zweimal oder viermal ausführen. Man kann auch den Rücken und die Schultern vom Boden lösen und eine Brücke machen. Siehe Bild 75. Am Ende der Übung die Beine wieder ausstrecken.

Initial position: The final position of exercise XV is the initial position of exercise XVI.

XVI. Forming a Bridge

1. Angle your knees so that the soles of your feet are on the ground. Then lift your back off the ground, supporting yourself with your hands, your shoulders resting on the ground. See illustrations 70 and 71.
2. Now put your back on the ground again. See illustration 72.
3. Lift your back off the ground again, supporting yourself with your hands, your shoulders resting on the ground. See illustration 73.
4. Carry out the same movement as in 2. See illustration 74.
5. – 8. The same movements 1 – 4 are repeated.

Carry out the movements 1 – 8 two or four times. Of course you may also lift your back and shoulders off the ground to form a bridge. See illustration 75. At the end of the exercise stretch your legs again.

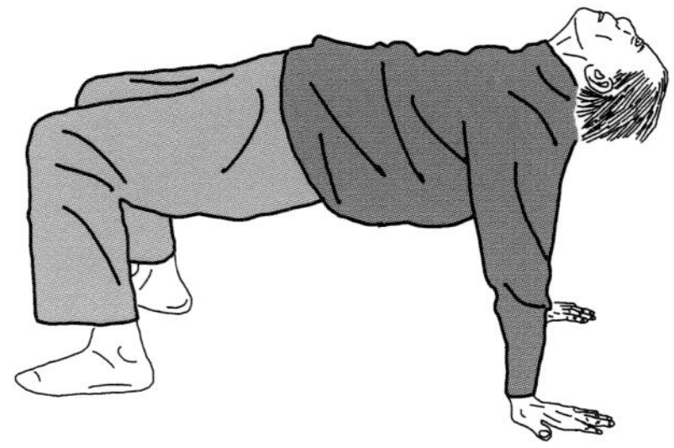

75

十七、转头看尾

（图76—80）

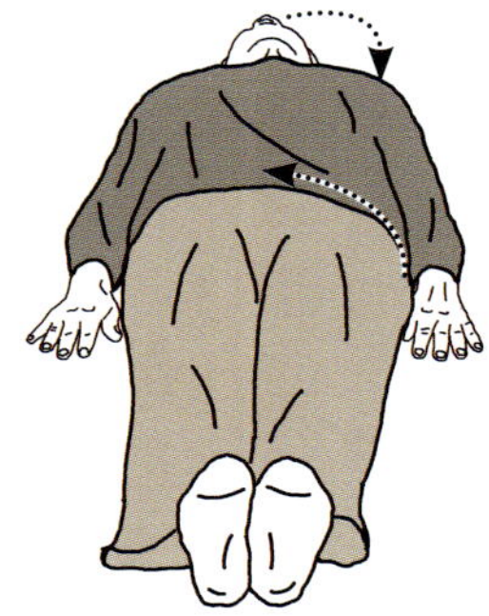

76

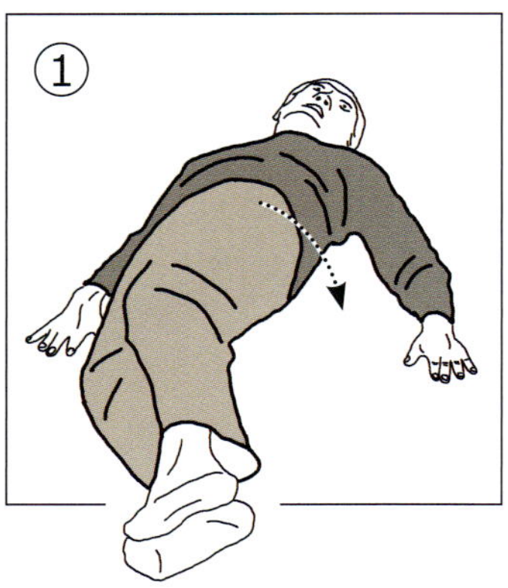

77

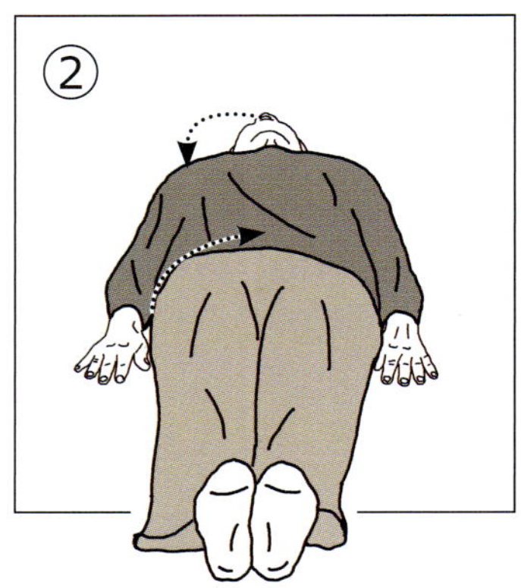

78

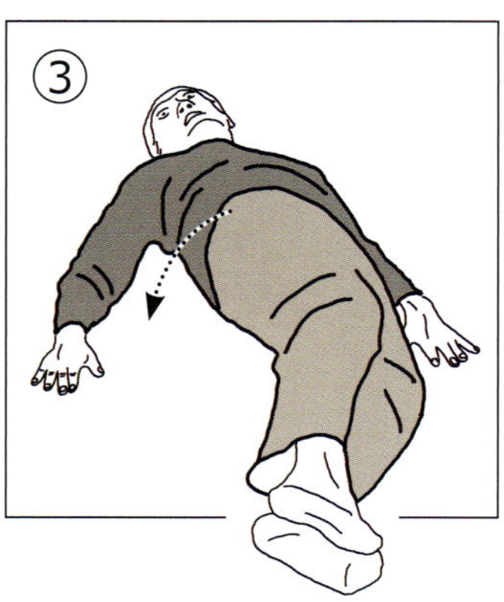

79

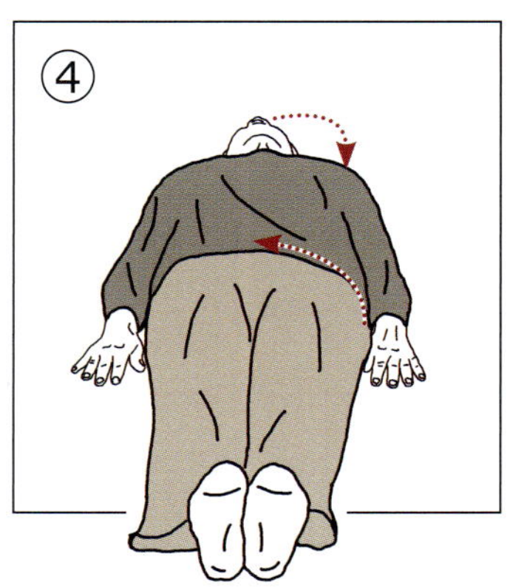

80

Ausgangsstellung: Die Endposition der Übung XVI ist die Startposition der Übung XVII. Siehe Bild 76.

XVII. Den Kopf drehen und auf die Füße schauen

1. Den Kopf nach links drehen und den Blick auf die Füße richten. Dabei die linke Hüfte vom Boden lösen, die Beine leicht anwinkeln und mit den Händen den Körper abstützen. Siehe Bild 77.
2. In die Ausgangslage zurückkehren. Siehe Bild 78.
3. Die selben Bewegungen wie 1 nun zur anderen Seite ausführen. Siehe Bild 79.
4. In die Ausgangslage zurückkehren. Siehe Bild 80.
5. – 8. Die gleichen Bewegungen 1 – 4 werden wiederholt.

Die Bewegungen 1 – 8 zweimal oder viermal ausführen.

Initial position: The final position of exercise XVI is the initial position of exercise XVII. See illustration 76.

XVII. Turn Your Head and Gaze at Your Feet

1. Turn your head to the left and guide your gaze to your feet. In doing so lift your left hip off the ground, slightly angling your legs and propping yourself up. See illustration 77.
2. Go back to the initial position. See illustration 78.
3. Carry out the same movements as in 1 to the other side. See illustration 79.
4. Go back to the initial position. See illustration 80.
5. – 8. The same movements 1 – 4 are repeated.

Carry out the movements 1 – 8 two or four times.

十八、收腿抱膝

（图81—86）

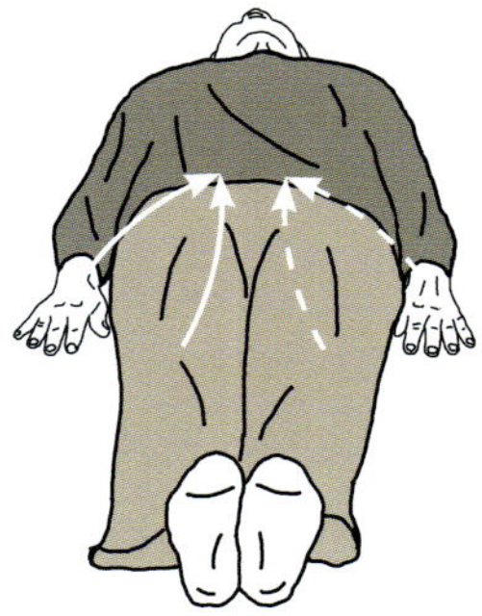

81

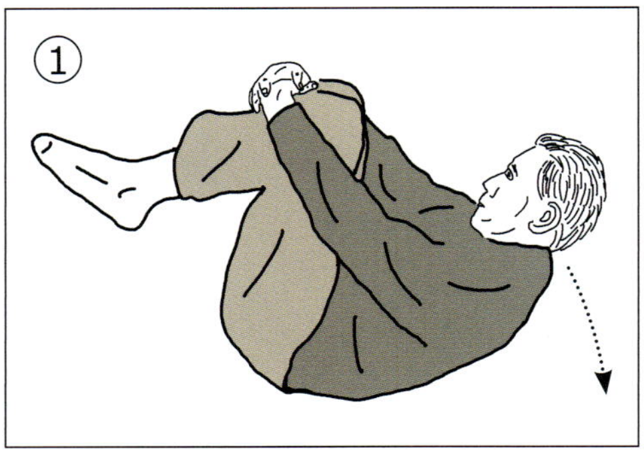

82

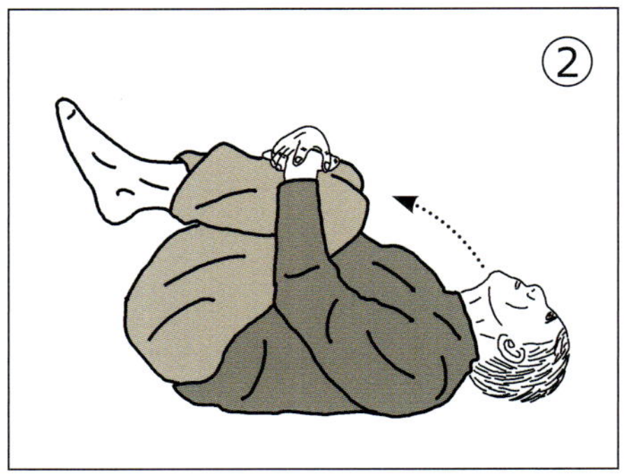

83

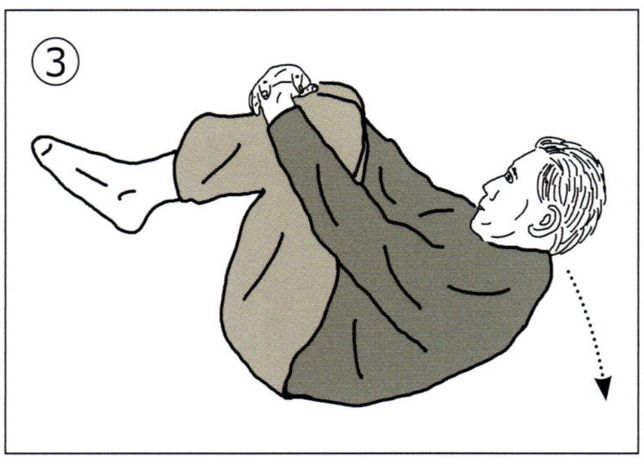

84

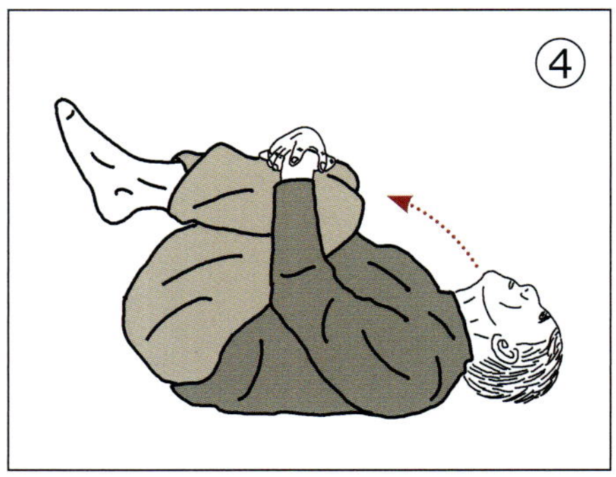

85

Ausgangsstellung: Die Endposition der Übung XVII ist die Startposition der Übung XVIII. Siehe Bild 81.

XVIII. Die Knie halten und den Körper hochziehen

1. Die Knie anheben und mit den gefalteten Händen festhalten. Anschließend den Oberkörper zu den Knien ziehen. Siehe Bild 82.
2. Anschließend den Oberkörper wieder auf den Boden ablegen, die Knie werden dabei weiter gehalten. Siehe Bild 83.
3. Den Oberkörper wieder zu den Knien ziehen. Siehe Bild 84.
4. Die selbe Bewegung wie 2 wiederholen. Siehe Bild 85.
5. - 8. Die gleichen Bewegungen 1 - 4 werden wiederholt.

Die Bewegungen 1 - 8 zweimal oder viermal ausführen. Am Ende der letzen Bewegung die Beine und Arme wieder in die Ausgangsstellung führen. Siehe Bild 86.

Initial position: The final position of exercise XVII is the initial position of exercise XVIII. See illustration 81.

XVIII. Embracing Your Knees, Drawing up Your Body

1. Lift your knees and hold them with your folded hands. Then draw the upper part of your body towards your knees. See illustration 82.
2. Then lie down again, still holding your knees. See illustration 83.
3. Then draw the upper part of your body towards your knees again. See illustration 84.
4. Carry out the same movement as in 2. See illustration 85.
5. - 8. The same movements 1 - 4 are repeated.

Carry out the movements 1 - 8 two or four times. At the end of the last movement guide your legs and arms back to the initial position. See illustration 86.

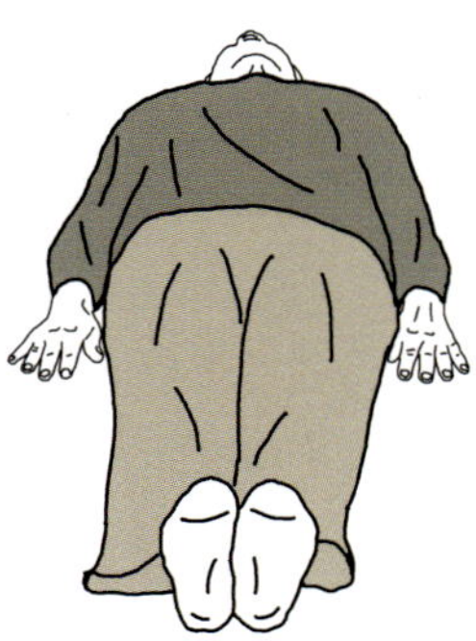

86

B）叩齿提肛

（两者同时进行，做36次）

若能经常做，对‘一进一出’（消化和排便）大有帮助。见图1—4

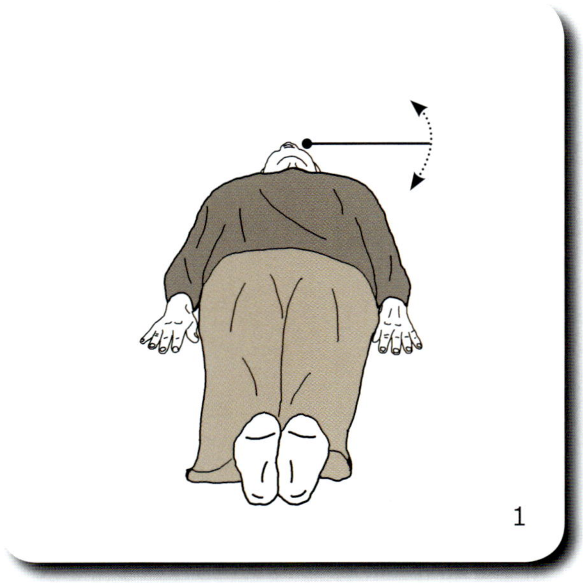

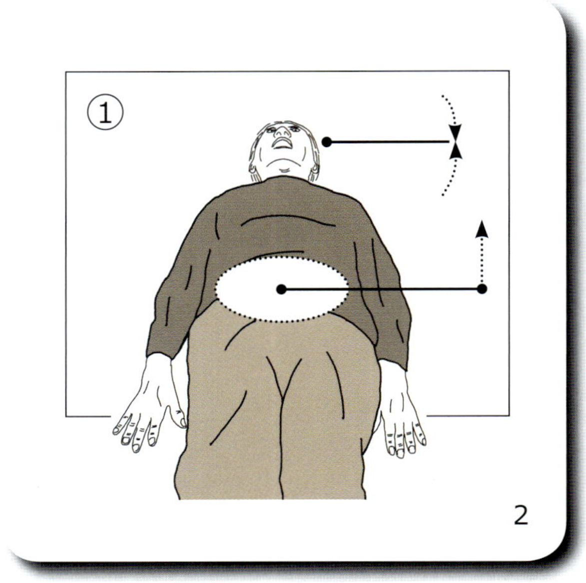

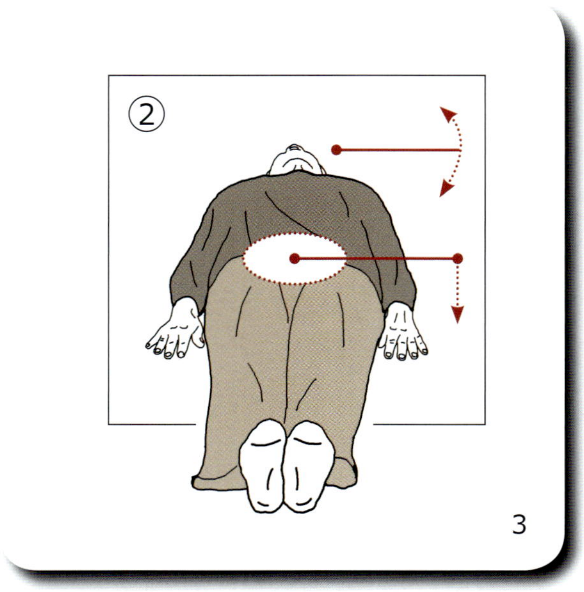

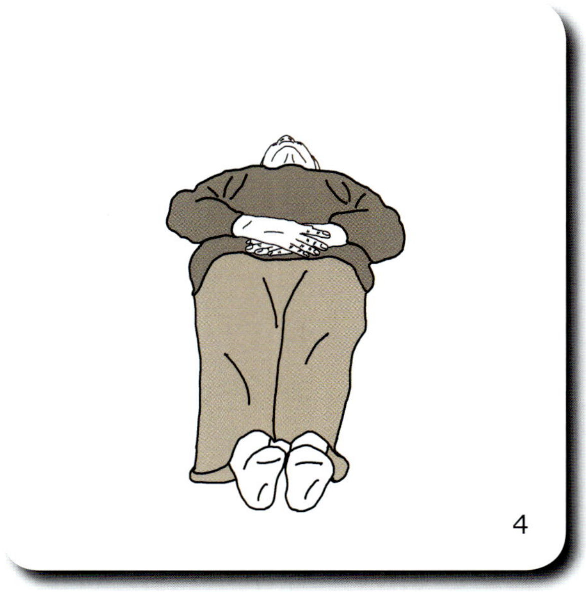

B) Zähne klopfen und Schließmuskel ziehen

Ausgangsstellung: Auf den Rücken legen. Die Beine liegen ausgestreckt nebeneinander. Die Arme befinden sich links und rechts neben dem Körper. Siehe Bild 1.

1. Den Mund weit öffnen. Siehe Bild 2.
2. Anschließend mit den Zähnen aufeinander „klopfen". Gleichzeitig den Schließmuskel anspannen. Siehe Bild 3.

Diese zwei Bewegungen werden insgesamt 36 Mal wiederholt.

Am Ende der Übung die Hände auf das untere DanTian[22] legen (im Bauchbereich, etwa 3,5 cm unterhalb des Nabels). Siehe Bild 4.

Das Aufeinanderklopfen der Zähne kann dem Zahnausfall vorbeugen. Das Anspannen des Schließmuskels unterstützt die Verdauung und kann sich positiv bei Verstopfung und Inkontinenz auswirken. Diese Übung ist sehr einfach und leicht überall durchzuführen. Sie ist effektiver und wirksamer als Medizin.

B) Tap Your Teeth and Strain Your Sphincter

Initial Position: Lie on your back. Your legs are lying straight next to each other. Your arms are positioned at the left and right hand side of your body. See illustration 1.

1. Open your mouth wide. See illustration 2.
2. Next "tap" your teeth onto each other, at the same time straining your sphincter.
See illustration 3.

Both these movements are repeated 36 times altogether.

At the end of the exercise put your hands onto your nether DanTian[22] (on your abdomen, about 3,5 cm beneath your navel). See illustration 4.

The tapping of your teeth may prevent your losing them. Straining your sphincter may help your digestion and may have a positive influence in cases of obstipation and incontinence. This exercise is very simple and can be carried out easily everywhere. It is more effective and more efficient than medicine.

[22] Siehe auch Seite 123.

[22] See also page 123.

C）按摩穴位：18

（每穴位可按摩10——20次）

一、捏合谷

（图1，2）

1

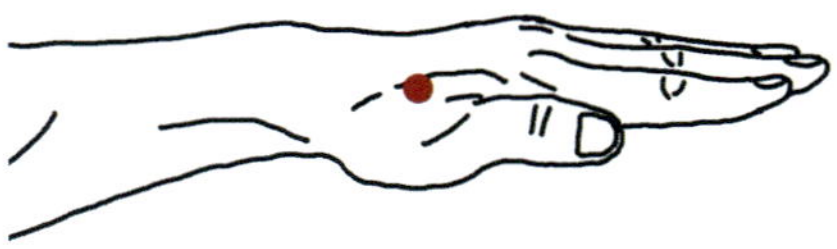

2

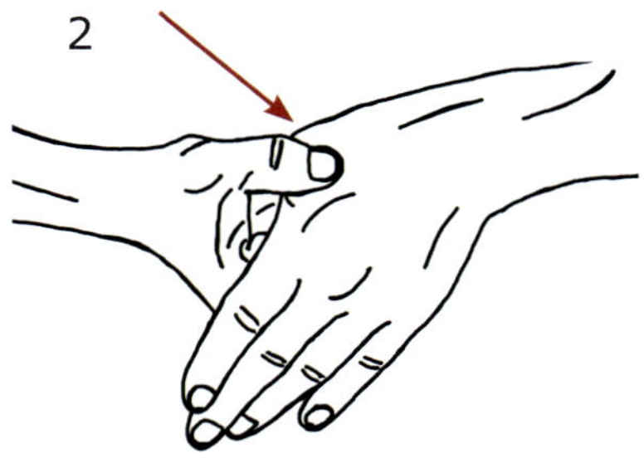

二、揉内关

（图3，4）

3

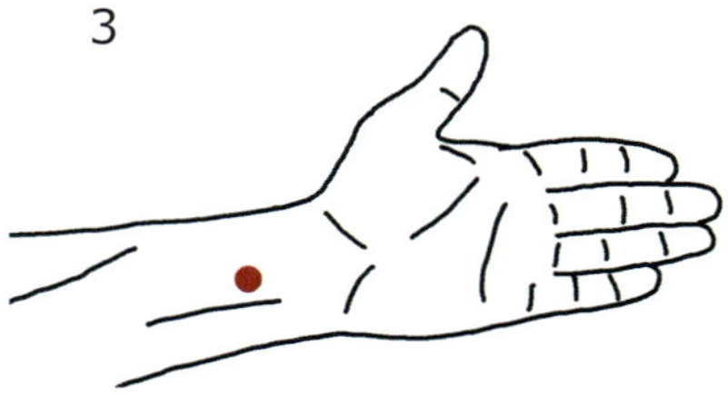

4

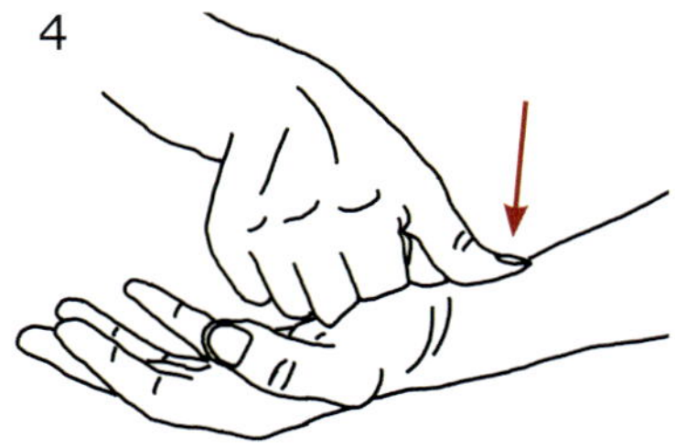

三、叩三里

（图5，6）

5

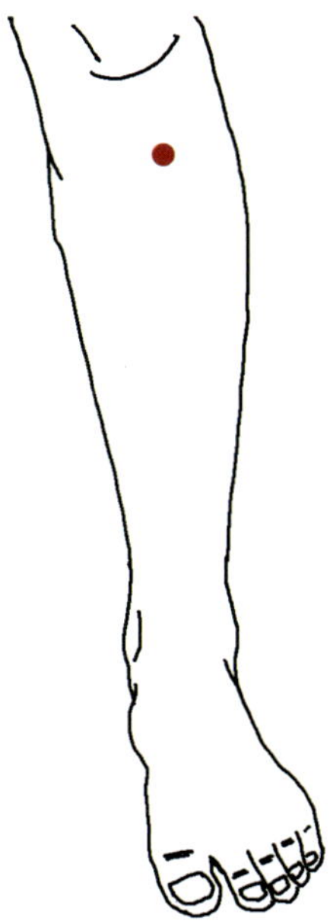

6

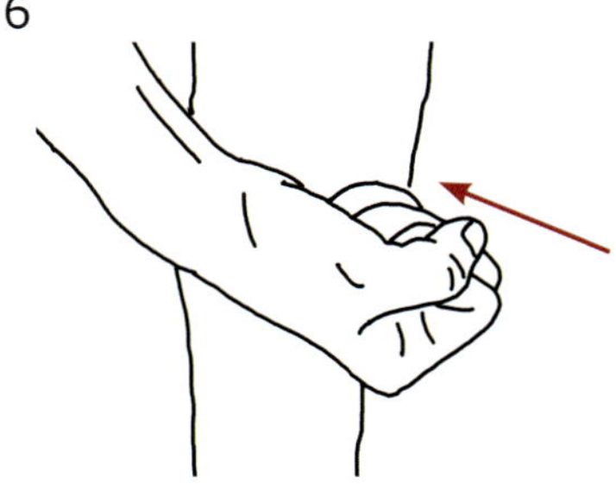

C) Akupunkturpunkte bearbeiten: 18 Formen

Die Akupunkturpunkte werden mit verschiedenen Techniken wie zum Beispiel Massieren, Drücken oder Klopfen circa 10 bis 20 Mal bearbeitet. Die Punkte, Gelenke und Beugen werden zuerst links, dann rechts oder gleichzeitig bearbeitet.

I. HeGu (合谷 Geschlossenes Tal) drücken

Den Punkt HeGu mit dem Nagel des Daumens fest drücken. Siehe Bilder 1 und 2.
Der Punkt liegt am Rand der Handoberfläche am höchsten Punkt, wenn Daumen und Zeigefinger aneinander liegen, auf dem Dickdarmmeridian (DaChangJing).

II. NeiGuan (内关 Innerer Paß) massieren

Den Punkt NeiGuan mit dem Daumen massieren. Siehe Bilder 3 und 4.
Der Punkt befindet sich am Unterarm zwischen den Sehnen, ein paar Zentimeter von der Handgelenksbeugefalte entfernt, auf dem Perikardmeridian (XinBaoJing).

III. ZuSanLi (足三里 Drei Meilen am Bein) klopfen

Mit der Unterseite (Kleinfingerseite) der Faust auf den Punkt ZuSanLi klopfen. Siehe Bilder 5 und 6. Dieser Punkt befindet sich etwas unterhalb der Kniescheibe auf dem Magenmeridian (WeiJing).

C) Working on Your Acupuncture Points: 18 Forms

The acupuncture points are worked on about 10 to 20 times by means of various techniques, for example massaging, pressing or slapping. The points, joints and bends are worked at first on the left hand side, next on the right hand side, or simultaneously.

I. Press HeGu (合谷 Joining Valley)

Press the Point HeGu hard with the nail of your thumb. See illustrations 1 and 2. The point is situated at the highest point of your hand when you join thumb and forefinger, on the Large Intestine Meridian (DaChangJing).

II. Massage NeiGuan (内关 Inner Gate)

Massage the Point NeiGuan with your thumb. See illustration 3 and 4. The point is situated at your forearm between the sinews some centimetres from your wrist bend on the Pericardium Meridian (XinBaoJing).

III. Beat ZuSanLi (足三里 Leg Three Miles)

Beat the Point ZuSanLi with the little finger side of your fist. See illustrations 5 and 6. This point is situated somewhat beneath your knee cap on your Stomach Meridian (WeiJing).

四、揉太冲

（图7，8）

7

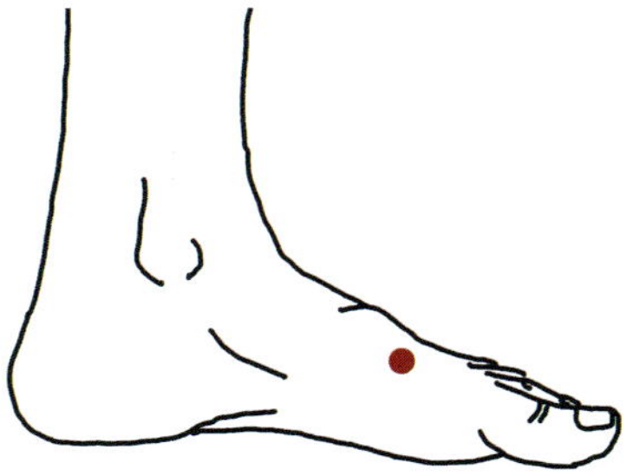

8

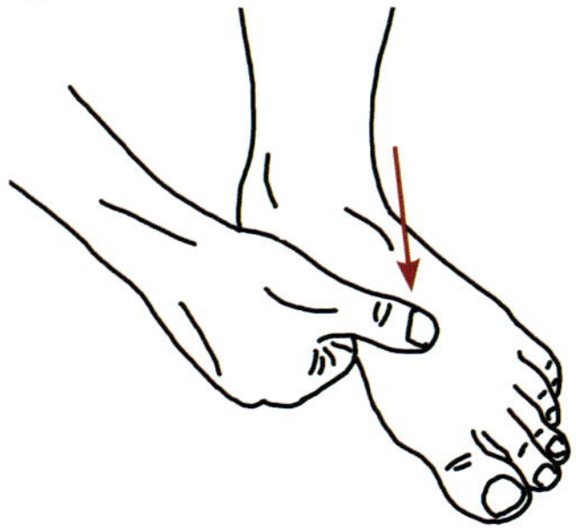

五、搓涌泉

（图9，10）

9

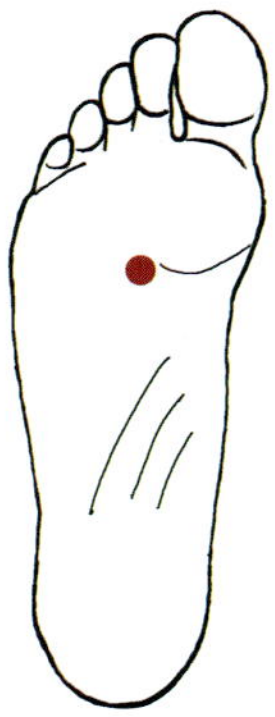

10

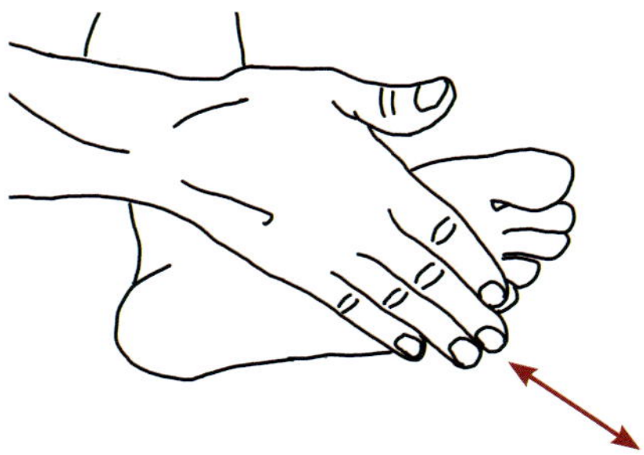

六、转脚腕

（图11）

11

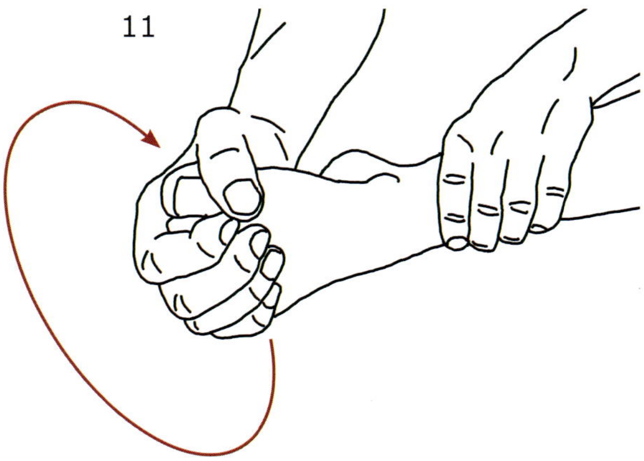

IV. TaiChong (太冲 Großer Impuls) massieren

Den Punkt TaiChong mit dem Daumen massieren. Siehe Bilder 7 und 8. Der Punkt liegt am Fuß ein paar Zentimeter von der großen Zehe entfernt auf dem Lebermeridian (GanJing).

V. YongQuan (涌泉 Sprudelnde Quelle) reiben

Den Punkt YongQuan mit der Handfläche reiben. Siehe Bilder 9 und 10. Der Punkt liegt auf der Fußsohle am unteren Ende des Fußballens auf dem Nierenmeridian (ShenJing).

VI. Fußgelenk drehen

Das Fußgelenk alleine oder mit der Hand drehen. Siehe Bild 11.

IV. Massage TaiChong (太冲 Great Surge)

Massage the Point TaiChong with your thumb. See illustrations 7 and 8. The point is situated at your foot a few centimetres from your big toe on the Liver Meridian (GanJing).

V. Rub YongQuan (涌泉 Gushing Spring)

Rub the Point YongQuan with your palm. See illustrations 9 and 10. The point is situated on the sole of your foot at the nether end of the ball of your foot on the Kidney Meridian (ShenJing).

VI. Turning Your Ankle

Turn your ankle with or without the help of your hand. See illustration 11.

七、击环跳

（图12，13）

12

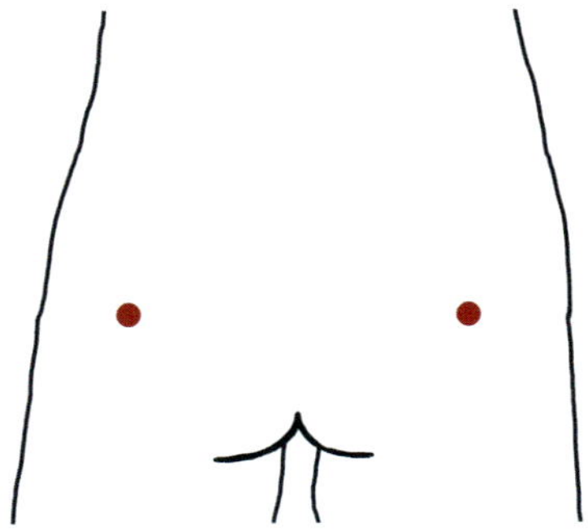

13

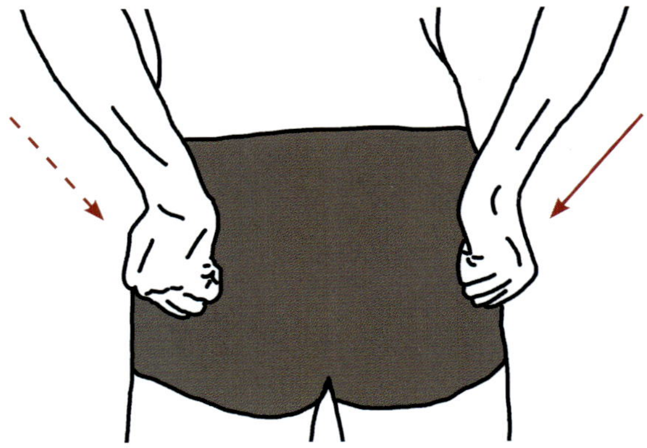

八、按太溪

（图14，15）

14

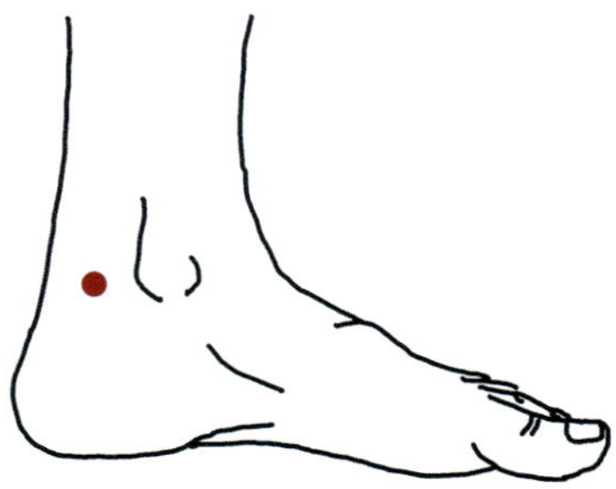

15

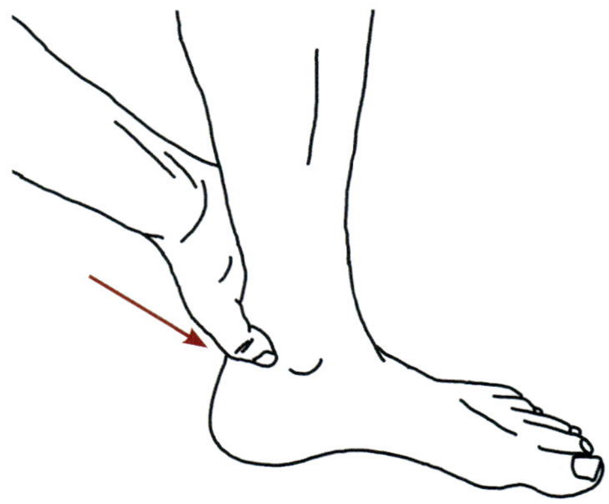

九、包拳转

（图16）

16

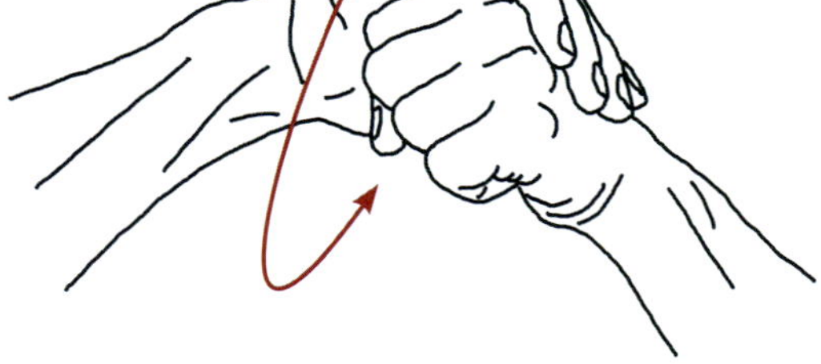

VII. HuanTiao (环跳 Zurückspringen) schlagen

Mit der lockeren Faust auf den Punkt HuanTiao schlagen. Siehe Bilder 12 und 13. Dieser Punkt befindet sich am Gesäß auf dem Gallenblasenmeridian (DanJing).

VIII. TaiXi (太溪 Großer Bach) drücken

Den Punkt TaiXi mit dem Daumen drücken. Siehe Bilder 14 und 15. Der Punkt ist an der Innenseite des Fußgelenks neben dem Knöchel auf dem Nierenmeridian (ShenJing).

IX. Faust drehen

Mit der Hand die Faust umschließen und sowohl die Faust als auch die Hand drehend massieren. Siehe Bild 16.

VII. Beat HuanTiao (环跳 Jumping Round)

Beat the Point HuanTiao with your loose fist. See illustrations 12 and 13. This point is situated on your buttocks on the Gall Bladder Meridian (DanJing).

VIII. Press TaiXi (太溪 Great Stream)

Press the Point TaiXi with your thumb. See illustrations 14 and 15. This point is situated at the inner side of your ankle next to your ankle bone on the Kidney Meridian (ShenJing).

IX. Turning Your Fist

Close your hand round your fist and massage your fist as well as your hand with a turning movement. See illustration 16.

十、拍膝窝

（图17）

17

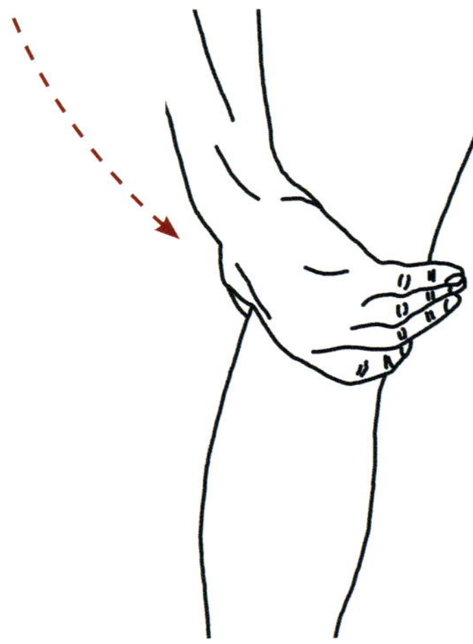

十一、按承山

（图18，19）

18

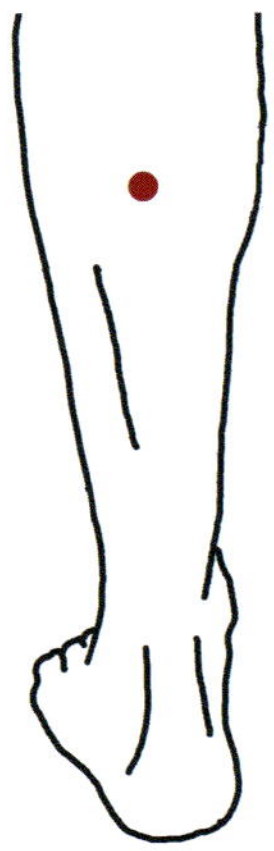

19

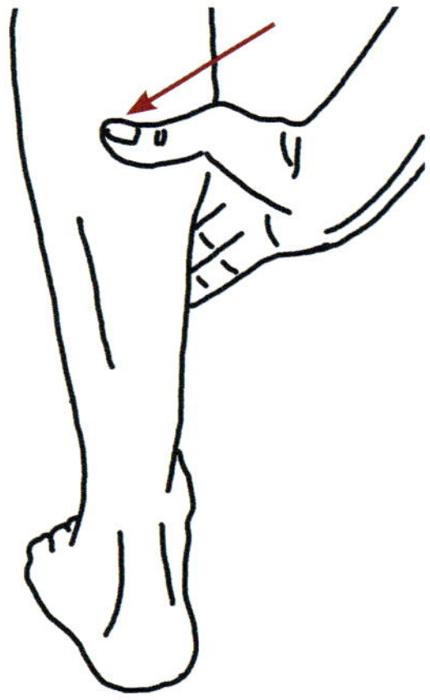

十二、捏腋窝

（图20）

20

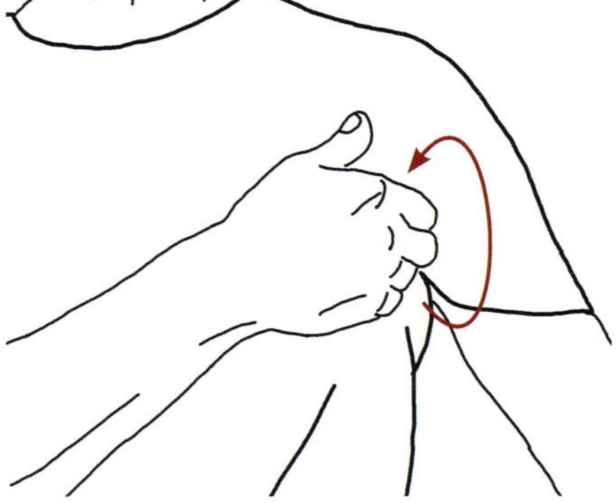

X. Kniebeuge schlagen

Mit der offenen Hand in die Kniebeuge schlagen. Siehe Bild 17.

XI. ChengShan (承山 Berg stützen) drücken

Den Punkt ChengShan mit dem Daumen drücken. Siehe Bilder 18 und 19. Dieser Punkt befindet sich am Bein in der Mitte der Wade auf dem Blasenmeridian (PangGuangJing).

XII. Achselhöhle kneifen

Mit der Hand die Achselhöhle kneifen und kneten. Siehe Bild 20.

X. Slap the Bend of Your Knee

Slap the bend of your knee with your palm. See illustration 17.

XI. Press ChengShan (承山 Supporting Mountain)

Press the Point ChengShan with your thumb. See illustrations 18 and 19. This point is situated on your leg in the middle of your calf on the Urinary Bladder Meridian (PangGuangJing).

XII. Squeezing Your Armpit

Squeeze and knead your armpit with your hand. See illustration 20.

十三、敲鱼际
（图21，22）

21

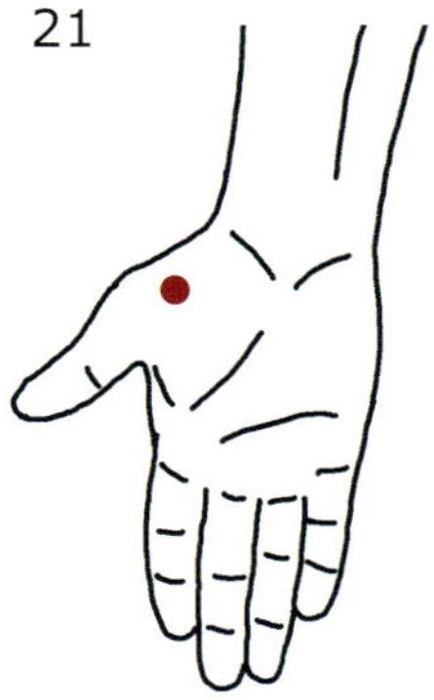

22

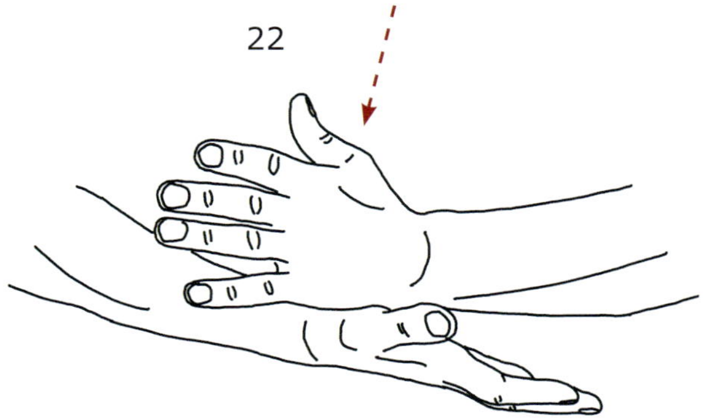

十四、擦股窝
（图23）

23

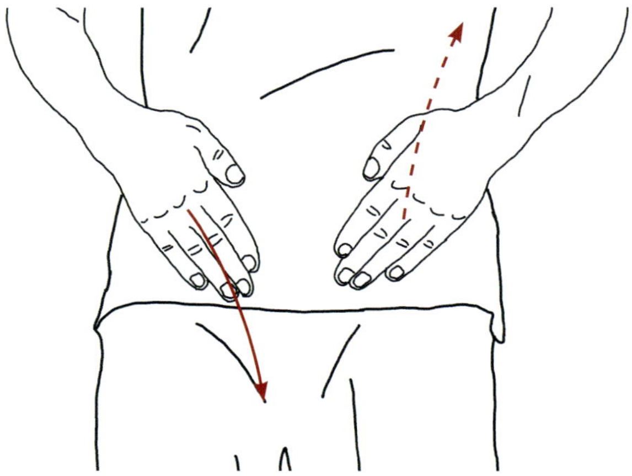

十五、揉百会
（图24，25）

24

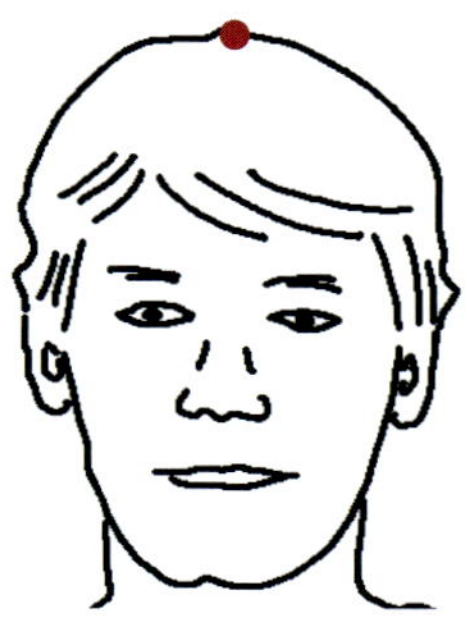

25

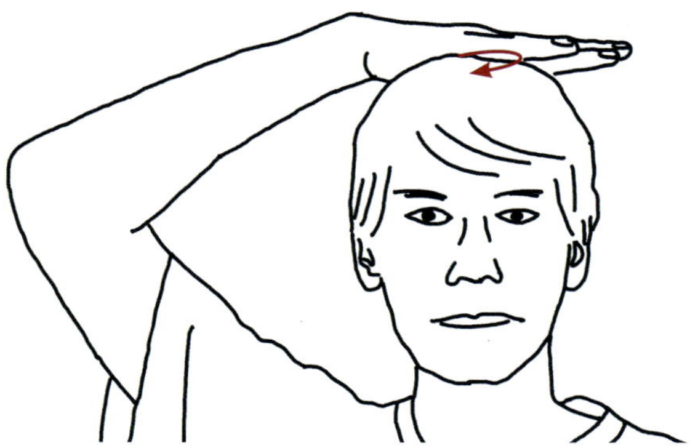

XIII. YuJi (鱼际 Fischähnliche Grenze) schlagen

Mit der Handkante auf den Punkt YuJi schlagen. Siehe Bilder 21 und 22. Dieser Punkt befindet sich auf dem Handballen auf dem Lungenmeridian (FeiJing).

XIV. Oberschenkelbeuge reiben

Mit der Hand die Oberschenkelbeugen einzeln reiben oder beide gleichzeitig in entgegengesetzter Richtung reiben. Siehe Bild 23.

XV. BaiHui (百会 Hundert Zusammenkünfte) reiben

Mit der Handfläche den Punkt BaiHui reiben. Siehe Bilder 24 und 25. Der Punkt befindet sich auf der Mittelachse des Kopfes an der höchsten Stelle auf dem Lenkergefäß (DuMai).

XIII. Beat YuJi (鱼际 Fish Border)

Beat the Point YuJi with the edge of your open hand. See illustrations 21 and 22. This point is situated at the ball of your hand on the Lung Meridian (FeiJing).

XIV. Rubbing the Bend of Your Thigh

Rub the bend of your thigh singly or both bends simultaneously in opposing direction. See illustration 23.

XV. Rub BaiHui (百会 Hundred Meetings)

Rub the Point BaiHui with your palm. See illustrations 24 and 25. This point is situated on the middle axis of your head at the highest point on the Leading Vessel (DuMai).

十六、拍肘窝

（图26）

26

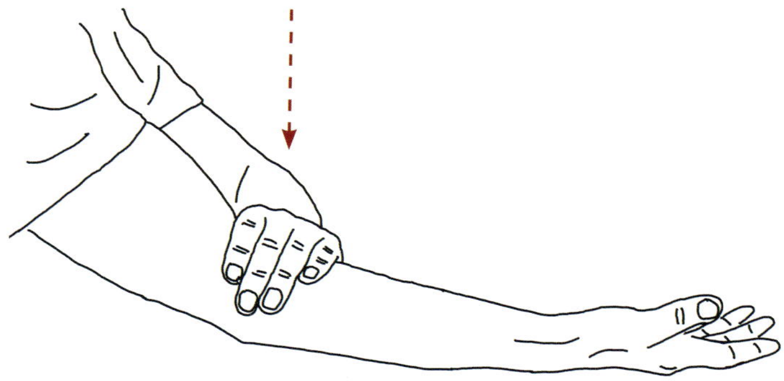

十七、转大陵

（图27，28）

27

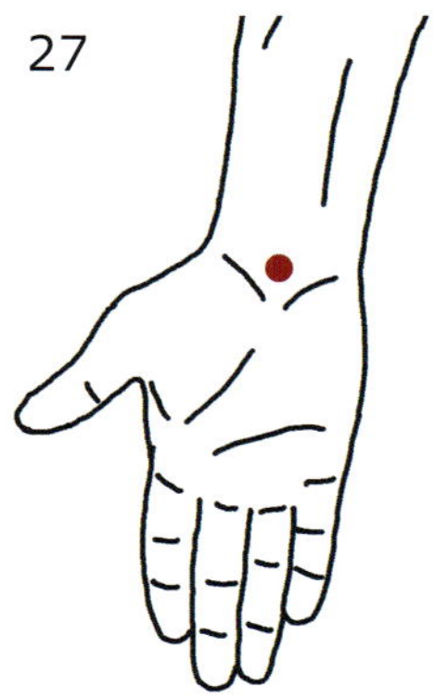

28

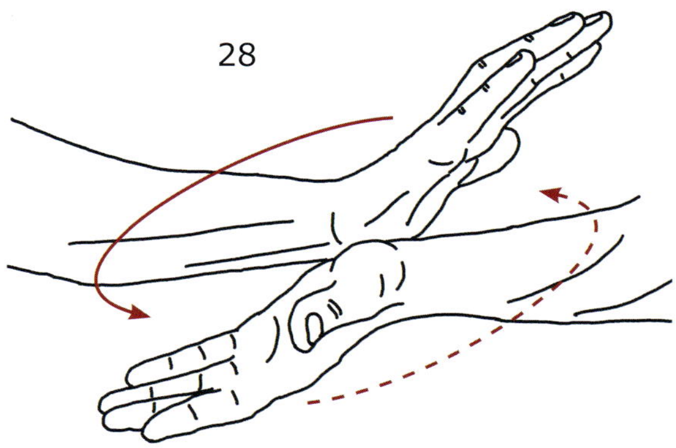

十八、拉十指

（图29）

29

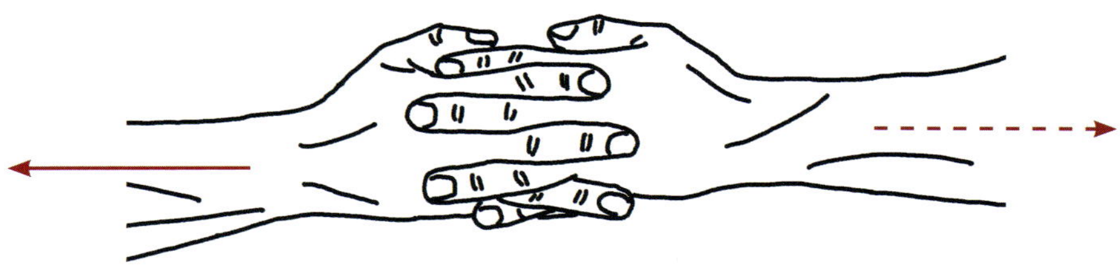

XVI. Ellbogenbeuge klopfen

Einen Arm ausstrecken, die Handfläche schaut nach oben. Mit der anderen offenen Hand die Ellbogenbeuge klopfen. Siehe Bild 26.

XVII. DaLing (大陵 Großer Hügel) drehen

Die Handgelenke aufeinander legen und drehen. Siehe Bilder 27 und 28. Der Punkt DaLing befindet sich zwischen dem Unterarm und dem Handgelenk an der Handgelenksbeugefalte auf dem Perikardmeridian (XinBaoJing).

XVIII. Zehn Finger ziehen

Mit den Fingern ineinander greifen und sie nach links und rechts auseinander ziehen. Bild 29.

XVI. Slapping the Bend of Your Elbow

Stretch out your arm, your palm pointing upwards. Slap the bend of your elbow with your other open hand. See illustration 26.

XVII. Turn DaLing (大陵 Great Hill)

Put your wrists on each other and turn them. See illustrations 27 and 28. The Point DaLing is situated between your forearm and your wrist at the bend of your wrist on the Pericardium Meridian (XinBaoJing).

XVIII. Drawing Ten Fingers

Intertwine your fingers and draw them apart to the left and right hand side. See illustration 29.

Akupunkturpunkte 按摩穴位 Acupuncture Points

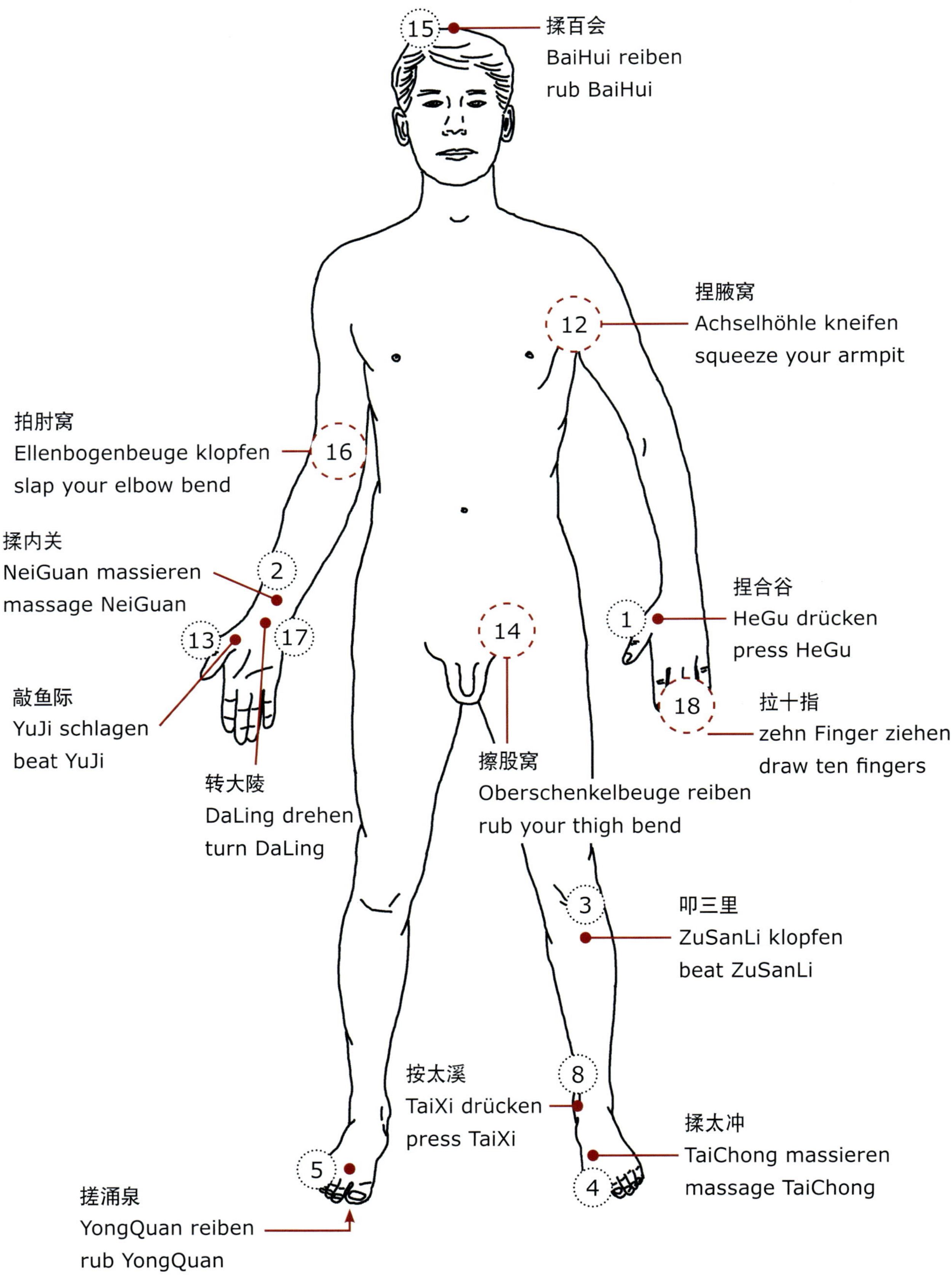

Akupunkturpunkte 按摩穴位 Acupuncture Points

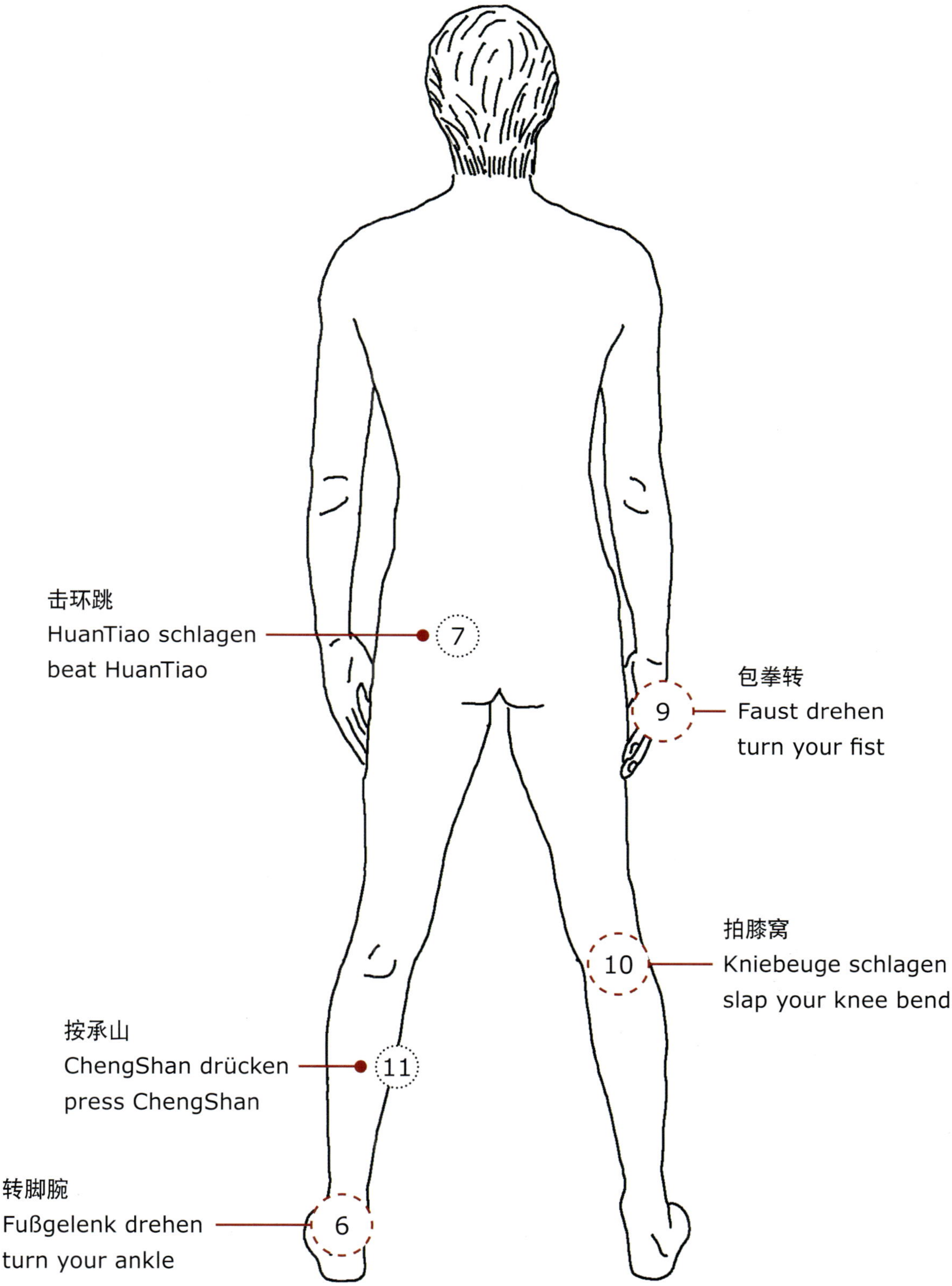

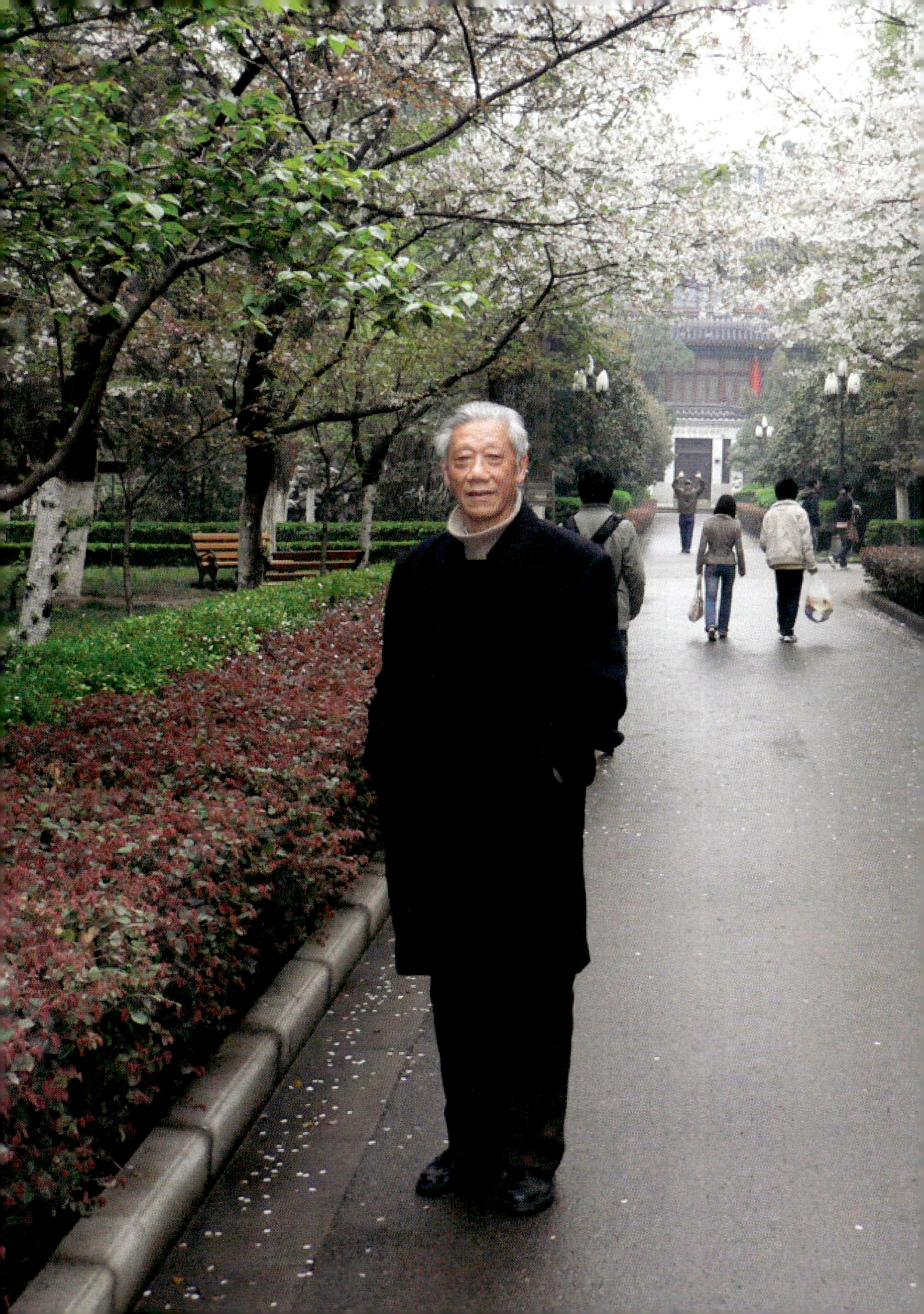

个人简历

1932年8月22日，丁宏余出生于江苏省泰兴市黄桥镇丁达庄一个贫农家庭。他是家中的长子，少年时常跟同父母劳动，并帮助照顾弟妹，自己十分勤奋学习。1955年高中毕业后，进入苏州大学学习体育专业，毕业后到南京大学任教，担任体育教学和运动训练等工作，（其中1964年在北京体育大学参加全国体育师资班进修一年）。他长期从事运动理论研究和教学实践，将运动与中医相结合，为“养生保健”提供理论依据。30余年为学校体育、学生健康而尽力。1993年结束教学生涯，退休后仍继续活跃在体育健身文化中，并多次在专业刊物上发表养生、保健文章，为中老年人提供相关的健身内容和方法。

自1988年到2007年间，丁宏余曾受德国奥登堡大学、德国气功协会、博登湖疗养院等单位的邀请，先后14次赴德国传功讲学，推动和促进了东西方体育健康文化的交流。

1991年在德演示的“大雁功”教学片，德国西南电视台（巴登巴登）在‘家庭健康’节目中进行定期播放。
1995年编创“五脏气功”。
1996年自编“新八段锦”，在国内外传授、推广；应邀参加德国和奥地利两国合开的气功大会。在大会中作气功健康报告、传授保健气功等。（并在汉堡、柏林、慕尼黑和乌尔姆等城市巡回传授太极拳和养生功）
1997年编写了“保健气功”（2）。
1998年创编了“转盘健身功”简称“盘子功”。

2000年——2007年受 Mettnau-Kur 邀请，多次在 Radolfzell 气功节举办了各种类型的气功班，太极培训班和健康讲座。
2004年——2007年受 TuS-Traunreut 邀请，多次在 Chiemgau 举办气功班和太极讲座。

2012年编写“拉筋正骨功”；《转盘健身功》以中、德、英、法四种文字在德国出版发行。
2013年“转盘健身功”在江苏省第十三届高校老年人运动会上，为开幕式集体表演。
2014年南京高校“转盘健身功”代表队，参加“江苏省老年人体育创新项目展示大会”。编创者参加“体育健身项目创新研讨会”；编写“老人延寿法”，为高龄老人提供安全活动内容和方式。
2015年《关爱健康》（其中“新编八段锦”、“拉筋正骨功”）以中、德、英三种文字在德国出版发行。
2016年续编“转盘健身功”第二套，简称“盘子功”（2）；《活得健康 - 生命需要运动》以中、德、英三种文字在德国出版发行。

Lebenslauf von Professor Ding HongYu

Ding HongYu wurde als Ältester von sechs Geschwistern am 22. August 1932 im Dorf Ding Da der Gemeinde HuangQiao der Stadt TaiXing, Provinz JiangSu, geboren. Er stammt aus bäuerlichem Hintergrund. Nach Ende seiner Schulzeit absolvierte er sein Studium in Sportwissenschaften an der SuZhou Universität. Nach seinem Abschluss im Jahr 1957 begann er seine Lehrtätigkeit an der NanJing Universität. Er unterrichtete Sportwissenschaft und Sporttraining und arbeitete in der Sportforschung. Das ganze Jahr 1964 widmete er seiner Weiterbildung an der BeiJing Sportuniversität. Während langjähriger Studien in den Sporttheorien und seiner Praxis als Lehrer hat Professor Ding Sport mit der Chinesischen Medizin kombiniert. Dabei gewann er zahlreiche wichtige Ansatzpunkte zur Vorbeugung gegen Krankheiten und zur Erhaltung der Gesundheit. Im Jahr 1993 beendete er seine Lehrtätigkeit an der NanJing Universität. Nach seiner Tätigkeit an der Universität hat Professor Ding viele Beiträge über die Gesunderhaltung in chinesischen Fachzeitschriften veröffentlicht, zum Beispiel 1996 „Die Nieren schonen" (2016 überarbeitet und im vorliegenden Buch erschienen).

Bis zum heutigen Tag wirkt Professor Ding aktiv an den sportlichen Angelegenheiten der Universität mit.

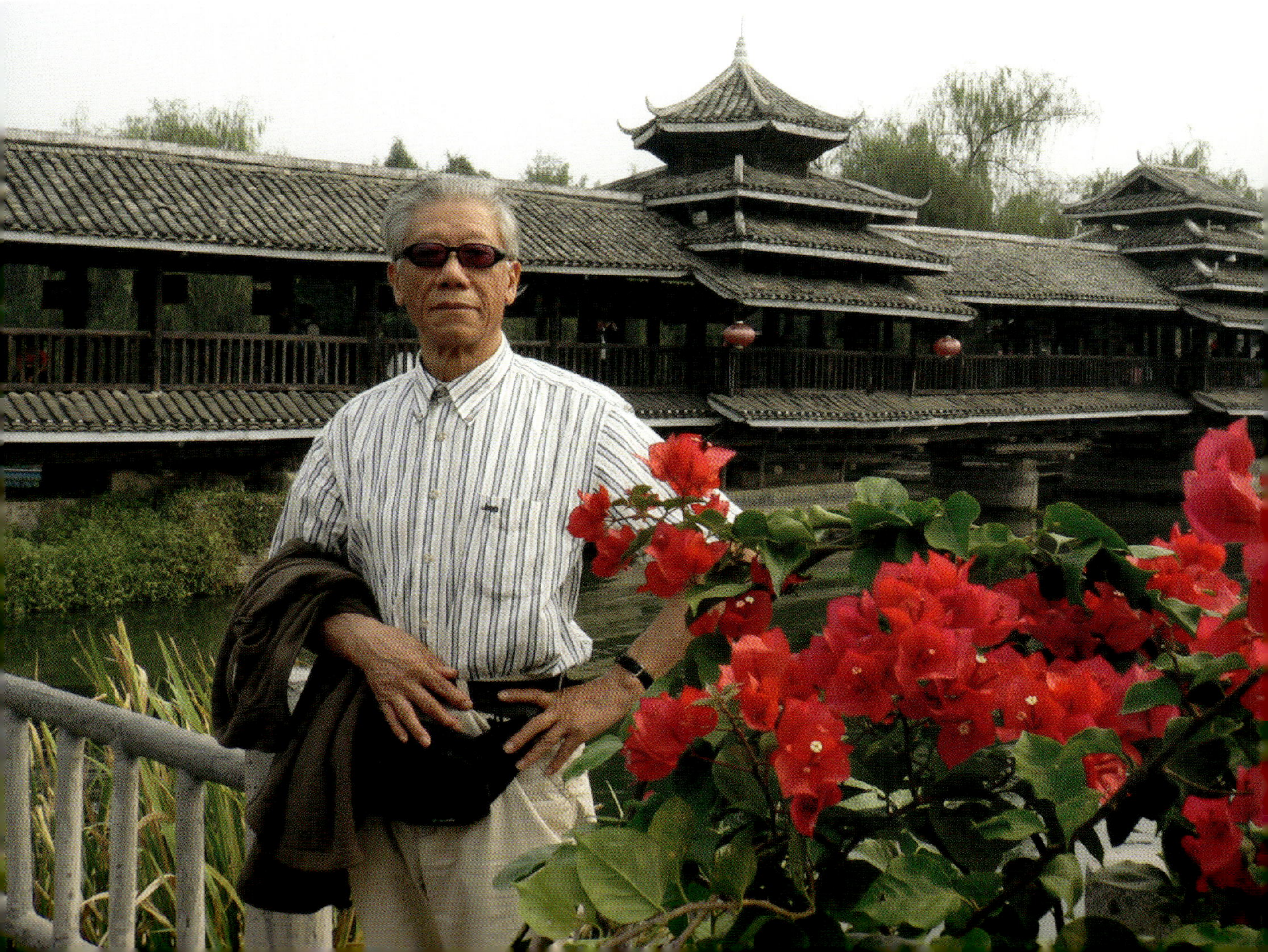

1988 – 2007 war Professor Ding insgesamt 14 Mal in Deutschland, wurde unter anderem von der Universität Oldenburg, dem Deutschen QiGong Verein und der Mettnau Kur eingeladen und hat verschiedene Kurse und Seminare über QiGong und TaiJi abgehalten. Während seiner Aufenthalte in Deutschland hat Professor Ding zum Kulturaustausch zwischen Ost und West beigetragen.

1991 Beteiligung an der Verfilmung des Lehrprogramms „DaYan QiGong" („Wildgans QiGong"), ausgestrahlt vom Südwestfunk (Baden-Baden)
1995 Entwicklung des „Fünf Organe QiGong"
1996 Modifizierung von „BaDuanJin" („Acht Brokatstücke") zu dem „Neuen BaDuanJin" („Die Neuen Acht Brokate")
Vorträge und Seminare in Österreich und Deutschland, insbesondere in Hamburg, Berlin, München und Ulm
1997 Entwicklung des „BaoJian QiGong Zwei" („Gesundheitsschützendes QiGong Zwei")
1998 Entwicklung „Gesundheitsübung mit der Tellerdrehung" („PanZi Gong – Teller Gong")

2000 – 2007 Leitung der „Radolfzeller QiGong und TaiJi Tage" in Deutschland
2004 und 2007 Leitung der „Chiemgauer QiGong und TaiJi Tage" in Deutschland

2012 Entwicklung des „Sehnen- und Knochen-QiGong" („JinGu Gong")
Veröffentlichung des Buches „Gesundheitsübung mit der Tellerdrehung" („PanZi Gong" – „Teller Gong") in vier Sprachen
2013 Zur Eröffnung des dreizehnten Sportfestes der älteren Lehrkräfte aller Universitäten der Provinz JiangSu wurde „PanZi Gong" gezeigt.
2014 Entwicklung der „Qi-Übungen im Alter für ein langes Leben" („LaoRen YanShou Fa")
„Gesundheitsübung mit der Tellerdrehung" („PanZi Gong") wird bei der Tagung der neuen Entwicklungen und Erfindungen von Sport- und gesundheitspflegenden Übungen für ältere Menschen in der Provinz JiangSu vorgestellt.
2015 Veröffentlichung des Buches „Liebe die Gesundheit – Schätze das Leben" in drei Sprachen
2016 Entwicklung „Gesundheitsübung mit der Tellerdrehung – Zwei" („PanZi Gong – Zwei")
Veröffentlichung des vorliegenden Buches „Lebe die Gesundheit – Das Leben braucht Bewegung" in drei Sprachen

Curriculum Vitae of Professor Ding HongYu

Ding HongYu was born as the oldest of six brothers and sisters in the village DingDa of Huang Qiao municipality of the town TaiXing in JiangSu Province on August 22nd, 1932. He comes from a rural background. At the end of his school career he enrolled for studies in sports sciences at SuZhou University. After his exam in 1957 he started teaching at NanJing University. He taught sports sciences and sports training and worked in the field of sports research. The entire year of 1964 he dedicated to his further studies at BeiJing University for Sports. During the many years of his studies of the theories of sports and his practice as a teacher, Professor Ding has combined sports with Chinese medicine. Thus he found numerous important aspects concerning the prevention of diseases and the preservation of good health. In 1993 he ended his teaching career at NanJing University. After finishing his university career, Professor Ding published numerous essays on preserving one´s health in scientific periodicals in China, for example 1996 "Protecting Your Kidneys" (revised and published in the present book in 2016). Up to this very day Professor Ding takes actively part in matters of sport at NanJing University.

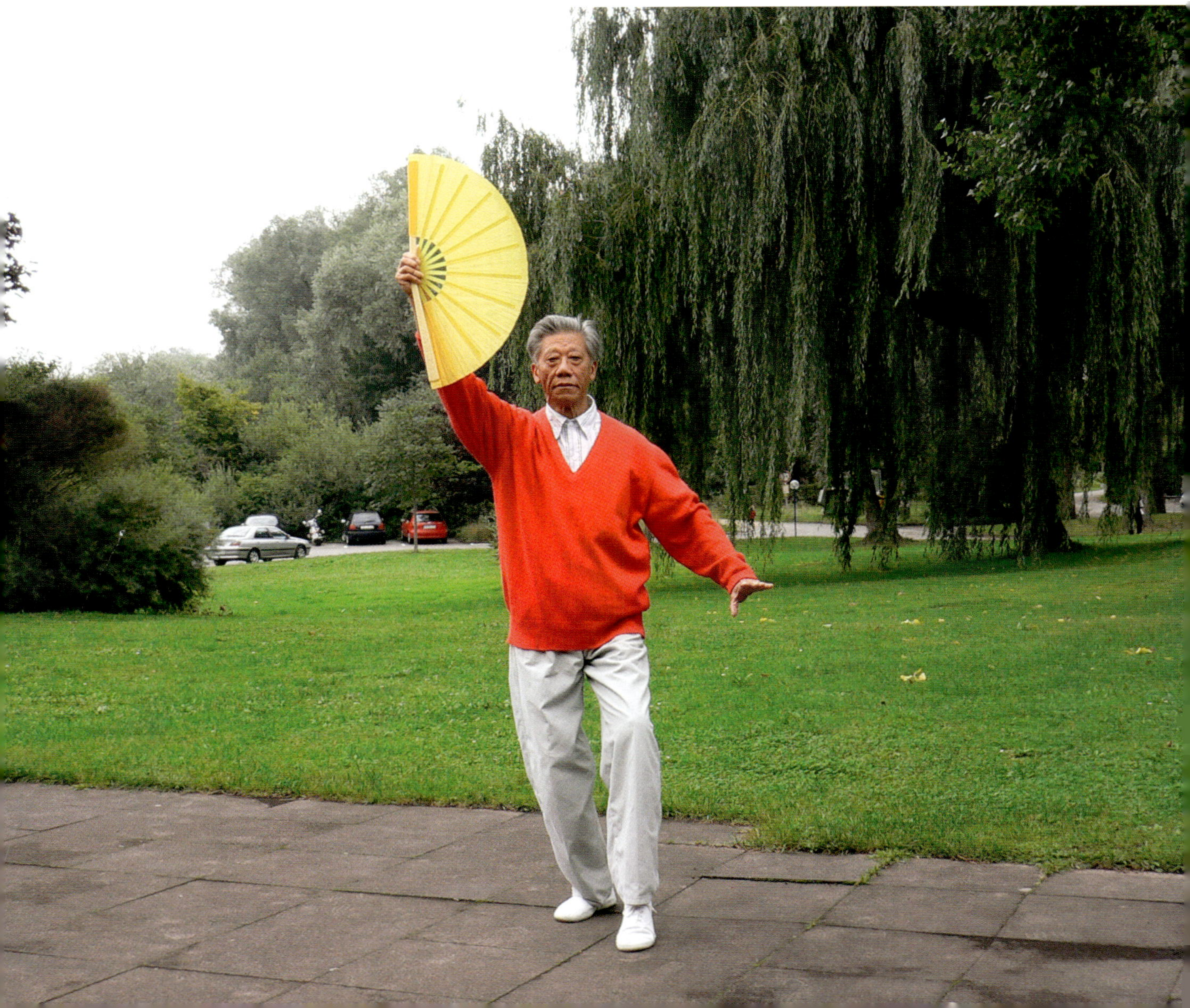

1988 - 2007 Professor Ding visited Germany 14 times altogether, was invited by Oldenburg University, by the German QiGong Association, Mettnau Kur and others and has held various courses and seminars on QiGong and TaiJi. During his stays in Germany Professor Ding has contributed to the cultural exchange between east and west.

1991 Taking part in the rendering of the teaching - program "DaYan QiGong" ("Wild Goose Qi Gong") as a film, broadcast by Südwestfunk (Baden-Baden)
1995 Creation of "Five Organs QiGong"
1996 Modification of "BaDuanJin" ("Eight Brocade Pieces") to "New BaDuanJin" ("The New Eight Brocade Pieces")
Lectures and seminars in Austria and Germany, especially in Hamburg, Berlin, Munich and Ulm
1997 Creation of "BaoJian QiGong Two" ("Health Protective QiGong Two")
1998 Creation of "Health Practice with the Rotation of the Plate" ("PanZi Gong - Plate Gong")

2000 - 2007 Directing the "Radolfzeller QiGong and TaiJi Days" in Germany
2004 and 2007 Directing the "Chiemgauer QiGong and TaiJi Days" in Germany

2012 Creation of "QiGong of the Sinews and Bones" ("JinGu Gong")
Publication of the book "Health Practice with the Rotation of the Plate" ("PanZi Gong - Plate Gong") in four languages
2013 At the opening of the thirteenth sports festival of older teachers of all universities of JingSu Province, "PanZi Gong" was shown.
2014 Creation of "Qi-Exercises in Old Age for a Long Life" ("LaoRen YanShou Fa")
"Health Practice with the Rotation of the Plate" ("PanZi Gong") is presented at the convention on the latest developments and inventions of sports- and health-caring exercises for older people of JiangSu Province.
2015 Publication of the book "Love Your Health - Cherish Your Life" in three languages
2016 Creation of "Health Practice with the Rotation of the Plate Two" ("PanZi Gong Two")
Publication of the present book "Live Your Health - Life Needs Movement" in three languages

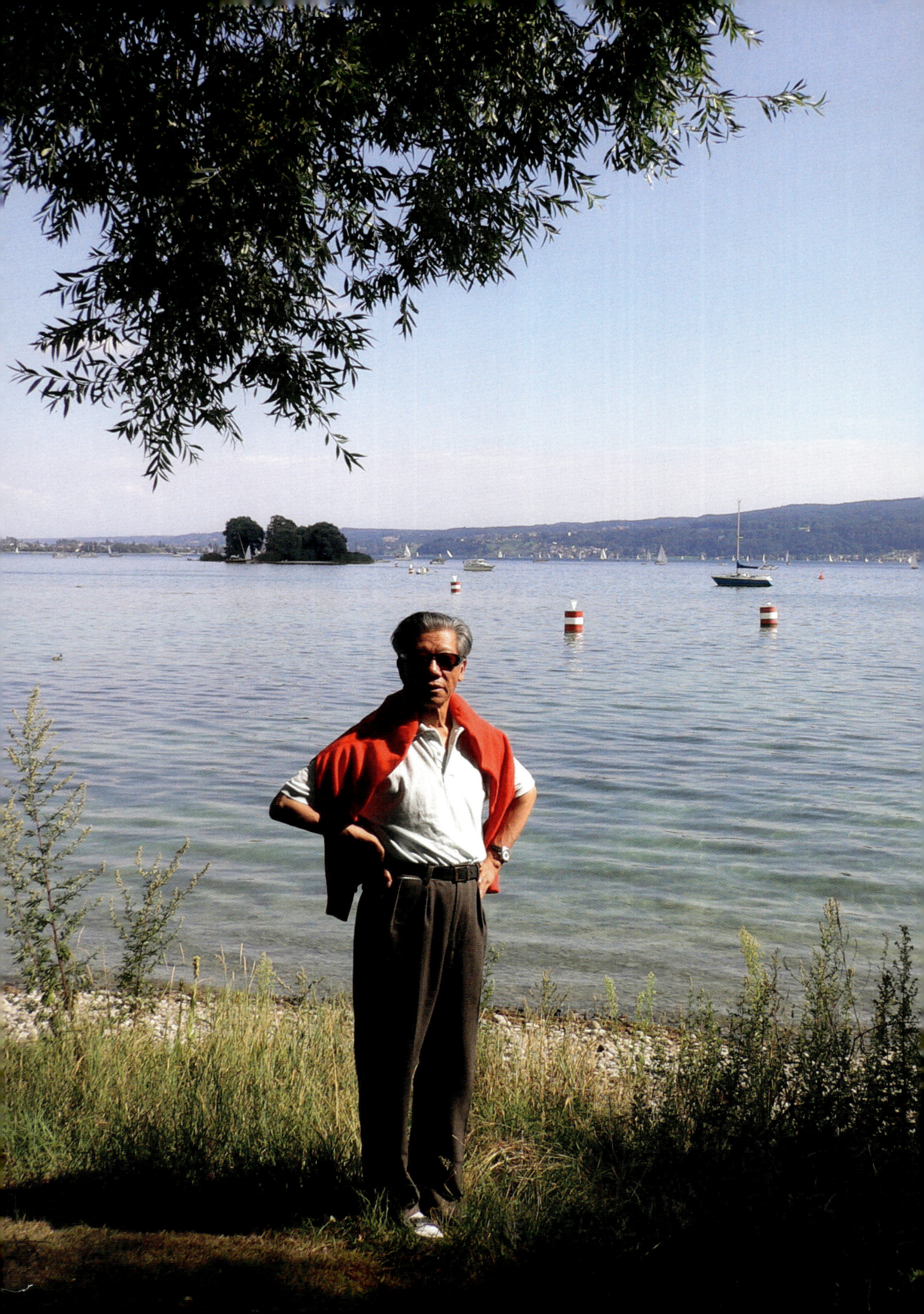

作者中学生 1952（照片1）
高校毕业 1957（照片2）
老三代 1958（照片3）
思念养育之恩 1961（4）作者水墨画

Foto 1: Ding HongYu als Schüler 1952
Foto 2: Abschluss in Sportwissenschaften an der SuZhou Universität 1957
Foto 3: Drei Generationen 1958
Foto 4: Die Eltern von Professor Ding HongYu. Dieses Bild entstand im Jahr 1961 nach dem Tod seiner Mutter. Es ist keine Fotografie, sondern wurde von Professor Ding mit Tusche gezeichnet.

Picture 1: Ding HongYu as a pupil 1952
Picture 2: Final Exam in Sports Sciences at SuZhou University 1957
Picture 3: Three generations 1958
Picture 4: The parents of Professor Ding HongYu. This picture was created in 1961 after the death of his mother. It is no photograph, but was drawn by Professor Ding with waterproof drawing-ink.

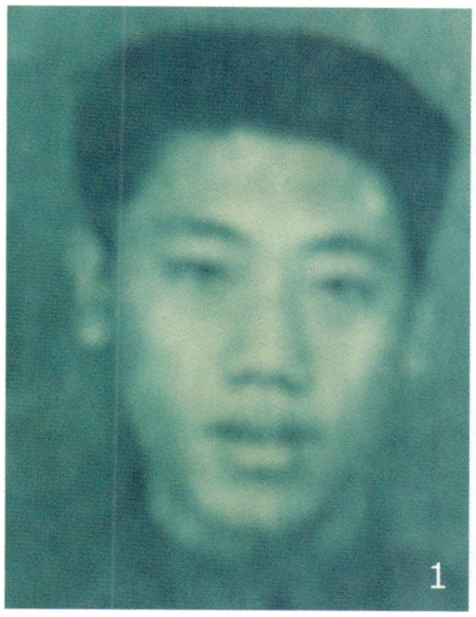
1

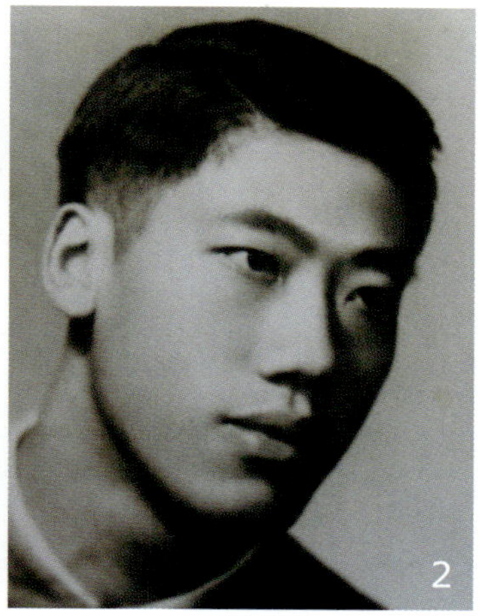
2

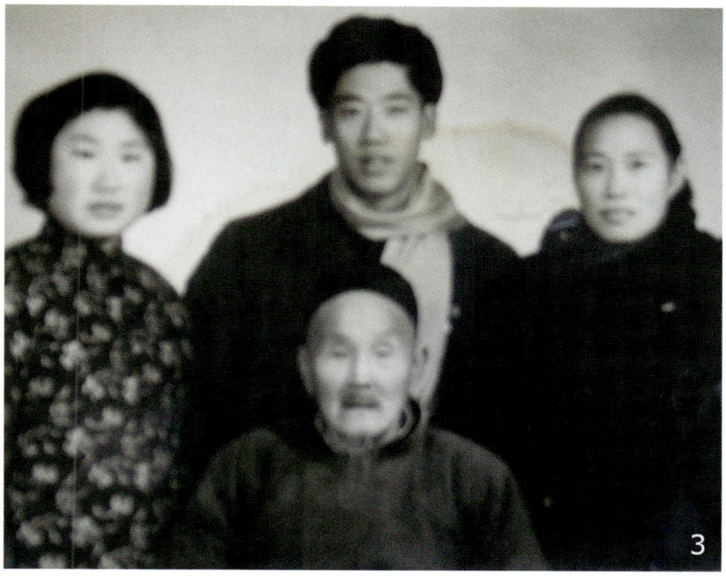
3

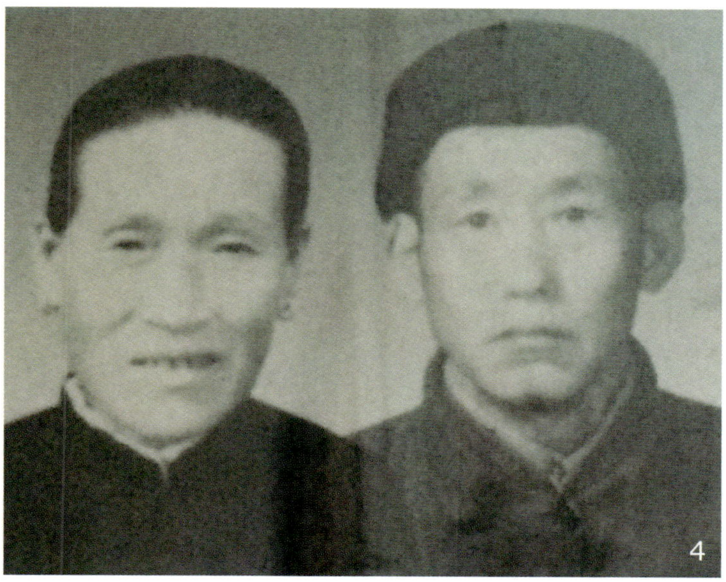
4

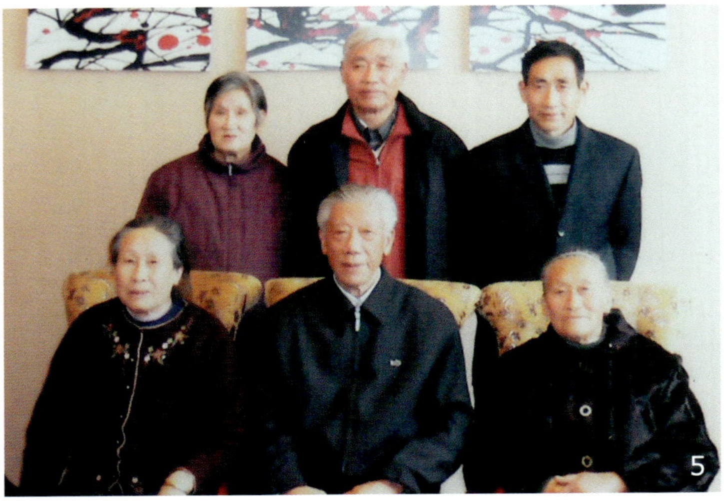

兄弟姐妹六人（前中）2011（照片5）
兄弟姐妹六人 2012（照片6）
亲情相聚贺八十（前右二）2011
（照片7）

Foto 5: Professor Ding HongYu (vordere Reihe Mitte) mit seinen Geschwistern 2011
Foto 6: Professor Ding mit seinen Geschwistern 2012
Foto 7: Professor Ding mit seiner Familie bei seinem 80. Geburtstag 2011

Picture 5: Professor Ding HongYu (middle of front row) with his brothers and sisters 2011
Picture 6: Professor Ding with his brothers and sisters 2012
Picture 7: Professor Ding with his family on his 80th birthday 2011

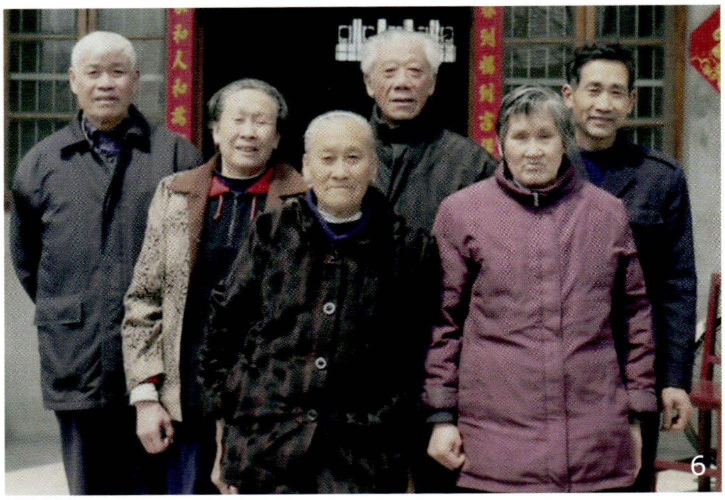

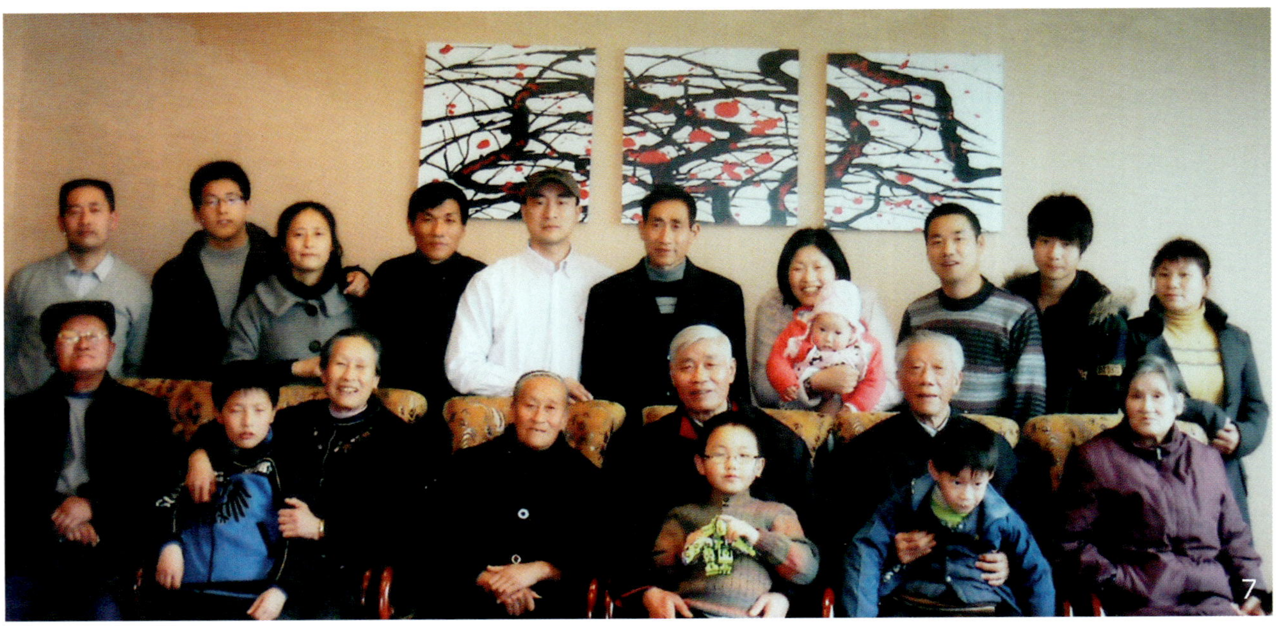

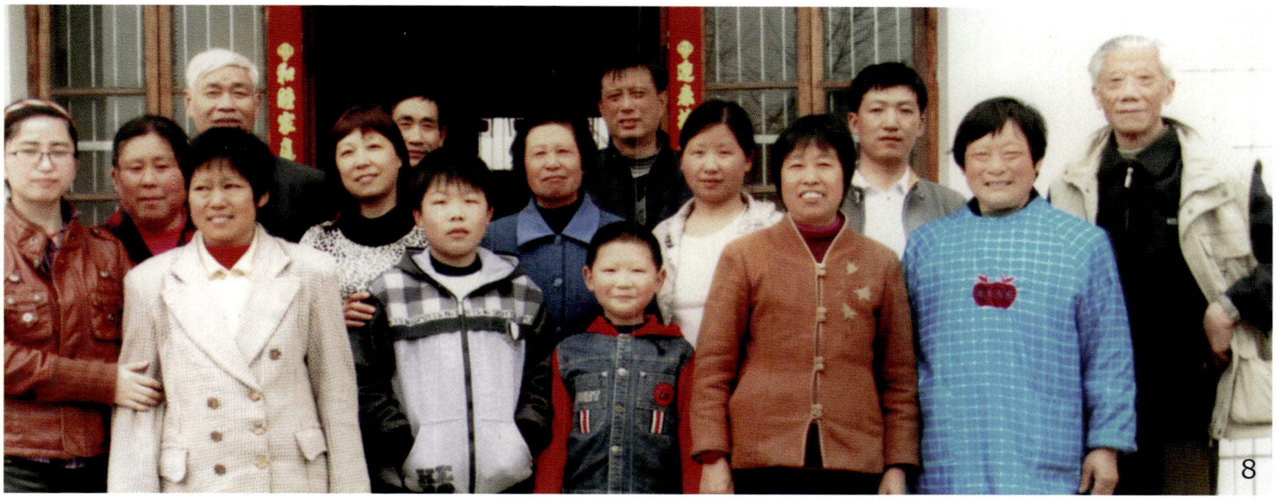

8

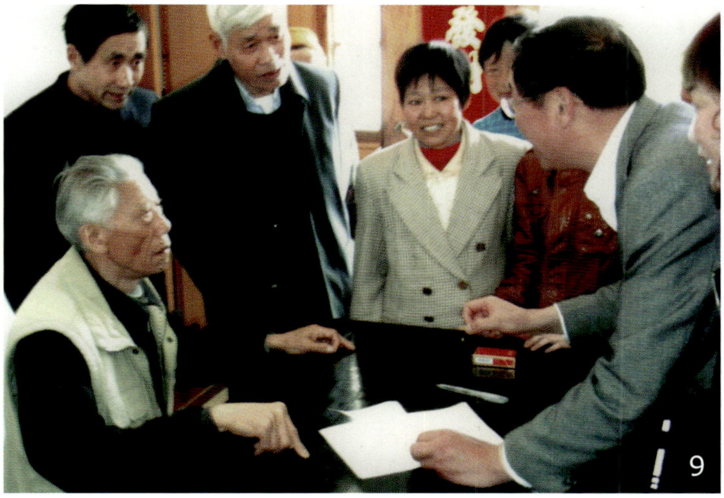

9

清明节返乡合影 2012（照片8，9）
和第三代合影 2012（照片10）
与小辈合影（中）2015（照片11）

Fotos 8 und 9: Professor Ding besucht seine Familie in der Heimat anlässlich des QingMing Fests 2012
Foto 10: Professor Ding mit seinen Enkelkindern 2012
Foto 11: Professor Ding mit Sohn, Tochter und Enkelkindern 2015

Pictures 8 and 9: Professor Ding sees his family in his home village at QingMing Feast 2012
Picture 10: Professor Ding with his grandchildren 2012
Picture 11: Professor Ding with his son, daughter and grandchildren 2015

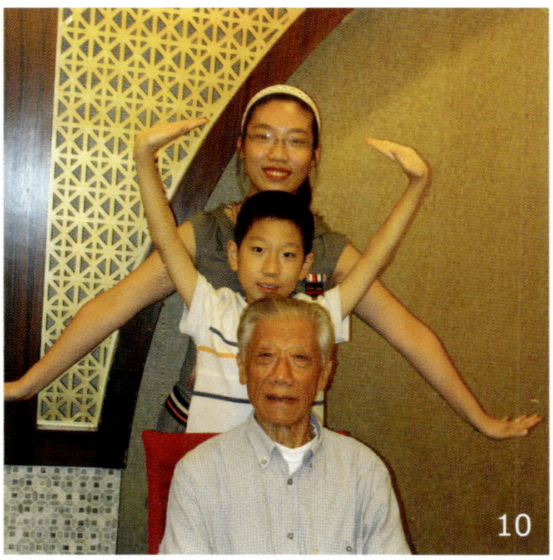

10

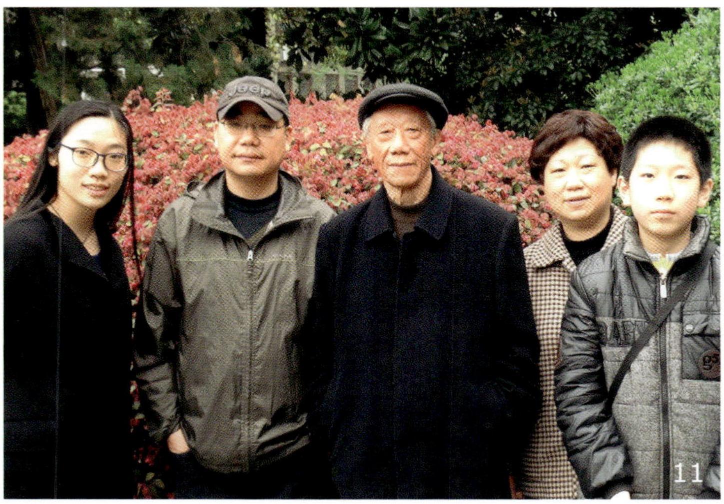

11

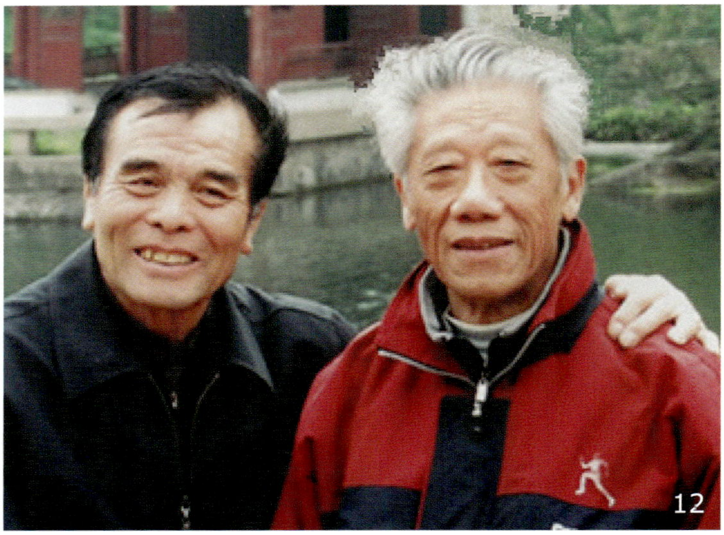

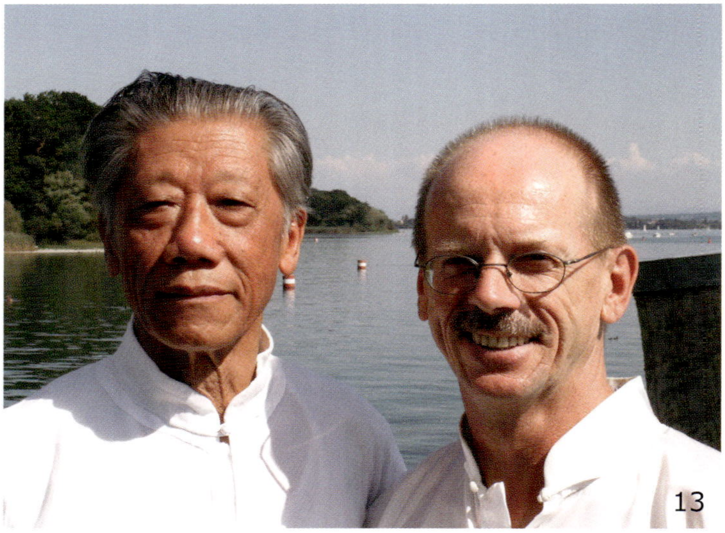

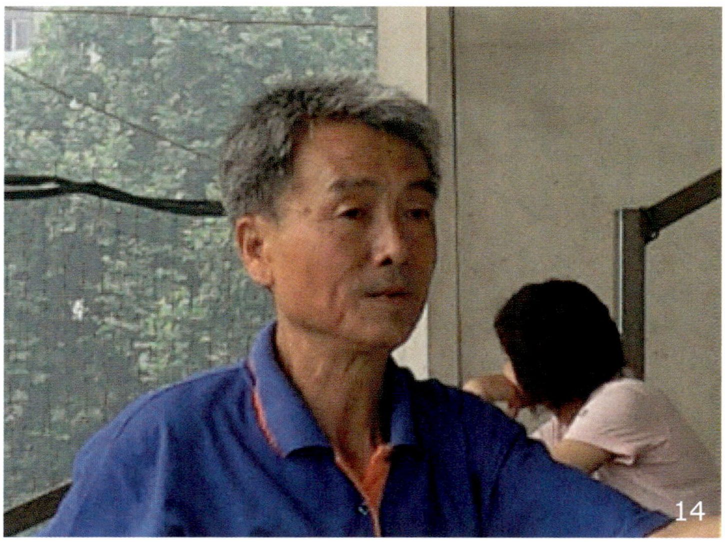

同乡好友 原泰兴市体委主任薛锦林先生 2003（照片12）
好友 Richard Geitner 在博登湖 Radolf-zell 2006（照片13）
健身武友 南京大学余正副教授 2011（照片14）

Foto 12: Xue JinLin ist ein guter Freund von Professor Ding. Er kommt aus dem selben Ort wie Professor Ding und war Direktor des Sportkomitees der Stadt TaiXing. (2003)
Foto 13: Richard Geitner aus Radolfzell am Bodensee ist ein guter Freund von Professor Ding. (2006)
Foto 14: Ein guter Freund und Wegbegleiter ist auch Professor Yu Zheng von der NanJing Universität. (2011)

Picture 12: Xue JinLin is a good friend of Professor Ding. He comes from the same village as Professor Ding and was director of the sports committee of the town of TaiXing. (2003)
Picture 13: Richard Geitner from Radolfzell/Lake Constance is a good friend of Professor Ding HongYu. (2006)
Picture 14: Another good friend and companion is Professor Yu Zheng of NanJing University. (2011)

同事助我 感谢南京大学傅承知教授
（现年92岁）（照片15）
好拳友 南京大学徐汝清2015（照片16）

Foto 15: Professor Fu ChengZhi, heute 92 Jahre alt, ist eine sehr gute Kollegin von Professor Ding und stand ihm immer zur Seite.
Foto 16: Xu RuQing teilt die Leidenschaft für TaiJi und QiGong mit Professor Ding. (2015)

Picture 15: Professor Fu ChengZhi, now aged 92, is a very dear colleague of Professor Ding and has always supported him.
Picture 16: Xu RuQing shares his passion for TaiJi and QiGong with Professor Ding. (2015)

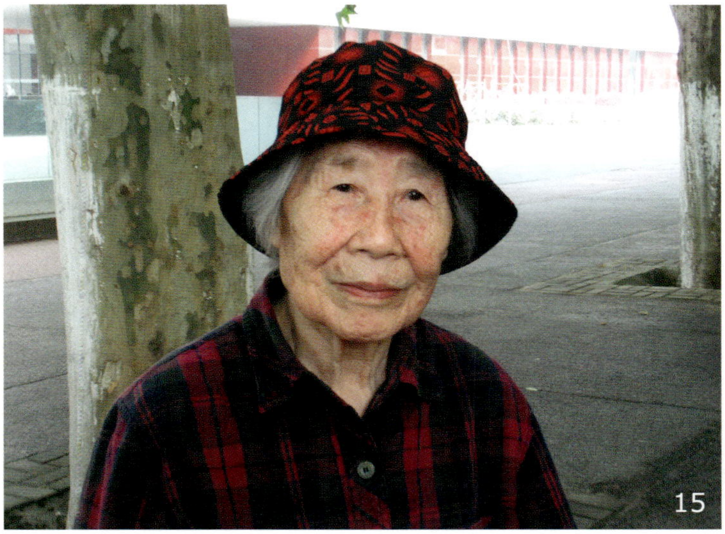
15

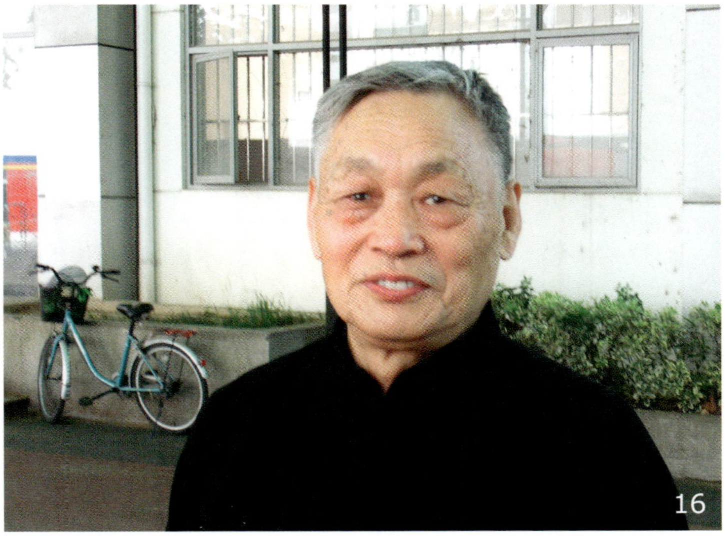
16

后序

我三十岁那年在Chiemgau的一次气功研讨会上认识了丁宏余教授。当时的情景感觉好像就发生在昨天。他那时正在教授“五脏气功”。他的教学方法，以及他轻松柔和的动作舒展优美、身法中正、平正朴实、由松入柔，让人难以置信，立即让我着迷。虽然我们之间有语言障碍，但很快我们就可以很好的沟通了。丁教授以他特殊的方式教会我什么样的运动形式对我的体育发展方向至关重要，为此，他值得我对他特别感谢。他是一个非常不平凡的老师。我还要感谢他给了我出书的信心，和他曾多次给我提供资料。

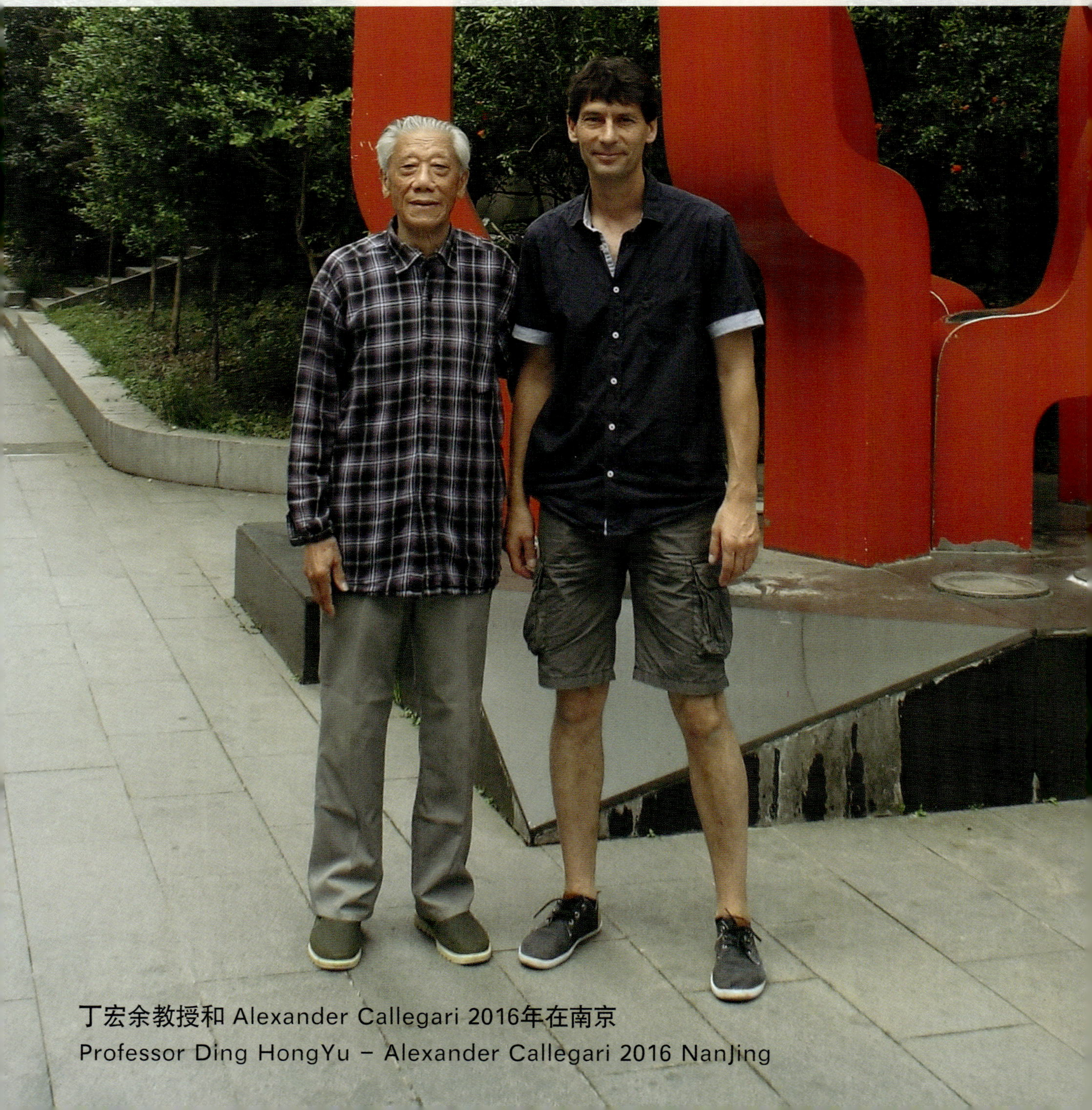

丁宏余教授和 Alexander Callegari 2016年在南京
Professor Ding HongYu – Alexander Callegari 2016 NanJing

感谢 Ursula Donner-Plenio 女士，正是由于她才让我和丁教授在我的家乡 Chiemgau 相识。1998年她与丁教授在 Chiemgau 开始筹划举办气功太极研讨会。那以后有一段时间我失去了和丁教授的联系。后来我才知道，他是在 Radolfzell 开办讲习班。在那里，我和丁教授又见面了，不仅丁教授，还认识了 Richard Geitner 先生。Richard Geitner 是 Mettnau 疗养院的运动主任，他从2000年直到2007年和丁教授一起开始创办 Radolfzeller 气功和太极节，每年一次的 Radolfzeller 气功和太极节成了传统，一直持续到现在。在2000年我参加的项目是“五禽戏”。当时我本来计划留在 Mettnau 体育馆过夜。但 Richard Geitner 先生热情邀请我住到他家，由此我们成了好朋友。Richard Geitner 在接下来的几年里一直支持我，给我提供了很多有益的建议和帮助。

我很感谢 Ursula Donner-Plenio 女士和 Richard Geitner 先生，如果没有他们的努力，德国博登湖和 Chiemgau 的气功和太极拳爱好者会失去许多好的学习机会。

早在2002年我遇到了 Peter Gronau 和他的妻子 Yan Gronau。Yan Gronau 来自中国南京 - 和丁教授来自同一个城市。多年来，我们两家之间有了深厚的友谊。Yan Gronau 帮助我深刻了解和洞察中国文化。她不仅翻译了迄今为止出版的三本书，还总是耐心帮助我完成了无数的细节问题。在2009年、2013年和2016年，我有机会与 Yan Gronau 一家人一起访问南京。在南京我和丁教授重逢。在南京期间，我向丁教授学习了很多新东西，重复和深化了许多已学会的功法。有些丁教授编创的功法在西方还没人知道。因此，出版第一本书《转盘健身功》的想法就产生了。除了2012年的《转盘健身功》外，之后还出版了《关爱健康》及此书。

做这些工作，不仅需要很好的朋友，还需要一个支持我的家庭。我的妻子 Gabriele，我的儿子 Maximilian，我的女儿 Sandra 不仅拍了大量的照片，还帮助我阅读修正文稿，并在设计上提供了许多建议性的想法。Jürgen Geuder 先生帮我从医学角度分析和理解问题。Heide-Marie Hönow 女士做了德语到英语的翻译，稿件编辑和文字校对。对此我表示感谢。

丁宏余教授曾经说，我对太极拳与气功的执着与热爱来自内心。太极和气功的确可以身心合一。练习太极和气功可使心静体松，提神醒脑，赋予身体新的能量。自从1996年我在 Chiemgau 认识了丁教授，到今年已经20年了。在此期间，他不仅是我的老师，也成为了我的好朋友。尽管我们两国相距遥远，每个人都来自不同的文化背景，但太极和气功使我们走到了一起，这种交流是我们在生活中人与人，文化与文化之间产生相互尊重的根本。

我希望大家会喜欢上气功和太极拳这种对身体的消耗少的运动。最后祝您身体健康！

2016年5月于 Traunstein
Alexander Callegari

Schlußwort

von Alexander Callegari

Im Alter von dreißig Jahren lernte ich Professor Ding bei einem Seminar im Chiemgau kennen. Mir ist, als wäre es gestern gewesen. Er hat damals das „Fünf Organe QiGong" unterrichtet. Seine Art zu unterrichten, seine unglaubliche Lockerheit und Beweglichkeit, faszinierten mich auf Anhieb. Obwohl es sprachliche Barrieren gab und gibt, verstanden wir uns sofort. Professor Ding konnte mir auf seine besondere Art und Weise das beibringen, was für meine Entwicklung entscheidend war und ist. Dafür gilt ihm mein besonderer Dank. Er ist ein außergewöhnlicher Lehrer. Ebenso möchte ich ihm danken für das Vertrauen, das er mir geschenkt hat, indem er mir immer wieder Material zur Veröffentlichung anvertraut hat.

Es ist dem Engagement von Ursula Donner-Plenio zu verdanken, dass ich Professor Ding in meiner Heimat, dem Chiemgau, kennenlernen durfte. Sie hat bis 1998 Seminare mit ihm im Chiemgau organisiert. Danach verlor ich Professor Ding für eine kurze Zeit aus den Augen. Dann erfuhr ich, dass er in Radolfzell am Bodensee Seminare gab. Dort traf ich dann nicht nur Professor Ding wieder, sondern lernte auch Richard Geitner kennen. Er ist dort der sportliche Leiter der Mettnau Kur und hat im Jahr 2000 die Radolfzeller QiGong und TaiJi Tage ins Leben gerufen, die es bis zum heutigen Tag gibt. Bis ins Jahr 2007 leitete Professor Ding mit Richard Geitner dort die Seminare. Das Seminar, das ich im Jahr 2000 besuchte, war das „Spiel der Fünf Tiere". Eigentlich hatte ich geplant, in der Turnhalle der Mettnau Kur zu übernachten, aber Richard Geitner lud mich spontan zu sich nach Hause ein. Selten wurde ich so herzlich von Menschen aufgenommen, die mich kaum kannten. Richard hat mich in den darauf folgenden Jahren immer wieder unterstützt und stand mir mit Rat und Tat zur Seite.

Sowohl Ursula Donner-Plenio als auch Richard Geitner haben die QiGong und TaiJi Anhänger in Deutschland viel zu verdanken. Ohne sie hätte es weder die Seminare im Chiemgau noch die am Bodensee gegeben.

Bereits im Jahr 2002 lernte ich Peter Gronau und seine Frau Yan kennen. Yan Gronau stammt aus China, genauer gesagt aus NanJing – also aus der selben Stadt wie Professor Ding. Im Laufe der Jahre entwickelte sich eine tiefe Freundschaft zwischen unseren Familien. Yan Gronau hat mir wichtige Einblicke in die chinesische Kultur gegeben. Sie hat die Veröffentlichungen der bisher drei Bücher von Professor Ding in Deutschland möglich gemacht, indem sie nicht nur den chinesischen Text übersetzte, sondern mir bei unzähligen Detailfragen immer geduldig und kompetent helfen konnte.

2009, 2013 und 2016 konnte ich mit den Gronaus NanJing besuchen. Bei diesen Gelegenheiten sah ich Professor Ding wieder, wiederholte bereits Gelerntes und vertiefte es. Zusätzlich lernte ich neue Formen von ihm, die er in den letzten Jahren entwickelt hat. Diese Formen waren im Westen noch nicht bekannt. So entstand die Idee des ersten Buches „Gesundheitsübung mit der Tellerdrehung PanZi Gong – Teller Gong", dem 2015 das zweite und mit dem vorliegenden 2016 das dritte Buch folgte. Es steckt viel Arbeit in diesen Büchern und man braucht neben guten Freunden eine Familie, die einen unterstützt.

Meine Frau Gabriele, mein Sohn Maximilian und meine Tochter Sandra machten Fotos, lasen Korrektur und halfen mir bei der Gestaltung. Dr. Jürgen Geuder half mir bei der Abklärung medizinischer Belange. Heide-Marie Hönow steuerte ihre Ideen bei, las Korrektur und übersetzte den Text ins Englische.
Professor Ding HongYu sagte einmal zu mir, dass mein TaiJi und QiGong aus dem Herzen kommt. TaiJi und QiGong sind eine Angelegenheit des Herzens. Sie beruhigen das Herz, geben ihm neue Energie und führen zu geistiger Klarheit.
1996 lernte ich Professor Ding im Chiemgau kennen. Dieses Jahr kennen wir uns nun schon zwanzig Jahre. Im Laufe dieser Zeit war er nicht nur mein Lehrer, vielmehr wurde er mein guter Freund. Obwohl unsere beiden Länder weit auseinander liegen und jeder von uns aus einer anderen Kultur kommt, brachten wir uns doch vom ersten Tag an gegenseitigen Respekt entgegen. Ich glaube, dass dieser gegenseitige Respekt zwischen den Menschen und ihren Kulturen die Grundlage des Lebens miteinander ist.
Ich hoffe, Sie finden Gefallen an den Formen im vorliegenden Buch. Durch diese Art der Bewegung entsteht mehr Energie als man bei der Ausführung verbraucht.

In diesem Sinne: Bleiben Sie gesund!

Traunstein/NanJing im Mai 2016
Alexander Callegari

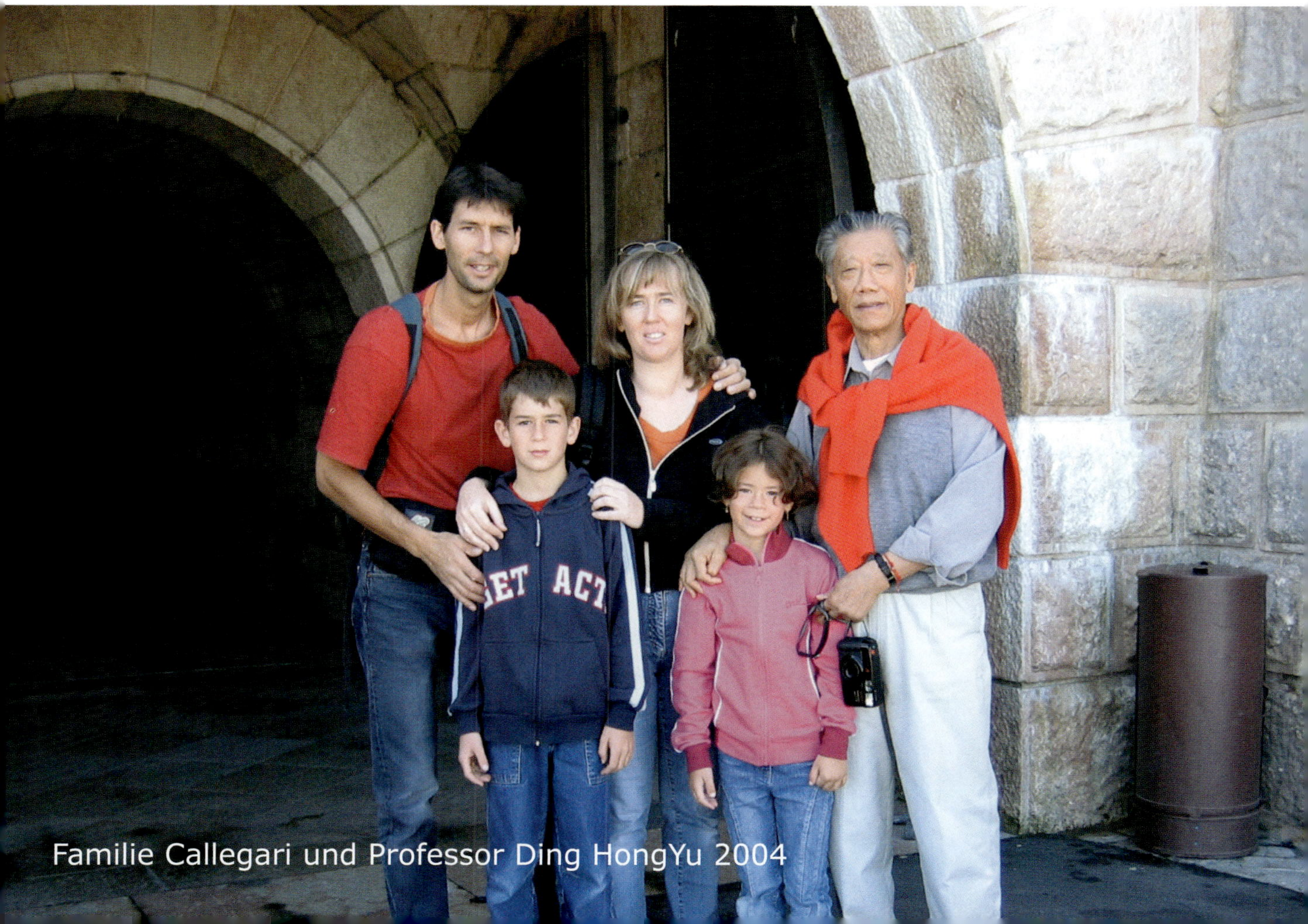

Familie Callegari und Professor Ding HongYu 2004

Conclusion

by Alexander Callegari

At the age of thirty I met Professor Ding during a seminar in Chiemgau where I live. It seems to have happened only yesterday. At that time he taught the "Five Organs QiGong". His way of teaching, his incredible lightness and agility fascinated me right away. Although there were and there still are barriers in language, we understood each other immediately. Professor Ding was able to teach me in his special way what was really important for my development and is significant to this very day. I am truly grateful to him. He is an exceptional teacher. Moreover, I should like to thank him for the trust he put in me by giving me material for publication again and again.

My meeting Professor Ding in my home region of Chiemgau is due to Ursula Donner-Plenio´s engagement in organizing seminars here. Up to 1998 she organized seminars with Professor Ding in Chiemgau. After this I lost contact to Professor Ding for a short time. Then I heard that he was leading seminars in Radolfzell at Lake Constance. It was there that I not only saw Professor Ding again, but also met Richard Geitner. He is the director of sport at Mettnau Kur and initiated the QiGong and TaiJi Days in Radolfzell, starting in the year 2000 and still going on every year. Up to 2007 Professor Ding led the seminars there together with Richard Geitner. The seminar I attended in 2000 was the "Game of Five Animals". To tell the truth, my plan was to sleep in Mettnau Kur gymnasium, but Richard Geitner invited me home spontaneously. Rarely was I welcomed so cordially by people who hardly even knew me. In the following years Richard has always supported me again and again and helped me by word and deed.

The QiGong and the TaiJi followers in Germany owe quite something to Ursula Donner-Plenio as well as to Richard Geitner. Without them neither the seminars in Chiemgau nor those at Lake Constance could have come into existence.

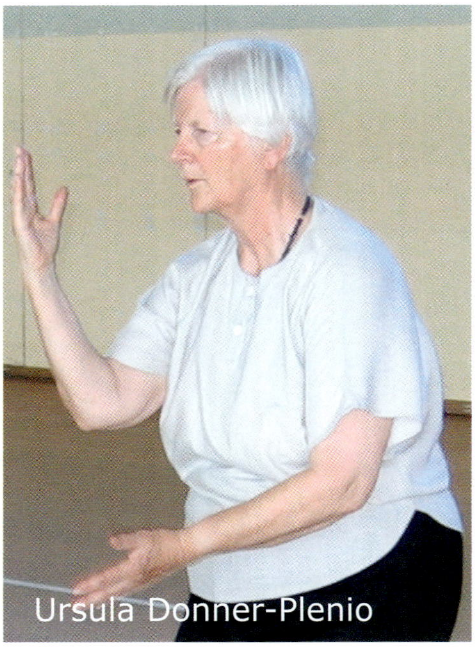

Ursula Donner-Plenio

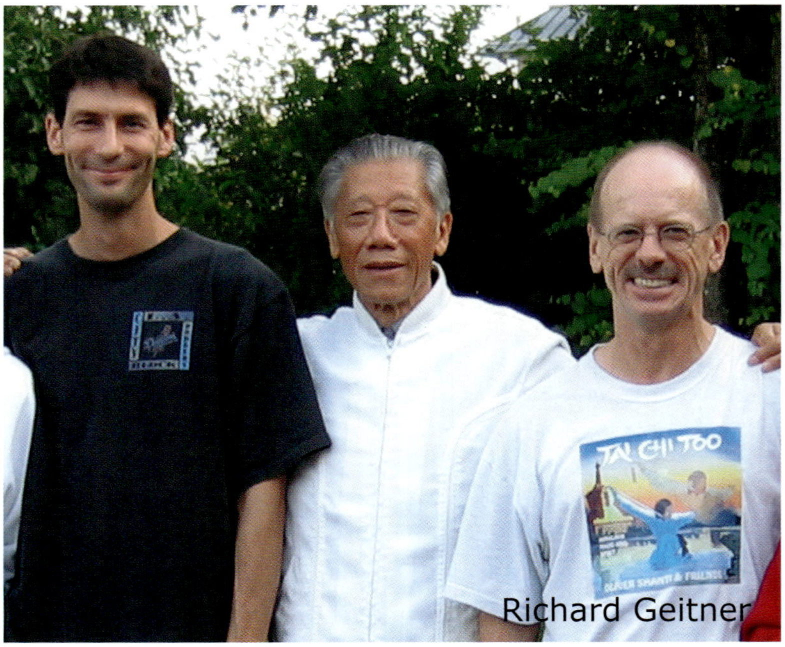

Richard Geitner

As early as 2002 I met Peter Gronau and his wife. Yan Gronau comes from China, from NanJing to be precise, from the same city as Professor Ding. In the course of all these years a deep friendship between our families has developed. Yan enabled me to have profound insights into Chinese culture. She has made possible the three books of Professor Ding published so far in Germany, not only translating the Chinese text, but also helping me patiently and competently with innumerable questions of detail.
In 2009, 2013 and 2016 I had the chance to go to NanJing together with the Gronaus. During these occasions I could see Professor Ding again, repeated what I had learned formerly and became even more engrossed in the matter. I also learned new forms of him that he has developed in recent years. These forms were not yet known in the western hemisphere. This is why the idea of the first book "Health Practice with the Rotation of the Plate – Plate Gong" originated in the first place, which was followed by the second book in 2015 and in 2016 by the present one.
A considerable amount of work has gone into these books, and besides good friends you need a family to support you. My wife Gabriele, my son Maximilian and my daughter Sandra took photographs, did proofreading and helped me with the layout. Dr. Jürgen Geuder helped me to clarify medical matter. Heide-Marie Hönow attributed her ideas, corrected the manuscript and did the translation into English.
Professor Ding HongYu once told me that my TaiJi and QiGong comes from my heart. TaiJi and QiGong are matters of the heart. They soothe the heart, giving it new energy and they lead to mental clarity.
In 1996 I met Professor Ding in Chiemgau. This year we have known each other for twenty years. In the course of this time, he not only was my teacher, but has become my good friend as well. Although our two countries are far apart and each of us comes from a different cultural background, we nonetheless have paid each other mutual respect from the very first day. I believe that mutual respect between people and their cultures is the foundation of our social life.
I hope the many forms in the present book will give you pleasure. With the help of this kind of movement more energy comes into existence than is used up when performing it.

So let me tell you: I wish you the best of health!

Traunstein/NanJing in May 2016
Alexander Callegari

关爱健康，丁宏余
LILIOM 出版社，德国 Waging am See，2015，精装版，中、德、英三种语言

Professor Ding HongYu, Liebe die Gesundheit
LILIOM Verlag Waging am See (Deutschland) 2015, gebundene Ausgabe,
in drei Sprachen (Chinesisch, Deutsch und Englisch)

Professor Ding HongYu, Love Your Health
Published by LILIOM Verlag Waging am See (Germany) 2015, bound edition,
in three languages (Chinese, German and English)

ISBN 978-3-934785-75-5

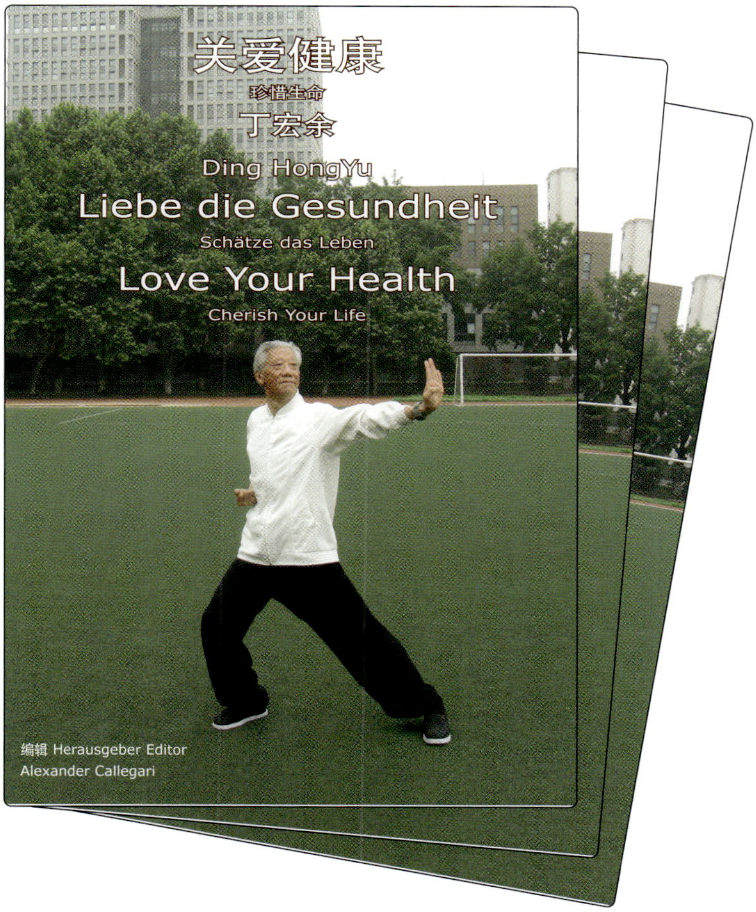

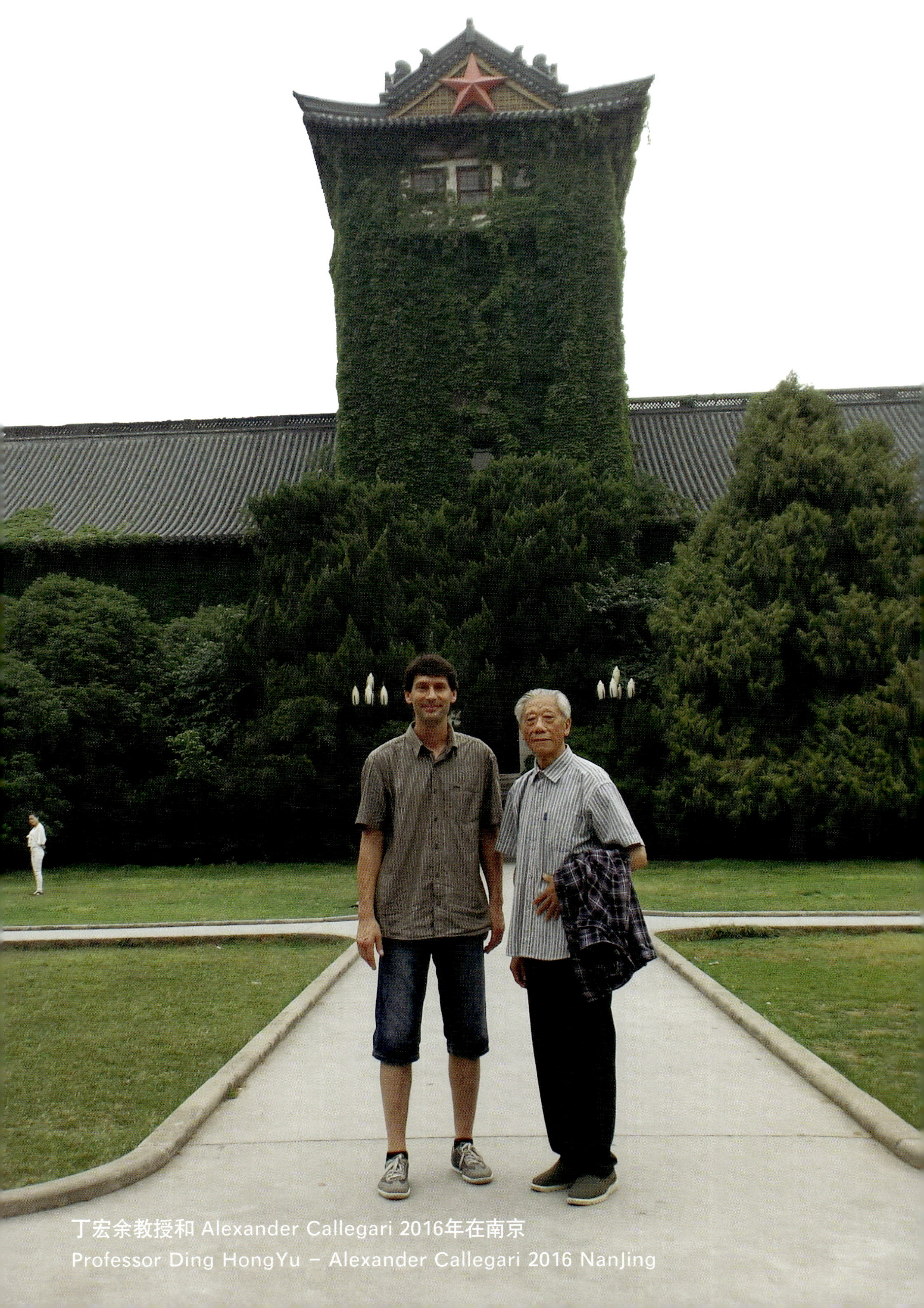

丁宏余教授和 Alexander Callegari 2016年在南京
Professor Ding HongYu – Alexander Callegari 2016 NanJing